经方新解

——中医之外看经方

宋永刚 著

全国百佳图书出版单位

中国中医药出版社

·北 京·

图书在版编目（CIP）数据

经方新解：中医之外看经方 / 宋永刚著 . —北京：
中国中医药出版社，2023.10
ISBN 978-7-5132-8225-3

Ⅰ.①经⋯ Ⅱ.①宋⋯ Ⅲ.①经方－研究
Ⅳ.① R289.2

中国国家版本馆 CIP 数据核字（2023）第 106643 号

中国中医药出版社出版

北京经济技术开发区科创十三街 31 号院二区 8 号楼
邮政编码 100176
传真 010-64405721
万卷书坊印刷（天津）有限公司印刷
各地新华书店经销

开本 710×1000 1/16 印张 21.25 字数 345 千字
2023 年 10 月第 1 版 2023 年 10 月第 1 次印刷
书号 ISBN 978－7－5132－8225－3

定价 79.00 元
网址 www.cptcm.com

服 务 热 线 010-64405510
购 书 热 线 010-89535836
维 权 打 假 010-64405753

微信服务号 zgzyycbs
微商城网址 https://kdt.im/LIdUGr
官 方 微 博 http://e.weibo.com/cptcm
天猫旗舰店网址 https://zgzyycbs.tmall.com

序　言

提到《伤寒论》，从业内人士到中医票友，从经方医生到普通大众，从国内民众到国外中医，可谓人人皆知。《伤寒论》在中医发展史中地位高、源流深、影响面广，在中医经典中独占鳌头，在中医学术体系中独领风骚，在中医师的培养中独树旗帜，就指导中医临床而言，无出其右。

一、读不懂的《伤寒论》

一提到《伤寒论》，大家想到的是两千年前的古文，字义变迁，晦涩难懂。特别是应用经方来治病，恐怕不是人人都得心应手。为什么呢？其原因大致有以下几个方面。

首先是院校重视程度不够。从中医药大学到中医药高等专科学校，对《伤寒论》的教学，没有摆到足够重视的地位，纵然莘莘学子一片衷心，对于经典的学习效果却不能令人满意。

其次是有些教师研究不够深入。《伤寒论》课程的边缘化，导致有些教师没有用太多课时去讲解，对于《伤寒论》教学的研究也不深入。

再者是学习者读不懂《伤寒论》。有的中医读过《伤寒论》，大呼《伤寒论》难懂，虽然语言简洁，但古义深奥。草草翻过一遍，未解其义，但畏其难，归置一边，权作收藏，转而求之于时方。某天看到一首方，某方治疗某病多少例，有效率多少，治愈率多少，窃喜，好方一首，记录于心，但用之临床，鲜有疗效，故弃之于市。久而久之，便谓中医难学，临床处理问题时，时时求助于西医，将中医之理法方药束之高阁。

还有，据说《伤寒论》难懂，从来就没有读过。小马过河的故事，我们从小就听，但这样的故事几乎每天在上演。对于一些从来没有读过《伤寒论》的医者来讲，只是从他人处听说《伤寒论》难懂，就对《伤寒论》充满畏惧，所以一直未曾读过。"纸上得来终觉浅，绝知此事要躬行。"不去读读《伤寒论》，怎么能够识得"庐山真面目"呢？就笔者来看，《伤寒论》的某些地方的确难懂，但是易懂的条文也非常多，而且这些易懂的条文也非常实用。

二、走向温病的时代

与《伤寒论》相比，温病研究起步较晚，始于明末，盛行于清代，不足400年的时间，至今还深深影响着中医界。由于离我们所处的年代较近，相关书籍较《伤寒论》更通俗易懂，比较有亲和力、感染力，因此许多年轻有为的中医学者一开始就步入了研究温病之门。

再加上近十几年来，"非典"、疯牛病、禽流感、猪流感等流行，流感频发，尤其是2020年肆虐于全球的新型冠状病毒感染，所以有些人认为，流感属于传染病，当属温病范畴，而温病属于热病，治疗以寒凉为主，所以理当禁用《伤寒论》中的麻黄汤、桂枝汤等辛香温散之剂，而以桑叶、菊花、连翘等为主要药物。再加上明清以来力主温病、宣传温病、发展温病，致使寒凉派盛行，人们往往带着"抗感染"的想法去治疗流感。流感当然是感染造成的，会发热，而且往往是高热。但是治疗高热不一定用寒凉药，有时候用温散药可能更合适。

其实，《伤寒论》早就对"伤寒"的"流行"进行了论述。原序云："余宗族素多，向余二百，建安纪年以来，犹未十稔，其死亡者，三分有二，伤寒十居其七。"原序中提到，其宗族有200多人，还不到10年的时间，就去世了140人左右，而死于"伤寒"的人占了7/10，也就是说差不多100人死于这种"伤寒"病。

是什么原因导致这种"伤寒"大发作呢？从西医的观点来看，非传染性、流行性疾病莫属，而传染性疾病自明清以来归于"温病"范畴。《素问·热论》指出"今夫热病者，皆伤寒之类也"，虽没有明确温病属于伤寒，但"热病""皆伤寒"之类。《难经·五十八难》云："伤寒有五，有中风，有伤寒，有湿温，有热病，有温病，其所苦各不同。"文中明确指出"伤寒"包括"温病"，可见温病仍然没有超出"伤寒"的范围，鼻祖是《伤寒论》。

由于受到温病学的影响，大部分医者力主治病决胜于寒凉之品，所以明清以来，加上江南医派兴盛，仲景之道离我们愈发遥远。而在日本，伤寒古方派兴起，经方颗粒剂流行，就连中国游客也纷至沓来，我们不禁感叹，吾道东矣。

三、众说纷纭的伤寒流派

《伤寒论》原序云："感往昔之沦丧，伤横夭之莫救，乃勤求古训，博采众方……"

什么是勤求古训？就是反复推敲、再三验证汉代以前诸多医家的教导，把正确的理论、经验、做法吸纳进来。

什么是博采众方？就是广泛搜集汉代以前各种医书所载的方剂，经过筛选、提炼，把那些配伍精妙、用量准确、符合病情的方剂纳入《伤寒论》当中，以供后人参考、研习和应用。

有了这两点，就可以说明《伤寒论》不是张仲景一个人写的，而是由他"主编"的一部大作。

而张仲景编写完成以后，因战乱纷飞，《伤寒论》一书一度散佚。王叔和可能目睹过《伤寒论》的原貌，并根据《伤寒论》零散的竹简和自己的记忆，重新整理了《伤寒论》，使之流传下来。

不仅如此，与王叔和同时代的皇甫谧也作了肯定的评价。他说："近代太医令王叔和撰次仲景选论甚精，指事施用。"所谓"选论"是说王叔和对搜集来的张仲景的《伤寒论》"旧论"进行了一番去粗取精、去伪存真的整理，使其达到"甚精"的程度，更加符合临床。

通过以上两点，我们有理由相信，《伤寒论》肯定经过王叔和的"选论"。

经过三四百年的传抄，传至唐代，其间，不知道有多少人传抄《伤寒论》或给《伤寒论》加注解，致使《伤寒论》的原貌已不可知。孙思邈直到晚年时，才见到《伤寒论》，并将其转载于《千金翼方》中。药王不禁感叹道："伤寒热病，自古有之，名贤睿哲，多所防御，至于仲景，特有神功，寻思旨趣，莫测其致，所以医人未能钻仰。"可见《千金翼方》对《伤寒论》的流传起到了至关重要的作用。

来到金代，成无己拿到《伤寒论》，以经（《黄帝内经》）解经注解之。到了明代，印刷术相对发达，赵开美完成了他的梦想，让《伤寒论》走进了大众。我们今天所读的《伤寒论》版本，就是赵开美版本。

有人说，日本康平本的《伤寒论》比较接近《伤寒论》原貌，是最古最善本。但笔者想说，康平本也经过了诸多的传抄。

任何学术，要想彻底了解其来龙去脉及探求其精神实质，必须重视搜集第一手材料。《伤寒论》作为中医经典著作，由于年代久远，更经辗转传抄，错杂失序，残缺颇多，仲景原著已不可复睹。

"横看成岭侧成峰，远近高低各不同。"徐灵胎眼中的《伤寒论》已不是成无己笔下的《伤寒论》，刘渡舟对《伤寒论》

的研究与李克绍的研究不同，胡希恕的研究也不同于日本古方派对《伤寒论》的崇拜。民国时期陆渊雷、章次公等开创了以西医药理阐释《伤寒论》所用药物的作用机理，也是对中医的一大贡献。

总之，一家有一家的伤寒，一人有一人的观点。中医的流派非常多，其中最大的学派是伤寒学派。伤寒的流派也非常多，自古至今，既有学者从脏腑的角度、经络的角度、气化学说的角度、六经的角度研究，也有学者认为伤寒伤人体的阳气，故从扶阳的角度来研究，即"扶阳派"。可以说，众多医家及学者的研究角度不同，从而产生了不同的流派。

初学者不知道从哪一派入手，只好"摸着石头过河"了，直到碰得头破血流（笔者也曾经历过），才会猛然想起伤寒大家刘渡舟先生晚年的感叹："我从'仲景本伊尹之法，伊尹本神农之经'两个'本'字中，悟出了中医是有学派之分的，张仲景乃是神农学派的传人。"

信乎？

总之，通向伤寒的路径很多，而笔者坚信经方、坚守经方，同时也一直践行经方，因为经方直接面对临床，有不可替代的实用价值。

四、笔者的工作

《伤寒论》研究的方面非常多，版本学、治疗学、方法学、修辞学、语言学等都值得去研究。

试想一下，我们的中医至今还停留在两千多年前的理论水平，这两千多年没有太大变化，与其说是比较成熟，不如说是没有发展。中国已经进入电子时代，已经进入网络时代，已经进入信息时代，发展日新月异，相比之下，中医先进的东西固然不少，但同时也说明已经落后了许多。

传统具有古朴韵味，而现代颇具时代气息；传统就像美酒，越品越醇，现代犹如美食，越吃越香；传统需要向后看，是谓传承，现代需要前瞻性，是谓发展。所以，传统与现代各有特色，各有千秋。

对于《伤寒论》的研究，既需要传承，也需要创新，也就是守正创新。习近平总书记强调："要遵循中医药发展规律，传承精华，守正创新，加快推进中医药现代化、产业化，坚持中西医并重，推动中医药和西医药相互补充、协调发展。"

对于《伤寒论》内容的研究，需要我们去推敲，去猜测，去假说。这种研究，不仅要从中医方面进行研究，也要从西医、从药理学、从生活常识中去探究，只要是正确推断，我们都不应该拒绝。

笔者只是做了一小部分阐释性工作，还有更多的问题等待着有志之士去解惑。

科学研究需要大胆推测，小心求证。笔者所写的东西，纵然称不上科学研究，但正试着向科学的轨道上靠拢。

宋永刚

2023 年 8 月 15 日

目 录

第一章 桂枝类方

第一节 桂枝 / 1

一、概说 / 1

二、作用 / 2

三、用量 / 4

四、使用注意 / 5

第二节 类方 / 5

一、桂枝汤 / 5

二、桂枝茯苓丸 / 11

三、桂枝芍药知母汤 / 19

第二章 麻黄类方

第一节 麻黄 / 28

一、概说 / 28

二、作用 / 28

三、用量 / 32

四、使用注意 / 33

第二节 类方 / 34

一、麻黄汤 / 34

二、麻黄杏仁甘草石膏汤 / 42

三、葛根汤 / 47

四、小青龙汤 / 55

五、厚朴麻黄汤 / 64

六、射干麻黄汤 / 71

第三章 柴胡类方

第一节 柴胡 / 76

一、概说 / 76

二、作用 / 76

三、用量 / 82

四、使用注意 / 83

第二节 类方 / 83

一、小柴胡汤 / 83

二、大柴胡汤 / 97

三、柴胡桂枝干姜汤 / 105

四、柴胡加龙骨牡蛎汤 / 113

五、四逆散 / 120

第四章 黄连类方

第一节 黄连 / 127

一、概说 / 127

二、作用 / 127

三、用量 / 131

四、使用注意 / 131

第二节　类方 / 132

一、葛根黄芩黄连汤 / 132

二、白头翁汤 / 140

三、黄连阿胶汤 / 145

四、小陷胸汤 / 151

第五章　大黄类方

第一节　大黄 / 159

一、概说 / 159

二、作用 / 159

三、用量 / 164

四、使用注意 / 164

第二节　类方 / 164

一、大承气汤 / 164

二、大黄黄连泻心汤 / 170

三、大黄牡丹汤 / 175

四、茵陈蒿汤 / 181

五、抵当汤 / 187

第六章　干姜类方

第一节　干姜 / 194

一、概说 / 194

二、作用 / 194

三、用量 / 198

四、使用注意 / 198

第二节　类方 / 200

一、理中丸 / 200

二、大建中汤 / 207

第七章　附子类方

第一节　附子 / 214

一、概说 / 214

二、作用 / 214

三、用量 / 218

四、使用注意 / 219

第二节　类方 / 219

一、四逆汤 / 220

二、真武汤 / 227

三、麻黄细辛附子汤 / 234

第八章　半夏类方

第一节　半夏 / 241

一、概说 / 241

二、作用 / 241

三、用量 / 244

四、使用注意 / 245

第二节　类方 / 245

一、半夏泻心汤 / 245

二、半夏厚朴汤 / 253

三、小半夏汤 / 260

四、瓜蒌薤白半夏汤 / 264

第九章 甘草类方

第一节 甘草 / 272

一、概说 / 272

二、作用 / 272

三、用量 / 277

四、使用注意 / 277

第二节 类方 / 278

一、桔梗汤 / 278

二、炙甘草汤 / 283

第十章 其他类方

一、乌梅丸 / 294

二、栀子豉汤 / 301

三、五苓散 / 309

四、吴茱萸汤 / 318

第一章　桂枝类方

第一节　桂枝

一、概说

桂枝为樟科乔木植物肉桂的干燥嫩枝，其树干的干皮与树枝的枝皮作为肉桂入药。"桂"首载于《神农本草经》（简称《本经》），原名牡桂："味辛，温。主上气，咳逆，结气，喉痹，吐吸，利关节，补中益气，久服通神，轻身不老。"而其应用首见于《伤寒杂病论》。

《本经》又载菌桂："味辛，温。主百病，养精神，和颜色，为诸药先聘通使。久服轻身，不老，面生光华，媚好，常如童子。"

《本经》未载牡桂、菌桂之基原，致使后学者难以区分，莫衷一是。有人说是桂枝，有人说是肉桂，有人说是同一种药物，即桂枝或肉桂。

笔者认为，"牡"，是雄性，如牡丹，其根有木质部，质地坚硬，故谓之木，"牡"为木之转音，故牡丹又称为木芍药。牡桂中间亦有木质部，故当为今之桂枝。

《新修本草》云："菌桂释名筒桂。"苏恭说："此桂易卷如筒，即古人所说的筒桂，筒字似菌字，后人误书为菌，习而成俗，故称菌桂。"

"菌"字的外形与"筒"字相似，肉桂为树皮，可卷成筒状，故名菌桂，或筒桂。

故笔者认为《伤寒论》之桂枝即今之桂枝。

厨房中有一种调料叫桂皮，气味形同肉桂，但并非肉桂。作为调料的桂皮多达十余种，但肉桂价格较高，是入药的唯一来源，一般不用作调料。若除去价格因素，也可以作为调料。

《伤寒论》并未指明桂枝的入药部位，这给了后学者丰富的想象空间。笔者认为，虽然名为桂枝，但根据需要，实际处方中可以用桂枝，也可以用肉桂，还可以桂枝、肉桂同用。

中医初学者常常将二者明显区分，一个是解表药，一个是温里药，自认为不容易混淆。试比较一下二者的成分，桂枝的挥发油较少，而肉桂较多。但除了含挥发油的多少外，二者没有差别。

二、作用

一般认为，桂枝辛甘而温，具有发汗解肌、温通经脉、助阳化气等作用，可以用于风寒表证、寒凝诸痛证及阳虚水泛证等。

笔者认为，桂枝的有效成分是挥发油，油中的主要成分为桂皮醛。桂皮醛的作用靶点有两个，即胃与血管。

下面对桂枝的作用详细述之。

（一）温胃补脾

《本经》载桂枝能够"补中益气"，《名医别录》谓之"主温中"，《本草再新》谓之主"温中行血"，"中"就是脾胃，说明桂枝能够强壮脾胃。

桂枝所含的桂皮醛进入胃中，对胃产生温和的刺激作用，能够刺激胃黏膜，使胃的壁细胞分泌更多的胃酸，从而让人产生食欲；桂皮醛能使胃产生温热感，从而给人带来一种胃脘温暖、全身舒适的感觉。厨房中的辛香料桂皮之所以能够调味，与其所含的挥发油有直接关系。《本经》载桂枝能"补中益气"，可能与其改善患者食欲密切相关。小建中汤能够温中补虚，和里缓急，虽然饴糖、大枣、炙甘草都能补中益气，但也不要忽略了桂枝的作用。

（二）扩张血管

《本经》用桂枝"利关节"，即通利关节。《名医别录》谓之"温筋通脉"，《药性论》用之"去冷风疼痛"，《本草经疏》主"风痹骨节挛痛"，《药品化义》言其"专行上部肩臂，能领药至痛处，以除肢节间痰凝血滞"，《本草备要》认为桂枝能"温经通脉"，《本草再新》言其主治"筋抽疼痛"。结合性味、功能与主治，不难看出桂枝的作用实质上是活血。

药理研究发现，桂皮醛能够扩张血管，降低血小板聚集，促进血液循环，故表现为活血作用，即教材所讲的"温通经脉"。中医认为"不通则痛"，那么通也就不痛了，所以，桂枝适用于寒凝血脉诸痛证，其作用机理是通过疏通血管来实现的，故临床一般不提桂枝有多强的止痛作用。

1. 扩张体内的血管

桂枝扩张血管作用，可适用于以下几个方面：脑血管疾病，如小续命汤；心血管疾病，如枳实薤白桂枝汤；颈椎病，如葛根汤与桂枝加葛根汤；妇科瘀血性疾病，如桂枝茯苓丸；上下肢关节之瘀滞肿痛，如桂枝芍药知母汤等。治疗这些疾病的经方大部分用了桂枝，而且很多经方都把桂枝作为主药来使用。

桂皮醛对肾脏入球小动脉有刺激作用，能升高血压，使肾小球的滤过率增加，从而使尿量增加，这是其治疗小便不利或量少的机理。另外，桂皮醛对肾小管有刺激作用，能使过度松弛的肾小管收缩，肾小管的重吸收率增加，从而使尿量减少，这是其治疗小便量多的机理。可以这么讲，桂枝对肾脏的血管具有调节作用，而不是单纯的利尿作用或缩尿作用。这就是桂枝"助阳化气"的机理所在，肾气丸用桂枝的意义可能就在于此，因肾气丸既可以治疗"虚劳腰痛，少腹拘急，小便不利"之尿少者，也可以治疗"男子消渴，小便反多，以饮一斗，小便一斗"之尿多者。

桂枝发挥何种作用，取决于机体所处的状态。当患者体内"水"多时，桂枝表现为利尿作用；而机体缺"水"时，桂枝的作用则是缩尿。

2. 扩张体表的血管

桂皮醛进入机体后，通过血液循环到达体表，刺激体表毛细血管扩张，而产生发汗作用，如麻黄汤、桂枝汤等。《名医别录》谓桂枝能"出汗"，《本草备要》谓之"发汗解肌"，《药性切用》用之"发汗祛寒"。

当然，患者是否出汗，与全身状况密切相关。比如夏天人最容易出汗，此时喝上一瓶冰镇啤酒，汗出马上停止。为什么？冰镇啤酒停留胃中，全身都感到凉爽。假若喝上一碗姜汤，腹中温热，立即出一身大汗。桂枝之所以能够发汗，与其温通作用也密不可分。

3. 平冲降逆

这是一个纯粹的中医术语，一般用于治疗奔豚病。《金匮要略·奔豚气病脉证治第八》言："奔豚病，从少腹起，上冲咽喉，发作欲死，复还止，皆从惊恐得之。"其临床表现是心腹部悸动不安，气从少腹向上冲至咽喉，就像小猪从少腹部往上冲，一直攻冲至咽喉，患者有满闷感、窒息感、濒死感，极端痛苦，难以忍受，后即慢慢恢复如常人，呈发作性，极有可能在发作时伴有心动过速。

这是什么病呢？心电图正常，B 超正常，血常规、尿常规、便常规正常，血生化检查正常，凡做过的检查都正常，西医诊断不明，谓之心脏神经官能症，治疗无从下手。但患者极端痛苦，需要医生帮助解除痛苦。

笔者认为，桂枝不仅不能加快心率，反而能够减慢心率。桂枝进入血液循环，能够扩张动脉，降低心脏的后负荷，增加心脏的每搏输出量，从而减慢心率。也就是说，桂枝能够减慢心率，可以治疗奔豚病患者心率过快引起的不适。这可能就是桂枝的平冲降逆之功。

《经方实验录》研究经方，但不排斥从西医角度研究经方，对奔豚病的研究颇具现代气息："肠中发酵之气，既不能泄于下，势必膨于中，故腹胀满。而腹之胀满程度又殊有限制，故此时气乃随时有上溢之可能。""上溢于大动脉而犯心脏"则成桂枝加桂汤证，"溢入淋巴管"则成奔豚汤证。

如此解释桂枝加桂汤，无论从中医，还是从现代研究，都不难理解桂枝是心脏病患者的常用药。

三、用量

从表面上来分析，桂枝加桂汤中桂枝的用量最大为五两。但桂枝汤中桂枝用至三两，而且 1 天可以用 3 剂，也就是说桂枝用量为九两，所以，在桂枝类方中，桂枝汤中桂枝的用量是最大的。

按照汉代一两等于 15g 来计算，桂枝的用量可达 135g，同时也说明，桂枝用九两是比较安全的。笔者治疗类风湿关节炎常常用至 60g，还要配伍肉桂 10g，安全有效。《中华人民共和国药典》（以下简称《中国药典》）规定其常用量为 3 ～ 10g，不符合张仲景用方的原意。

四、使用注意

王叔和编次《伤寒论·伤寒例》，他说："桂枝下咽，阳盛则毙；承气入胃，阴盛以亡。"自此之后，绝大多数医家奉之为圭臬。的确，阳热亢盛的患者不宜用桂枝，这是不争的事实；而对于寒证，可放胆用之。

第二节　类方

以桂枝为主组成的经方就是桂枝类方，如桂枝汤、桂枝加附子汤、小建中汤、桂枝加大黄汤、当归四逆汤、桂枝加龙骨牡蛎汤、桂枝芍药知母汤、桂枝茯苓丸等。其中要探讨的经方有桂枝汤、桂枝茯苓丸、桂枝芍药知母汤。

一、桂枝汤

【原文】

1. 太阳中风，阳浮而阴弱，阳浮者热自发，阴弱者汗自出，啬啬恶寒，淅淅恶风，翕翕发热，鼻鸣干呕者，桂枝汤主之。（12[①]）

2. 太阳病，头痛，发热，汗出，恶风，桂枝汤主之。（13）

3. 太阳病，下之后，其气上冲者，可与桂枝汤，方用前法。若不上冲者，不得与之。（15）

4. 病常自汗出者，此为荣气和，荣气和者外不谐，以卫气不共荣气谐和故尔。以荣行脉中，卫行脉外，复发其汗，荣卫和则愈，宜桂枝汤。（53）

5. 病人脏无他病，时发热自汗出而不愈者，此卫气不和也。先其时发汗则愈，宜桂枝汤。（54）

【组成】

桂枝三两（去皮），芍药三两，甘草二两（炙），生姜三两（切），大枣十二枚（擘）。

_____

① 12：表示《伤寒论》原文第 12 条。下同。

【用法】

上五味，咬咀，以水七升，微火煮取三升，适寒温，服一升。服已须史，啜热稀粥一升余，以助药力。温覆令一时许，遍身染染微似有汗者益佳，不可令如水流漓，病必不除。若一服汗出病瘥，停后服，不必尽剂；若不汗，更服，依前法；又不汗，后服小促其间，半日许令三服尽。若病重者，一日一夜服，周时观之，服一剂尽，病证犹在者，更作服；若汗不出，乃服至二三剂。禁生冷、黏滑、肉面、五辛、酒酪、臭恶等物。

（一）桂枝汤中各药的作用

1. 桂枝

桂枝主含挥发油，油中的主要成分为桂皮醛，能刺激胃黏膜而产生食欲；还能够促进血液循环，刺激皮肤的毛细血管，使毛细血管扩张而发汗。

2. 芍药

《本经》云芍药"味苦平"，略具苦味与我们口尝芍药煎液的结果一致。现行《中药学》载其味酸，与实际味道不符。

研究发现，机体处于低热状态时，不仅有汗出，而且怕风怕冷，这是由于机体的微小动脉平滑肌痉挛，芍药的作用就是缓解这些血管痉挛，恢复患者的"自汗"状态，从而表现出"敛汗"作用。后人解释芍药具有酸味，说芍药具有酸敛作用，大概就是从这里来的。

其实，芍药的作用就是缓解肌肉痉挛。有些荨麻疹患者一遇冷风就发作，而有的人遇冷风则容易起鸡皮疙瘩。鸡皮疙瘩是立毛肌收缩所致，立毛肌也是肌肉，芍药能够缓解或解除立毛肌痉挛。

芍药与桂枝配伍，桂枝能够"扩"与"散"，而芍药能够"缩"与"收"，这可能就是"调和营卫"的具体体现吧。

3. 生姜

生姜的主要成分为挥发油及姜辣素等。生姜煎液进入胃中，能兴奋迷走神经，促进消化液分泌与胃肠道平滑肌蠕动，所以生姜具有消食作用，这是其一。笔者每见食欲不振患者，首先想到的是用生姜，15 ～ 30g 的用量即有显著的消食作用，而较少应用山楂、神曲、麦芽等。其二，药理研究发现，生姜挥发油中含有的姜酮、姜烯酮等是起止吐作用的有效成分，止呕效果良好，故

"生姜为呕家圣药"。其三，生姜所含的挥发油及姜辣素等，能够刺激皮肤的毛细血管扩张，从而具有发汗作用。过去农村人治感冒，用生姜一大块、白萝卜几大片、葱根三两个，熬上一锅，喝完汤，盖被发汗，一觉醒来，感冒好得差不多了。其中生姜的发汗作用不容忽视。

4. 大枣

大枣富含糖类、蛋白质、脂肪、胡萝卜素、B 族维生素、维生素 C、维生素 P，以及钙、磷、铁等成分。其中，糖类物质的含量尤多而且成分复杂，新鲜大枣的总糖含量在 30% ～ 40%，干燥大枣的含糖量更高，其多糖是由单糖组成的中性多糖和酸性多糖，多为水溶性。

大枣营养全面，能够提供给机体代谢所需的能量，远非"稀粥"、"白饮"、饴糖、小麦等所能比。所以，桂枝汤用大枣而不用其他的药物提供能量。

河南的大枣比较大，1 枚约重 4g，桂枝汤中用 12 枚故相当于 48g。我们按 45g 来计算，3 剂大枣为 135g。发汗是需要能量的，这种能量来自大枣，入药时掰开，方能将大枣中的糖分充分煎出，以保证机体的能量供应。

有的中医在大枣后面写去核，其目的是为了让患者把大枣掰开。一些想更深入研究的人，也曾想了解一下大枣"核"中究竟有什么成分，那可不是一件容易的事。

5. 甘草

西医在治疗发热不退时经常用糖皮质激素，而甘草具有糖皮质激素样作用，小剂量应用，对退热具有辅助作用。

（二）桂枝汤的作用

汉代的一两，相当于 15g，那么桂枝汤换算成现在的剂量分别为桂枝 45g，白芍 45g，炙甘草 30g，生姜 45g，大枣 45g。按照这个剂量进行配伍，煎出的药液比较好喝，气味浓郁，芳香而略具辛辣，甜美可口。

1. 发汗解肌

桂枝汤熬好以后，趁热饮下，再喝上一碗暖胃的热粥，盖上厚厚的棉被，患者服药后很快就会出汗，此为桂枝汤的发汗解肌作用。

2. 调和营卫

从味道上讲，桂枝汤是一首辛香暖胃的汤剂；从作用来讲，桂枝汤是一首温中健脾、开胃消食的名方。只要消化功能旺盛，气血的来源就充足，故桂枝汤的功效为调和营卫。

（三）桂枝汤的应用

桂枝汤在经方中的地位，乃至整个方剂学中的地位非常高，清代伤寒大家柯韵伯称之为"仲景群方之魁，乃滋阴和阳，调和营卫，解肌发汗之总方也"，清代医家徐斌称赞桂枝汤为"外证得之可解肌和营卫，内证得之能化气调阴阳"。通过药物分析可以了解，桂枝汤的作用点实质上是先作用于消化系统，其次作用于循环系统。

1. 桂枝汤的适应证

桂枝汤最好用，也最难用。能用好桂枝汤的中医，是中医中的佼佼者。说桂枝汤最好用，是因为桂枝汤的适应证非常广，凡临床上症见汗出、恶风、脉浮缓，都可以用；说桂枝汤最难用，是因为能够准确把握桂枝汤适应证的中医不是很多，桂枝汤证不典型者临床更常见。

（1）汗出。我们在冬天很少出汗，夏天容易多汗，所以桂枝汤的使用具有较为明显的季节性。

（2）恶风，即怕风。在炎热的夏天，大部分人喜欢吹风，因为风吹起来的感觉很凉爽。但有些患者就不喜欢风，一吹风要么头痛，要么鼻塞，要么咳嗽，似乎对风冷过敏，这就是恶风。

（3）发热。外感病比如夏天感冒，可以有低热，这是发热的"体征"。而对风冷过敏的患者，体温大多正常。但只要患者自认为发热，这就是发热的"症状"。

（4）脉浮缓。汗出多了，血容量降低，脉搏相对"浮"而"缓"。

需要指出的是，汗出、恶风、发热可以说是桂枝汤证的三联征。杨大华先生在《十年一觉经方梦》一书中指出："'发热、汗出、恶风'三者往往是依次出现，并构成循环，即发热→汗出→解衣掀被以散热→体温下降→恶风→增加衣被→再次发热。桂枝汤就是为打破这个循环而设。"见图1-1。

2. 适应疾病

桂枝汤可以用于哪些病证呢？不外乎外感与内伤两大类疾病。

（1）外感病：多见于夏季，或者晚春，或者早秋，总之属于比较炎热的

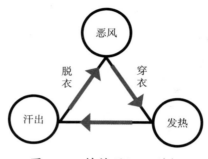

图 1-1　桂枝汤证三联征

季节，只有天气炎热才会有汗出；汗出的同时怕风吹，风一吹，要么头痛，要么流涕，要么咳嗽，要么起鸡皮疙瘩，此即恶风。患者平素易患过敏性鼻炎、风冷咳嗽等，这可能就是桂枝汤的适应证。故曹颖甫对于桂枝汤的应用季节非常明确，他在《经方实验录》中说："桂枝汤方独于夏令为宜也。"

（2）内伤病：不分季节，体质多瘦弱，像文弱书生，或弱不禁风的大家闺秀，还有许多小儿，头发稀疏，面色淡白，皮肤白嫩，平时多厌食、挑食或偏食，四肢纤细，腹部缺少脂肪，精神往往不振，性格胆小而且较内向。给予桂枝汤后，食欲渐渐改善，面色开始红润，体质逐渐增强，精神好转，性格开朗起来。这一定是桂枝汤证。

（四）桂枝汤的使用注意

1. 桂枝为什么要"去皮"

现代的桂枝要去皮，恐怕很难。桂枝的入药部位是嫩枝，笔者见过最细的桂枝直径大约 2mm，像铅笔芯那样细，试想一下，这么细的桂枝"去皮"还能剩下什么？

所以，现在的桂枝一般不"去皮"。应用桂枝类方时，有的用桂枝，有的用肉桂，有的则桂枝、肉桂同用，都有较好的疗效。

2. 服用桂枝汤，为什么要喝"热稀粥"

稀粥由小米煮成，气味清香，营养丰富，性偏补益，最能养人。最为关键的是，稀粥能够给人带来充足的能量，使汗化有源。通过热稀粥的温胃作用与能量补充作用，患者再盖被发汗，很快就能热遍全身，汗出均匀而身体通泰。

为什么不喝"白饮"呢？白饮是大米做成的粥，但小米富含膳食纤维，是大米的 2 ～ 3 倍。膳食纤维虽然不能被人体吸收，但能刺激胃肠道蠕动，促进消化腺分泌，并能够通便，对消化道疾病而言，是不二的选择。

3. 桂枝汤是饭后喝，还是饭前喝

张仲景没有直说，不过我们可以从条文中加以推测。服用桂枝汤之后，要喝热稀粥，1 剂药分 3 次喝，1 天可以用 3 剂药，也就是说 1 天可以喝九升桂枝汤，同时要喝九升热稀粥。汉代一升相当于 200mL，那么患者的液体摄入量就是 3600mL，由此可以推断，患者一定是空腹喝。试想一下，如果是饱饭之后喝药、喝热稀粥的话，患者肯定喝不下这么多液体。

细心的人们会发现，吃完饭后体温会略有升高，这是食物热动力效应的外在表现。一般来讲，体温升高在进食后不久就会出现，这也是吃饭时和饭后会觉得身体微热的原因。故空腹喝桂枝汤，再喝热稀粥，患者更容易出汗。

4. 服用桂枝汤的禁忌为什么那么多

服中药要忌口，这是常识。服用桂枝汤之后，要"禁生冷、黏滑、肉面、五辛、酒酪、臭恶等物"。分析一下，除了桂枝汤与热稀粥外，几乎什么都不能吃，什么都不能喝。再结合服用桂枝汤与热稀粥的量，豁然开朗，患者已经摄入了足够多的能量与热量，完全能够满足机体的需要。

（五）桂枝汤的加减方

可以说，桂枝汤是一首温补方，在食不果腹的东汉末年，它就是一首救急的方，应用非常广，加减方也非常多。如桂枝汤中芍药的量加倍，再加饴糖，就是小建中汤，能够建中气、调阴阳、益气血，属于温补之剂。桂枝汤加龙骨、牡蛎即桂枝加龙骨牡蛎汤，是一首能够补钙的营卫调和剂、气血补益剂，对于小儿发育迟缓者，尤为适宜。龙牡壮骨颗粒中含有龙骨、牡蛎，不仅补钙，而且能够除烦热、增气力、强身体。桂枝汤倍芍药，名桂枝加芍药汤；桂枝汤加大桂枝的用量，即桂枝加桂汤；桂枝汤加黄芪名桂枝加黄芪汤等。还有很多，不一一列举。

（六）医案举例

桂枝汤加味治疗痛经案

付某，女，18 岁，身高 170cm，体重 59kg，面色黄白而润泽。2017 年 5

月 14 日以痛经来诊，末次月经时间 5 月 4 日。

自述很久之前就有痛经，开始时只是小腹痛，在高二时因为来月经跑步而晕倒 1 次，后来每次来月经都会腿痛、腰痛，但程度不是很重，所以就没太在意。4 月 15 日月经刚结束，就吃了 1 支冰淇淋，这个月就一直腰腿疼痛。

患者月经量中等，色微暗，有血块，但不多，伴怕冷、怕风，手脚偏凉，稍活动则大汗淋漓，咽喉干燥，有异物感，常流清涕，二便调，舌脉无异常。

处以桂枝汤加味：桂枝 30g，白芍 30g，炙甘草 10g，大枣 15g，干姜 10g，姜半夏 15g，桃仁 5g，生山楂 15g，当归 10g。7 剂，颗粒剂，月经来临前 7 日冲服，每日 1 剂，饭后服。

5 月 28 日反馈，患者 5 月 24 日月经至，自述这次来月经腿能伸直了，可以像平常没来月经的时候一样走路了。

按：温经汤、当归四逆汤、桂枝茯苓丸、桃核承气汤等均是笔者治疗痛经的常用方，但这次为什么要选用桂枝汤为底方呢？

患者除了痛经外，尚有怕冷、怕风，又有稍活动则大汗淋漓的临床表现，这是使用桂枝汤的主要依据。此外，方中的白芍能够缓急止痛。因为患者尚有咽喉部异物感，加用了半夏以化痰除痞；因为月经色暗有血块，配伍桃仁、当归、生山楂等，生山楂的活血化瘀之力还是比较强的。

二、桂枝茯苓丸

【原文】

妇人宿有癥病，经断未及三月，而得漏下不止，胎动在脐上者，为癥痼害。妊娠六月动者，前三月经水利时，胎也。下血者，后断三月衃也。所以血不止者，其癥不去故也，当下其癥，桂枝茯苓丸主之。（《金匮要略·妇人妊娠病脉证并治第二十》）

【组成】

桂枝、茯苓、牡丹（去心）、桃仁（去皮尖，熬）、芍药各等份。

【用法】

上五味，末之，炼蜜和丸，如兔屎大，每日食前服一丸。不知，加至三丸。

（一）桂枝茯苓丸中各药的作用

1. 桂枝

《本经》未提桂枝的活血化瘀作用，但《名医别录》谓之"温筋通脉"，《药性论》言其"能去冷风疼痛"，成无己谓之"散下焦蓄血"，《药品化义》"以除肢节间痰凝血滞"，《本草备要》谓之能"温经通脉"，可见古人虽然没有直接说桂枝具有活血作用，但都间接表达了它的活血作用。而且，药理分析表明桂枝具有强大的活血之功。其一，桂皮醛能够增加冠脉血流量，改善冠脉循环和心肌营养状况，增强心肌收缩力，使血液循环畅行无阻；其二，桂皮醛能够刺激动脉血管而使之扩张，不仅促进血液的循环，而且降低了心脏的后负荷；其三，桂皮醛能够抑制血小板聚集，防止血栓形成。这样，桂枝从心脏动力、血管通畅等方面改善了血液循环，从而发挥活血作用。

2. 茯苓

众所周知，茯苓的主要作用是利水，这在《本经》中早有定论，即"利小便"，后世诸多本草也记载了其利水渗湿之功。这在《伤寒论》中的应用尤为广泛，如五苓散、真武汤等治疗水肿都用了茯苓，苓桂术甘汤、苓桂枣甘汤等治疗痰饮病也都用了茯苓，《金匮要略》越婢汤治疗风水水肿用了茯苓，就连后世大名鼎鼎的治痰圣剂二陈汤也用了茯苓。总之，茯苓是治水湿、痰饮之品，那与瘀血有什么关系呢？

"血不利则为水"想必大家耳熟能详，这是《金匮要略·水气病脉证并治》的一个重要观点。"血不利"是因，由此形成的"水"为果。"水"一经形成，停积于机体组织，又会作为致病因素影响血液的正常运行，进而加重瘀血。故治疗瘀血证时，不仅需根据瘀血的成因选择恰当的祛瘀方法，更重要的是，能够预见"血不利则为水"，施以调血利水法，以截断病变发展演变的途径。所以，茯苓在桂枝茯苓丸中的应用，体现了中医的治疗原则，即未病先防与既病防变。通俗说来，茯苓在该方中起截断作用，即截断瘀血引起水肿。

研究发现，血液循环不畅时，首先是静脉回流受阻，瘀血阻滞，血管内的血液向组织间隙渗透，血液不能正常回流入血，从而产生组织水肿。很显然，水肿产生的原因在于瘀血，活血化瘀有利于水肿的消除，这为活血化瘀法治疗水肿提供了依据，早在《素问·汤液醪醴论》就有"去菀陈莝"治疗水肿的记载，"去菀陈莝"就是活血。

当然水肿的治疗首先是利水，这是毫无疑问的。

3. 牡丹皮

《本经》载本品"除癥坚，瘀血留舍肠胃"，《日华子本草》曰"消仆损瘀血"，《珍珠囊》用之"治肠胃积血"，《滇南本草》用之"破血行血"，所以，诸本草古籍大多记载了牡丹皮的活血作用。药理研究发现，牡丹皮有显著的抗凝血作用，其机制与抑制血小板的聚集和释放有关，有效成分为丹皮酚。大黄牡丹汤主治的肠痈，相当于急性阑尾炎，表现为"少腹肿痞，按之即痛如淋，小便自调，时时发热，自汗出，复恶寒"，少腹部形成包块，与瘀血阻滞有关，方中牡丹皮即消瘀血。

4. 桃仁

目前对桃仁的化学成分研究较多，但对于桃仁中起到活血作用的有效单体却未见报道。不过，这根本阻挡不了我们正确使用桃仁，因为早在《本经》中即有记载，桃仁"主瘀血，血闭癥瘕"。药理研究发现，桃仁可通过改善血流动力学，实现活血化瘀作用，能抗凝血、抗血栓和预防心肌梗死。实验证实，桃仁能够抑制动脉粥样硬化斑块的形成，改善高胆固醇血症的机理，可能与抗血小板聚集和抗血栓形成作用有关。

简言之，桃仁具有非常好的活血化瘀作用。自张仲景时期至现代，桃仁的活血作用应用广泛，如《伤寒论》之抵当汤、抵当丸、桃核承气汤，清末王清任的五个逐瘀汤等，这些名方都以活血化瘀著称，方中无一例外都用桃仁作为主要药物。

5. 芍药

最早见于《本经》"除血痹，破坚积，寒热疝瘕"，说明芍药具有活血作用。芍药有白芍、赤芍之分，但《本经》及《伤寒论》未作区分。晋代陶弘景开始将二者区分开来。赤芍、白芍分别来自不同的植物，那么《本经》及《伤寒论》中的芍药是哪一种呢？

有人认为是白芍，有人认为是赤芍，各说各有理。笔者认为，处方中当用白芍还是用赤芍，应当以临床为依据，实在分不清，赤芍、白芍可以同用。

中医认为，赤芍能活血，白芍能补血。如需活血，则用赤芍；需要补血，则用白芍。

药理研究发现，在抑制血小板聚集方面，赤芍提取物的作用明显优于白芍提取物，说明古人对于赤芍能够活血的认识是正确的。

《本经》载芍药"主邪气腹痛"，还能"止痛"。《伤寒论》有"腹痛加芍药"之说。芍药甘草汤主治"脚挛急"；小建中汤是桂枝汤倍芍药加饴糖，主治"虚劳里急"；真武汤含芍药，主治"腹痛"；大柴胡汤主治"按之心下满痛"，也含芍药。

药理研究发现，无论是白芍还是赤芍，其有效成分均为芍药苷，能够缓解平滑肌痉挛而起止痛作用，这是其最基本的药理作用。

芍药苷能缓解血管平滑肌痉挛，从而间接起到疏通血管的作用。比如脑血管痉挛出现头部胀痛，可用镇肝息风汤，方中含白芍；雷诺病之手指变色，可用当归四逆汤进行治疗，方中芍药缓解血管痉挛的作用也不容忽视。

可见，不管是赤芍的抑制血小板聚集，还是白芍的缓解血管痉挛作用，都与活血作用有关，只不过作用机理不同罢了。

（二）桂枝茯苓丸的作用

通过以上的药物分析，我们已经比较清楚桂枝茯苓丸的作用就是活血化瘀，其作用机理是多方位的。其一，桂枝茯苓丸可以扩张血管，主要扩张动脉血管，保证局部与全身的血液供应；其二，桂枝茯苓丸能促进血液循环；其三，桂枝茯苓丸能够抑制血小板聚集，减慢血栓的形成，对于血栓性疾病有一定的治疗作用；其四，桂枝茯苓丸可以降低血液黏度，加快血液循环，这可能与其降血脂作用有关。

桂枝茯苓丸能够缓消癥块，具有温和的活血作用，可以与阿司匹林相媲美，但却没有阿司匹林的副作用，所以有"东方的活血药"之称。

（三）桂枝茯苓丸的应用

桂枝茯苓丸载于《金匮要略》，主治"妇人宿有癥病"，也就是子宫肌瘤之类的病证。现在临床上有桂枝茯苓丸的成药可用，多用于治疗子宫肌瘤。

不过，随着临床研究的不断扩展，桂枝茯苓丸的应用也越来越广，主要用于以下几个方面。

1. 妇科病瘀血性疾病

子宫肌瘤、崩漏、卵巢囊肿、输卵管粘连等妇科病属于瘀血为患者，均可用桂枝茯苓丸治疗。桂枝能够温通经脉，《本经》载牡丹皮"除癥坚"，桃仁"主瘀血，血闭癥瘕邪气"，芍药"破坚积，寒热疝瘕"，茯苓"利小便"。"癥坚""癥瘕""坚积""疝瘕"等，均指腹腔内的结块，而子宫肌瘤正属于此，故桂枝茯苓丸可治疗瘀血所致的子宫肌瘤。较大的子宫肌瘤可表现为少腹部可触及包块，压痛明显，影响月经时可出现不规则流血，经行不畅而经期较长，其色暗红，血块较多，常常伴有腹痛，平时可见白带增多；较小的子宫肌瘤则无明显表现，查体时才能发现。子宫肌瘤较大者，建议手术治疗；较小者，可服用桂枝茯苓丸，但要记住，一定要长期服用。"冰冻三尺，非一日之寒。"子宫肌瘤不是短期长成的，所以，治疗的长期性也需要让患者知道。笔者用桂枝茯苓丸治疗崩漏可谓得心应手，崩漏辨证为血瘀证，患者月经期延长，七八天至十余天者不等，有的甚至能延续到下次月经周期；月经的颜色必定暗红，月经的量一般不多，而月经来临时夹有较多血块。笔者初治崩漏，担心活血药过多，会出现月经量大，所以用桂枝茯苓丸加阿胶、仙鹤草之类，活血的同时，再加以止血，效果良好。后来笔者认为桂枝茯苓丸相当于西医的刮宫术，不加止血药照样取得良效。

2. 血栓性疾病

脑血栓、静脉血栓等属于血栓性疾病，均与瘀血密切相关。脑血栓即中风，属于难治性疾病，此类疾病用桂枝茯苓丸以后，虽然不能尽愈，但能够预防中风的再次发生。静脉血栓主要指小腿静脉血栓形成，大多数患者没有症状，少数有小腿发胀、紧迫感，立位、坐位及步行后症状加重，有的患者小腿和足部水肿，腓肠肌有压痛。据证可用桂枝茯苓丸加水蛭、莪术等活血药。

3. 原发性高血压

西医对于高血压的认识原因不明，故称为原发性高血压，症见头痛、头胀、头晕等。中医自有认识，总以不通为因，或属于痰，或属于瘀，或有热，或有寒。桂枝茯苓丸所治疗的高血压，总属瘀血为患。血管畅通，则气血调畅，不再上冲，血压自平。桂枝茯苓丸可以被看作是苓桂剂的加减方，苓桂剂主要由茯苓、桂枝组成。茯苓能够利水，可以减少血容量；桂枝能够扩张血管，可以减轻心脏的后负荷，二者的组方大多具有降压作用。而桂枝茯苓丸由苓桂剂加活血药组成，活血药增强了该方的活血通脉作用，治疗高血压病属于瘀血所致者理当有效。

4. 慢性肾病

肾小球肾炎、肾病综合征、糖尿病肾病等均属于慢性肾病。此类肾病呈慢性病变过程，肾组织增生导致肾的血流量减少，反射性地引起肾素—血管紧张素分泌增加，从而引起血压升高。桂枝茯苓丸不仅能够扩张肾脏的动脉，还能够抑制肾脏组织的增生，改善肾脏的功能，而且能够降低血压。

桂枝茯苓丸的临床使用范围很广，但无论如何都要对证使用，也就是适用于血瘀证，其人症见痛如针刺，多有定处而拒按，常在夜间加剧。肿块在体表者，色呈青紫；在腹内者，坚硬按之不移。出血反复不止，色泽紫暗，或大便色黑如柏油。其人面色多黧黑，肌肤甲错，口唇爪甲紫暗，或皮下紫斑，或腹部青筋外露，或下肢青筋胀痛。按压左少腹疼痛明显。

（四）桂枝茯苓丸的使用注意

1. 为什么是丸剂，而不是汤剂

不管是子宫肌瘤、脑血栓，还是高血压、慢性肾病，都是慢性病，需要坚持长期服药、长期治疗。如果用汤剂，基本上每天都要煎煮中药，费时费力还费劲，所以《金匮要略》用丸剂。好在今天药房或药店的服务到位，我们可以根据病情在桂枝茯苓丸方的基础上随症加减，配制成水丸，服用方便，也满足了患者的需要。

2. 加味应用

笔者在临床上治疗血栓性疾病如脑血栓、静脉血栓、痛经、月经淋漓不断等以血瘀证为表现者，常在桂枝茯苓丸的基础上酌量配伍水蛭，以增强其活血化瘀作用。

（五）医案举例

1. 桂枝茯苓丸合吴茱萸汤加味治疗月经剧痛案

张某，女，38岁，身高163cm，体重62kg，面色㿠白。2017年6月26日以月经剧痛来而诊。

患者自述自月经初潮时就一直痛经，本以为生孩子就好了，没想到生完孩子后更加严重，遂去医院检查，未查明原因。妇科 B 超示子宫如 4 个月孕期大，诊断为子宫腺肌病。医院建议手术全切子宫，但患者畏惧而一直未做。

刻诊：每次经前剧痛，痛时多恶心，口不苦，经前乳房不胀，月经色暗，有血块，周期较准，末次月经时间 6 月 20 日，月经量可，胃脘压痛明显，大便偏干，舌苔中后部黄腻，脉可。

处以桂枝茯苓丸合吴茱萸汤加味：桂枝 12g，茯苓 12g，牡丹皮 12g，桃仁 12g，生白芍 30g，制吴茱萸 10g，大枣 15g，党参 15g，干姜 10g，黄芩 10g，黄连 3g，生山楂 20g，当归 20g，醋延胡索 30g。6 剂，颗粒剂，每日 1 剂，经前 6 天服用，分两次饭后冲服。

7 月 28 日患者反馈，服药后疼痛减轻，明显好转，嘱继续服药以求根治。上方继服 6 剂。

9 月 4 日患者反馈，痛经虽明显好转，但仍未根治，患者自以为不再影响其正常生活，所以主动放弃治疗。

按：一旦查明是子宫腺肌病，手术全切子宫是西医的常规治疗，但该患者因畏惧手术而始终未做，又未能很好地进行治疗，故导致子宫如 4 个月大，这是西医的检查结果。

那中医如何辨证呢？首先，患者的月经周期尚准，而月经色暗，有血块，属瘀血证，必须活血化瘀，大便偏干，故符合桂枝茯苓丸证。又因患者月经剧痛，痛时恶心，故与吴茱萸汤。吴茱萸汤在《伤寒论》中主治"干呕，吐涎沫，头痛者"，当归四逆加吴茱萸生姜汤主治"其人内有久寒"，故顽固性疼痛多用吴茱萸。因患者胃脘部压痛明显，舌苔中后部黄腻，说明有热象，故配伍黄芩、黄连。另加生山楂、当归、醋延胡索以止痛。

2. 桂枝茯苓丸加减治疗月经淋漓不净案

袁某，女，15 岁，身高 162cm，体重 53kg，方形脸，白里透红。2022 年 8 月 15 日以月经淋漓不净而来诊，其妈妈伴诊。

患者 11 岁月经初潮，大约 1 年后月经基本规律。1 年半前，无明显原因出现月经淋漓不断，有时两次月经能连到一起，1 个月当中干净的时候没有几天。西医给予复方炔诺酮片治疗，患者停药 3 天后月经至，时至今日月经已来潮 10 天仍没有结束。患者曾经到医院检查血常规，提示轻度贫血，医生给予复方阿胶浆、硫酸亚铁片等治疗，未取得明显效果。

刻诊：月经已经 10 天未停止，现仍有少量出血，经色暗。患者自述月经基本规律，一般情况下，月经第二三天量多，量多时其色鲜红，但血块较多，其余时候都比较少，量少时其色暗。患者痛经明显，月经第一天痛甚，第二三天痛轻。患者唇色淡红，无咽喉肿痛，无口苦，无胸闷，无乳房胀痛，纳眠可，二便调，舌苔薄白，双脉稍弱。双手指毛刺较多，左下腹部压痛明显，双腿皮肤光滑润泽。

桂枝茯苓丸加减：桂枝 20g，红花 12g，茯苓 20g，牡丹皮 20g，赤芍 20g，当归 12g。10 剂，颗粒剂，每日 1 剂，分 2 次饭后温开水冲服。服药后若月经止住，则停服。

8 月 18 日，其妈妈反馈，患者于 8 月 15 日当晚服药 1 次，第二天（8 月 16 日）月经即净，就停药了。8 月 17 日月经也未至，也未服药。

按：治疗月经淋漓不断，笔者首选桂枝茯苓丸，或删减，或加味，更多的是采用原方。

月经淋漓不断，是出血，实际上属于崩漏范畴。那出血应当止血，而不应该活血，笔者为什么用桂枝茯苓丸呢？

月经淋漓不断，表面上是出血，而其实质是子宫内膜脱落不全，用桂枝茯苓丸的目的是"剥脱"残留的子宫内膜。

从中医角度来讲，患者全身虽然没有血瘀的表现如唇暗、舌暗等，但月经血块较多、经色暗等均属于血瘀证。还有，患者是个中学生，家里的手工活、体力活等肯定做得不多，但手指毛刺较多，这也是血瘀证的一个表现；患者左下腹压痛更是桂枝茯苓丸的应用指征。

原方不等于成药，因为成药的药力太小而达不到应有的效果。

加味时多加当归、山楂、蒲黄等，或见乳房胀痛时而合用四逆散。

细心的读者不难发现，该方实际上是桂枝茯苓丸去桃仁，加红花、当归。而该患者用的是桂枝茯苓丸的加减方，为什么用加减方，而不是加味方？

当归能够活血、补血，不管是治疗月经淋漓不断，还是贫血，都应该选用。

为什么要去桃仁加红花呢？

因为当时药房缺桃仁，而代之以红花。

患者贫血，笔者还要进一步讨论。

贫血的原因是什么？

不外乎两个方面，一个是"生血"的源流太少，一个是"丢失"的过多。

该患者为 15 岁的女孩，除月经问题外无他病，"生血"的源流自然不可能太少，那就是"丢失"的过多，通过过多的月经丢失。

补血能管用吗？

能管一时之用，但月经止不住，其贫血就一定会存在。所以，该患者的贫血程度达不到需要补血的地步，实践证明，补血是徒劳的。

三、桂枝芍药知母汤

【原文】

诸肢节疼痛，身体魁羸，脚肿如脱，头眩短气，温温欲吐，桂枝芍药知母汤主之。(《金匮要略·中风历节病脉证并治第五》)

【组成】

桂枝四两，芍药三两，甘草二两，麻黄二两，生姜五两，白术五两，知母四两，防风四两，附子二枚（炮）。

【用法】

上九味，以水七升，煮取二升，温服七合，日三服。

（一）桂枝芍药知母汤中各药的作用

1. 桂枝

自《本经》记载桂枝"利关节"以后，历代本草都对桂枝治疗关节病变的作用做了不同的描述，如《名医别录》云其"温筋通脉"，《药性论》言其"能去冷风疼痛"，《医学启源》言其"去风湿"，《本草经疏》用之治"风痹骨节挛痛"。《药品化义》把桂枝的治疗范围限定于上肢，即"专行上部肩臂，能领药至痛处，以除肢节间痰凝血滞"，而《本草再新》治"手足发麻，筋抽疼痛"，把范围扩大至四肢。今人"取类比象"，言桂枝专治上肢臂痛，但从桂枝的实际应用来看，这种观点难以令人信服。

从以上本草的记载不难发现，桂枝主治的病证以风湿为主，性质为"寒"。从经方来看，"寒"大多具有"痛"特点，如当归四逆加吴茱萸生姜汤主治"其人内有久寒者",温经汤"亦主妇人少腹寒,久不受胎"等。所以,桂枝"利关节"对于风湿性关节炎的治疗有比较好的疗效,经方桂枝附子汤主治"风湿相搏,身体疼烦,不能自转侧",乌头桂枝汤主治"寒疝腹中痛,逆冷,手中不仁,若身疼痛"等。

显然,治疗风湿性关节炎,桂枝的活血作用不容小觑,它能够改善局部组织的血瘀与水肿。但桂枝的抗炎作用也非常值得探究,药理研究发现,桂枝具有卓越的抗炎作用,尤其是挥发油具有良好的抗炎、抗免疫及促软骨细胞增殖等综合药理活性,对急性、慢性和免疫损伤性炎症均有显著的拮抗作用。再结合桂枝的发汗解热作用,单味桂枝相当于解热镇痛药"阿司匹林"。

2. 芍药

芍药在桂枝汤中的作用是缓解小动脉的痉挛,在桂枝茯苓丸中的作用是既能缓解平滑肌痉挛而止痛,又能抑制血小板聚集而起活血作用。那么芍药在桂枝芍药知母汤中的作用是什么呢?《本经》不分赤、白,只言芍药,"止痛"是其很重要的功效。研究发现,与单味药白芍相比,桂枝配伍白芍时,白芍各成分如芍药内酯苷、芍药苷等煎出率均具有明显提高,所以,桂枝与白芍的配伍,可明显增加白芍有效成分的溶出率,而增强其疗效,发挥其缓急止痛作用。

3. 附子

(1)抗炎:附子首载于《本经》,主"寒湿踒躄,拘挛,膝痛不能行走",所描述的病证相当于关节炎之类。中医认为附子为大辛大热之品,治疗寒证最为适宜。关节炎有寒证,也有热证,附子适用于寒证关节炎,也就是风寒湿痹。后世的本草专著也有诸多相似的记载,如《名医别录》治"脚疼冷弱,腰脊风寒",《医学启源》"去脏腑沉寒",《本草纲目》"风湿麻痹"等。为什么会疼痛?因为有炎症,尤其是关节的炎症,致使"膝痛""风湿麻痹"等。

撇开附子的热性不谈,其抗炎作用显著。药理研究发现,附子所含各种生物碱单体对急性炎症模型均呈抑制作用,仅在强度上有差异。对慢性炎症的作用,虽然不同实验者有不同的实验结果,但笔者认为,可能是时间较短,对慢性炎症实验不能做长期观察所致,所以,笔者认为附子对于慢性炎症肯定有效,尤其对于病程较长的关节炎之类的病变。

(2)止痛:《本经》载附子主"拘挛膝痛"而"不能行走",《名医别录》

谓之主"脚疼"及"心腹冷痛"，《药征》载附子主"身体、四肢及骨节疼痛"，《伤寒论》之桂枝附子汤主治"风湿相搏，身体疼烦"，甘草附子汤主治"风湿相搏，骨节疼烦，掣痛不得屈伸"。以上古籍文献均记载了附子具有止痛作用，并有应用的记录。笔者认为，附子一般适用于剧痛，对于痛势持久而较缓者，一般不用附子；而且止痛时用量宜大，桂枝附子汤用附子三枚，甘草附子汤用附子二枚，而回阳救逆的四逆汤才用附子一枚。

桂枝芍药知母汤的主症是"诸肢节疼痛"，而且应该是患者就诊时的主诉，所以，止痛也就成了患者最关心的问题。

药理研究发现，附子所含的乌头碱、中乌头碱、次乌头碱等均具有显著的镇痛作用，而中乌头碱的镇痛作用较强，是乌头碱的 2 ～ 3 倍。

附子的止痛作用，除了直接止痛作用外，其卓越的抗炎作用也是其止痛作用的重要一环。

4. 防风

因善祛外风而得名，首载于《本经》，主"风行周身，骨节疼痛"，病证类似于游走性风湿性关节炎。《医学启源》言其"主治诸风及去湿"，《长沙药解》直言防风能够"通关节，止疼痛，舒筋脉，伸急挛"，《本草汇言》称防风为"散风寒湿痹之药也"。大量的临床实践证明，防风治疗风湿性关节是有效的，当然也可以用来治疗四肢关节疼痛性疾病，其范围扩大至中医"痹痛"，各种疼痛性关节病都属痹痛的范畴，如各种关节炎、强直性脊柱炎、腰椎间盘突出症等。药理研究表明，防风通过抑制相关致炎因子或炎症介质的产生而起到抗炎作用。

风邪的特点是善行而数变，说明风病的发生比较迅速、变化比较快，例如过敏性鼻炎发作时，突然喷嚏连连，鼻涕如注，忽然又止。这是由于患者接触变应原后，由 IgE 介导的介质（主要是组胺）释放过敏物质，迅速与靶细胞上的组胺受体结合产生生物效应，从而导致血管扩张、黏膜水肿等。研究表明，防风多糖具有良好的抗过敏特性，这是其治疗风病的依据。

5. 麻黄

麻黄的研究比较明确，含麻黄碱、伪麻黄碱等，一是具有拟肾上腺素样作用，即收缩血管，与桂枝配伍，对血管起扩张与收缩作用，能够改善血液循环，加快炎症因子的疏散，降低局部炎症；二是抗过敏作用，炎症的产生或多或少与过敏有关，麻黄碱能够抑制过敏介质的释放，发挥抗免疫作用，从而抑制炎症的产生。

除了本方，麻黄细辛附子汤也可以治疗风湿性关节炎之风寒湿痹。《金匮要略》之麻黄加术汤主治"湿家身烦疼"，若非"湿"邪久居，怎能称得上"家"呢？疼痛即痹痛，所以麻黄加术汤主治风湿痹痛。麻杏苡甘汤主治"病者一身尽疼……此病伤于汗出当风，或久伤取冷所致也"，"一身尽疼"也可以指风湿痹痛。

6. 白术

一般认为白术是补气健脾药，《本经》不分赤、白，而云术"主风寒湿痹"，治疗风湿痹痛，一般选用苍术，也就是赤术，而本方一般用白术。《金匮要略》麻黄加术汤治疗"湿家身烦疼"，白术附子汤主治"风湿相搏，身体疼烦，不能自转侧"，《伤寒论》之甘草附子汤由甘草、附子、白术、桂枝组成，主治"风湿相搏，骨节疼烦，掣痛不得屈伸"等，这些都有可能是关节炎疼痛的描述，那么白术在治疗关节炎方面究竟有何作用呢？

关节炎不仅疼痛，而且极有可能肿，也就是水肿，比如膝关节炎之关节腔积液是比较典型的渗出，其他的关节多少都有渗出，疼痛往往也与渗出有关，所以减少了渗出，也就减轻了疼痛。而白术的作用正是利水消肿，动物实验已经明确白术有明显而持久的利尿作用。

古籍本草也对白术的利水作用有丰富的记载，如《名医别录》用之"消痰水，逐皮间风水结肿"，《药性论》用之"治水肿胀满"，《新修本草》谓之"利小便"，《日华子本草》用之"治水气，利小便"，《汤液本草》谓之"通水道"，《本草衍义补遗》言其"除湿之功为胜"，《药性考》谓"水肿宜之"。原文中"肢肿如脱"，实际上就是下肢水肿。

7. 知母

《本经》载知母主"肢体浮肿"，与原文中的"肢肿如脱"相符，但后世医家对知母的利水作用大多未提。推测知母可治疗关节类疾病，但后世著作亦未记载。只是在《金匮要略》中载白虎加桂枝汤主治"身无寒但热，骨节疼烦，时呕"者，方中桂枝可治疗"骨节疼"，但不一定能够治疗"烦"。

知母能够除"烦"，如白虎加人参汤主治"烦渴"，酸枣仁汤主治"虚劳虚烦不得眠"，百合知母汤主治"百合病"。以上诸方都含知母，主治中都有

"烦"，所以，知母的基本作用是除烦。

那么知母除烦是何用意呢？是不是"诸肢节疼痛"而出现烦呢？笔者不得而知。而且桂枝芍药知母汤还把知母一起列入方名当中，恐怕不只是一味辅助用药。

药理研究表明，知母所含的双苯吡酮类成分芒果苷和总多糖具抗炎作用，而没有利水作用，更没有活血、止痛等作用。所以，知母的抗炎作用可能是指在本方中的作用。可以推测一下，张仲景写《伤寒杂病论》时，想必参考过《本经》，知母主治"肢体浮肿"的作用可能对桂枝芍药知母汤的组方产生过一定的影响。

8. 生姜

在"桂枝汤"一方中已经探讨过，生姜挥发油中所含的姜酮、姜烯酮等是止吐作用的有效成分，止呕效果良好，故"生姜为呕家圣药"。桂枝芍药知母汤主治"温温欲吐"，生姜的作用功不可没。

众所周知，关节炎是比较顽固的病证，常愈常发，疼痛发作时患者常吃布洛芬、保泰松等，而这些药对胃的刺激性较大，久服易致胃部不适、恶心、呕吐等，而生姜具有止呕作用。

9. 甘草

甘草含甘草酸、甘草次酸等，具有肾上腺糖皮质激素样作用，是天然激素，有显著的抗炎作用，对于关节炎之类的病证必不可少，这是其一；其二，甘草具有强大的抗免疫作用，能够抑制免疫复合物的产生，从而减少关节局部组织的增生、粘连。桂枝附子汤、白术附子汤主治"风湿相搏，身体疼烦，不能自转侧"，乌头汤主治"病历节，不可屈伸，疼痛"，麻黄加术汤主治"湿家身烦疼"，这些方中都含甘草。后世医家把甘草一概作为调和药来解释，对于其作用含义的理解是远远不够的。

（二）桂枝芍药知母汤的作用

从中医分析，桂枝芍药知母汤可以看作是桂枝汤去大枣、麻黄附子甘草汤、白术附子汤加防风、知母而成。

桂枝汤能够解肌止痛，温通经脉；麻黄附子甘草汤能够散寒止痛，白术附子汤能够除湿散寒止痛，再加防风祛风，知母利水。诸药合用，能够祛风散寒除湿，温经止痛。

从西医角度分析，桂枝芍药知母汤共9味药，其中桂枝、附子、防风、甘草具有显著的抗炎作用；麻黄能够抑制免疫；芍药、附子止痛作用强；知母、白术具有利水作用；生姜能够止呕，为对症处理药物。由于附子、桂枝、生姜等诸药具有热性，故诸药同用，本方温热作用突出。

所以桂枝芍药知母汤具有抗炎止痛作用。

（三）桂枝芍药知母汤的应用

桂枝芍药知母汤的应用比较单一，即用于中医的风寒湿痹，相当于西医中的类风湿关节炎、风湿性关节炎、肩周炎、强直性脊柱炎、腰椎病、坐骨神经痛、膝关节骨质增生、痛风等疾病。

此类疾病有一个共同的特点，那就是疼痛。其疼痛的特点是冷痛，局部温度可能低，遇风寒加剧，遇劳累也加剧。局部不仅痛，而且肿，有的肿胀并不十分明显，如强直性脊柱炎、腰椎病、坐骨神经痛等；有的则明显肿胀，比如膝关节炎水肿如仙鹤腿，又称为鹤膝风，X线下可见渗出液较多。

特别是渗出性膝关节炎，病程较长，患者因为疼痛而活动不便，久之可致小腿肌肉萎缩，而膝关节愈发肿胀，此之谓"脚肿如脱"。

（四）桂枝芍药知母汤的使用注意

1. 生姜、白术用量为五两，为什么这么大

从桂枝芍药知母汤的方名来看，桂枝、芍药、知母应该为方中的主要药物，而生姜、白术等虽然用量较大，也不能作为主要药物。

（1）生姜："生姜为呕家圣药"，原文中提及患者"温温欲吐"，生姜用至五两，不仅能够止呕，而且能够消食开胃。无论生姜用量多大，都是一味对症治疗的药物，故一般不作为主药。

（2）白术：白术的主要作用是利水，原文写的比较清楚，患者以"诸肢节疼痛"为主诉就诊，疼痛是患者就诊时的主要矛盾，处理当以祛风散寒、除湿止痛为主要治法。因患者局部不仅疼痛，而且有水肿，所以重用白术以利水消肿。

2. 为什么不用大枣

桂枝芍药知母汤含桂枝汤去大枣，那读者问为什么要去掉大枣呢？

大枣是营养品、能量的补充药，患者是否需要大枣来补充能量呢？

看原文，患者出现"温温欲吐"，但是没吐出来，而且患者的食欲可能正常，所以就不需要大枣、热稀粥之类的能量补充。

3. 什么时候服用本方

含麻黄的方剂，基本上饭后服，这在麻黄类方中一并讲。

（五）医案举例

桂枝芍药知母汤合当归芍药散加味治疗类风湿关节炎案

张某，女，43岁，东北人，中等偏胖，面色润泽，抑郁貌。2012年8月18日初诊。

患类风湿关节炎3年余。患者于3年前因家庭纠纷而极度悲伤，大冷天在楼梯的椅子上睡了一夜，醒来后，左手腕关节疼痛而不能活动，疑为睡后不慎外伤，经治疗而疼痛不能缓解，遂到医院检查确认为类风湿关节炎，医院给予雷公藤多苷片等药物治疗一段时间，疼痛有所缓解，但不久又复发，而且原来正常的月经变得极少，遂改求当地一老中医诊治。在该中医处断断续续治疗近1年的时间，疼痛基本控制，但月经仍未改善，后来这名老中医去世，遂中断治疗。自去年来烟台后，又找数名中医治疗，但疗效始终不佳，遂来我处。

刻诊：四肢晨僵明显，双肘关节明显水肿，不能伸直，洗脸都做不到，其他周身关节疼痛，下蹲后不能自行站起来，需要他人扶持，颈椎板硬，全身怕冷明显，遇阴雨天加重，不易汗出，下肢不肿，大便稀，月经量极少，仅1天即净，色黑，月经周期准，口不干，偶尔口苦，有时恶心，纳少眠佳，舌质润，苔少，脉略数。

处以桂枝芍药知母汤合当归芍药散加味：桂枝30g，肉桂10g，赤芍10g，白芍10g，知母15g，麻黄20g，附子30g（先煎），甘草10g，干姜15g，白术15g，防风20g，威灵仙20g，当归10g，川芎10g，茯苓20g，泽泻20g。6剂，煎服，每日1剂，饭后服，嘱服后多穿衣，发汗为宜。

8月25日二诊：诸症明显好转，口不干，舌脉同前。上方加川乌15g，改当归、川芎各20g，减麻黄为15g。继服6剂。

9月1日三诊：双肘关节肿消，已经能够自己洗脸，眠好，纳佳，二便调，近3天感觉有点口干，月经提前3天来临，虽仅1天，但颜色已转为红色。二诊方减附子为20g，继服6剂。

9月8日四诊：肘、肩、颈等处疼痛均消除，左肘仍微肿，晨起左肘仍僵，前天膝盖痛，今早双足背痛，患者怀疑疼痛由原来的上半身转移到下半身，纳眠均可，大便偏稀，脉滑。一诊方加川乌10g，细辛6g。患者要求继服7剂。

9月15日五诊：诸症明显好转，双肘关节水肿已消，但上午不能伸直，下午能伸直。上方加川乌至15g，细辛为10g，桂枝为50g。继服7剂。

9月22日六诊：除双肘关节略有不适外，其他关节均已痊愈，四肢有明显温热感，食欲极佳。上方加川乌至30g，另加薏苡仁60g，继服7剂。

9月26日电话反馈：月经提前1天来临，月经色红，持续3天，对疗效极为满意，嘱上方继服7剂。

按：类风湿关节炎以关节疼痛、屈伸不利、晨僵、水肿等为主要临床表现，严重时可出现关节变形，影响手足功能，属于中医痹证的范畴。"风寒湿三气杂至，合而为痹也。其风气胜者为行痹，寒气胜者为痛痹，湿气胜者为着痹也。"这是《内经》对痹证的论述。本案患者周身关节疼痛，怕冷明显，遇阴雨天加重，为比较典型的寒痹证。

该案患者类风湿关节炎3年，得病之初经用雷公藤多苷片治疗，该药虽然在短期内能控制住病情，但副作用很大，以致患者闭经。雷公藤多苷是从中药雷公藤中提取出的一种成分，具有极强的免疫抑制作用，从西医的角度来讲，治疗类风湿关节炎毫无问题。然雷公藤味大苦，性大寒，毒性强，就该患者的寒痹证而言，药不对证，出现明显的副作用，远期疗效不理想，都在意料之中。

治疗痹证，经方有麻黄细辛附子汤、乌头汤、桂枝芍药知母汤、术附汤等，其中，桂枝芍药知母汤主治"诸肢节疼痛，身体魁羸，脚肿如脱，头眩短气，温温欲吐"者，从中医辨证的角度看，属于寒痹的范围，正与本案相符。

单从原文的描述来分析本案，除身体魁羸，患者周身关节疼痛，与"诸肢节疼痛"相符；虽然不是脚肿，但其双肘关节水肿；虽然并不头眩，但患者肢体无力，此即为短气；虽然无温温欲吐症状，但患者食欲不佳。综上所述，与桂枝芍药知母汤对证。

　　患者除关节疼痛、水肿外，还有月经量极少，属于血水同病，宜当归芍药散。所以一诊时予以桂枝芍药知母汤合当归芍药散加威灵仙治之，因威灵仙能够祛风除湿，通络止痛。桂枝芍药知母汤含麻黄，本案患者怕冷无汗，故用麻黄达20g，必在饭后服，而且要求药后发汗。

　　方证相应，疗效明显。在治疗过程中，加川乌是为了增强祛寒止痛之功，《神农本草经》载其"除寒湿痹"。加细辛，含麻黄细辛附子汤意，《本经》云细辛主"百节拘挛，风湿痹痛"。因桂枝能够温通经络，其用量有时达50g，而且桂枝与肉桂同用。《本经》记载薏苡仁主"筋急拘挛不可屈伸，风湿痹……久服轻身益气"，既能利湿，也能止痛。

　　［宋永刚．经方临证感悟．北京：中国中医药出版社，2014：200.］

第二章 麻黄类方

第一节 麻黄

一、概说

麻黄为麻黄科亚灌木植物草麻黄、中麻黄或木贼麻黄的干燥草质茎，以茎粗、色淡绿或黄绿、髓部红棕者为佳。有生用和蜜炙用两种用法。生用，长于解表；蜜炙，长于润肺，多用于咳喘等呼吸系统疾病。

本品首载于《本经》："味苦温。主中风伤寒头痛，温疟，发表出汗，去邪热气，止咳逆上气，除寒热，破癥坚积聚。"

二、作用

中医认为，麻黄味辛、苦，性温，归肺、膀胱经，有三大作用，即发汗解表、宣肺平喘、利水消肿，一般用于风寒表证、咳喘实证以及风水水肿等。

从化学成分来看，麻黄的主要成分为麻黄碱，并含少量伪麻黄碱、挥发油、黄酮类化合物、麻黄多糖等。

透过《伤寒杂病论》来分析麻黄，凡经方中含麻黄者，必须先煎麻黄，而且要去上沫。稍微有点物理知识的人都知道，油比水轻，那么沫的主要成分为麻黄挥发油，所以《伤寒杂病论》肯定不是通过麻黄挥发油发挥其治疗作用的。煎出的汤液中必定含麻黄碱、伪麻黄碱等，而麻黄碱、伪麻黄碱以及挥发油的药理研究已经比较清楚，麻黄碱具有拟肾上腺素样作用，而挥发油则具有发汗作用。

（一）麻黄有无发汗作用

笔者认为麻黄无直接发汗作用，发汗是麻黄的间接作用。

麻黄的发汗作用是大家公认的，这种公认在《本经》中就有记载，即"发表出汗"，《名医别录》谓之"解肌"，《药性论》用之"解肌发汗"，《珍珠囊》用本品"发太阳、少阴之汗"等。所以，似乎没有学者对其发汗作用提出质疑，但是现代药理研究却不能证实其发汗作用。

难道古人的观察有误？

古人的观察没有错误。一个感冒风寒而发热的患者，服用麻黄煎液后，怕冷、寒战等症状很快消失，随之而来的现象是出汗，且随着汗液的大量外泄，散热作用增强，患者的体温很快下降。这个过程一定有汗出。所以，古人看到的现象是服用麻黄煎液后，患者有大量的汗出，是故，古人的观察并没有错。

药理实验结果有误？

实验结果无非有两种，一个是证实了麻黄的发汗作用，一个是证实了麻黄没有发汗作用。

其一，确证了麻黄的发汗作用。这种实验结果，是在满足实验者的一个愿望，即希望能够做出麻黄具有发汗作用的结果。于是，实验一开始，实验者便带着自信的态度想当然地认为麻黄具有发汗作用。通过一番"头脑风暴"，认定麻黄所含挥发油对皮肤汗腺有刺激而发汗，于是，实验者便提取麻黄的挥发油进行动物实验，通过观察大白鼠足底汗滴的数量，证实了麻黄确有发汗作用，但起作用的有效成分则是其挥发油。

可前文已经讨论过，麻黄挥发油已经通过"先煎""去上沫"去掉，其发汗作用怎么可能与挥发油有关呢？坚持认为麻黄挥发油起发汗作用的学者必定没有研读过经典，至少没有认真读过《伤寒论》。

结论：麻黄挥发油可能具有发汗作用，但不是张仲景的用药目的。

其二，麻黄没有发汗作用。这种实验结果，比较客观公正，使人信服，但不被中医人接受。

上文说到，麻黄所含挥发油不是发汗的有效成分，那么麻黄碱究竟是不是发汗的有效成分呢？

这一部分学者坚持《伤寒论》中麻黄的煎法，用提取物对大鼠进行灌胃，然后观察大鼠足底汗滴的数量，经观察并统计分析，得出结论，麻黄没有发汗作用。对于其成分的研究，也有了结果，用《伤寒论》煎法煎出的麻黄，其煎液中主要含麻黄碱，故也就断定麻黄碱没有发汗作用。

张仲景为什么用麻黄时需要先煎呢？先煎后取得的煎液，其主要成分是麻黄碱，麻黄碱无发汗作用，但人们为什么还要相信麻黄具有发汗作用呢？

这还得从麻黄碱的药理作用来进行分析。药理研究已经证实，麻黄所含的主要成分是麻黄碱，具有肾上腺素样作用，能直接激动 α 和 β 受体，还可促进肾上腺素能神经末梢释放去甲肾上腺素，间接地产生拟肾上腺素的作用。其作用特点有：其一，中枢兴奋作用明显，兴奋大脑皮质和呼吸中枢，引起精神兴奋、不安、失眠和呼吸兴奋等；其二，升压作用缓慢、温和而持久；其三，对皮肤、黏膜和内脏血管收缩作用强。

从以上研究我们可以看出，麻黄碱进入人体后，对皮肤血管产生收缩作用，所以不会发汗；能够兴奋大脑皮层和呼吸中枢，使人兴奋，骨骼肌兴奋而产热，所以麻黄碱的作用主要是使人体产热增加。

产热对于发汗（汗出）的作用到底有多大？

要解决这个问题，首先要看一下人体是如何发热的。

人体在发热时，首先体温调定点要上移。比如上调到 39.5℃，现在人体处于 37.5℃ 的状态，还要上升 2℃ 才能达到体温调定点所设定的温度。在体温上升的过程中，皮肤的血管要收缩以减少散热，此时我们的皮肤处于紧缩状态，即所谓的恶寒，骨骼肌收缩（寒战）以产热，内脏的血液循环要加速以增加产热。散热减少，产热增多，势必导致热量的积聚而体温很快上升。

这实际上是麻黄的作用，即促进人体体温的快速上升。

只有人体的温度上升到 39.5℃，即体温调定点所设定的温度，才有可能汗出。否则，其恶寒不会结束。反过来，只要恶寒不结束，体温就处于上升状态。

所以，麻黄在麻黄汤中的作用实际上是促进了产热，促进了人体体温迅速到达体温调定点所设定的温度，这种促进人体体温上升，是通过促进血管的收缩、加快心率、促进人体的代谢而产生的。人体不会一直处于紧张状态，而且麻黄碱的作用时间很短，大约 20 分钟即失效，处于紧张状态的机体一旦松弛，皮肤的血管也松弛，导致迅速汗出，这是其发汗作用的机理所在。

400 米跑的运动员，在预备阶段要热身（相当于喝麻黄碱），在比赛过程中肾上腺素分泌增加（相当于麻黄碱在发挥作用），引起骨骼肌兴奋、呼吸兴奋（呼吸加深加快）、体温上升，但肯定不会出汗。等到比赛结束，定会大汗淋漓。

人在怕冷时自救的方式是什么？答案非常明显，保暖。

保暖的方式有多种，可以是外源性的，即保温，比如盖被、穿棉衣等；也可以是内生性的，即产热，比如喝热水、热粥等。麻黄汤方后注之"覆"即为盖被，外源性；"温服"即内生性。

而麻黄的作用是使机体产生更多的热量，以治疗怕冷。

所以，临床凡见恶寒（怕冷）、发热者，用麻黄多有良好的疗效，也就说"恶寒"是麻黄的应用要点。

（二）解痉平喘

麻黄的平喘作用已经为大家所公认，《本经》早有记载"止咳逆上气"，《滇南本草》用之治"肺寒咳嗽"，《本草蒙筌》谓本品"劫咳逆"。小青龙汤、小青龙加石膏汤、麻杏甘石汤、越婢加半夏汤、射干麻黄汤、厚朴麻黄汤等，方中麻黄的作用都是平喘。

西医认为，平喘药按其作用方式可分为三种，支气管平滑肌松弛药、抗炎平喘药、抗过敏平喘药。

现代药理认为麻黄所含麻黄碱具有拟肾上腺素样作用，为非选择性 β 受体激动药，能够缓解支气管平滑肌痉挛，具有显著的平喘作用。与肾上腺素相比，其松弛支气管平滑肌的作用弱而慢，但较为持久。

此外，麻黄碱还能够兴奋 α 受体，使气管渗出物减少，不容易形成"痰栓"，这在新型冠状病毒感染的治疗中具有积极意义。因为，新型冠状病毒感染患者呼吸道分泌物增多，在肺内形成"痰栓"，从而堵塞呼吸道，最终出现呼吸衰竭。当然麻黄碱的这种作用不仅仅适用于新型冠状病毒感染，对于其他原因导致的哮喘病同样有效。

（三）利水

麻黄的利水作用，古籍文献未见。但麻黄用于水肿，在《金匮要略》中即有记载，所载越婢汤主治"风水，恶风，一身悉肿，脉浮不渴，续自汗出，无大热"，越婢加术汤主治"里水者，一身面目黄肿，其脉沉，小便不利"。

什么是风水水肿？风水水肿的特点是什么？

风者，善行而数变。风水，说明水肿的发作、变化、消失非常快，像风一样，来匆匆，去匆匆。以发病迅速、眼睑水肿为其主要表现。从风水的实际表现来看，麻黄应该是偏于治疗急性肾小球肾炎导致的水肿，而对于以低蛋白血症为特点的肾病性水肿是不适合的。基于此，笔者认为急性肾小球肾炎外渗的水肿是麻黄在水肿病治疗中的主要方向，其发挥作用的途径也是利尿，从肾脏外排。现代药理学研究表明，麻黄含有伪麻黄碱，有利尿作用，这可能是麻黄治疗风水的药理依据。

然而单纯利尿并不能从根本上解决肾小球肾炎的问题，如果能解决问题，那用西药速尿剂不就得了。看来还得解决肾炎的问题，那么麻黄能不能解决这一问题？

急性肾小球肾炎虽然与感染有关，但主要是由感染所诱发的免疫反应引起，属于急性免疫性疾病，所以还得给予免疫抑制剂，而麻黄碱同时具有免疫抑制、抗过敏作用。至于伪麻黄碱有没有免疫抑制作用，不得而知。

综上所述，麻黄碱与伪麻黄碱在治疗急性肾炎过程中都很重要，因为麻黄不仅能够利尿，而且能够抑制免疫、抗过敏。

三、用量

麻黄在大青龙汤中的用量为六两，六两的麻黄已经达到了极限量，大青龙汤方后注云："上七味，以水九升，先煮麻黄，减二升，去上沫，内诸药，煮取三升，温服一升。取微似汗。汗出多者，温粉粉之。一服汗者，勿更服。若复服，汗出多者，亡阳，遂虚，恶风，烦躁，不得眠也。"

"恶风，烦躁，不得眠"实际上是麻黄碱的作用，也是副作用。"若复服"，则"汗出多者，亡阳"，就有可能发生医疗事故。这就是麻黄碱中毒的后果。

而麻黄在麻黄汤中用量为三两，则无不良后果，所以，麻黄用至三两，也就是45g，还是比较安全的。

笔者治疗发热、怕冷者，给自己的处方中其最大量为45g，给患者的处方中其最大量为30g，无不良反应。临床使用时须在有经验的医师指导下运用。

四、使用注意

（一）宜饭后服，不宜空腹服

因麻黄具有兴奋性，能够增强代谢，加快葡萄糖的消耗。空腹时，患者本身血糖已经很低，此时若服用麻黄剂，容易出现低血糖，而出现汗出、乏力、心慌、肌肉震颤，乃至昏迷，严重者可危及生命。饭后服用，一般不会出现低血糖。

有的医者认定麻黄能够降低血糖，用于治糖尿病有一定疗效。

有些人认为麻黄能够促进物质的分解而具有减肥作用，用于肥胖患者的治疗，笔者认为不足取。

（二）晚上不宜服麻黄类方

因麻黄具有兴奋性，服用麻黄类方，犹如喝了茶水一般，使人心跳加快，呼吸加快，头脑清醒，容易饥饿。如果睡前喝了麻黄类方，即使当晚加班也不用喝咖啡了，该方有一定的令人兴奋的作用。

据说，日本的出租车司机常把葛根汤当作提神的饮料，葛根汤中含麻黄，使人不累不困，就是这个道理。

（三）高血压、心动过速者不宜服

麻黄含麻黄碱，具有肾上腺素样作用，能够兴奋心脏，收缩血管，加快心率，升高血压，所以，高血压、心动过速者不宜用。

（四）警惕麻黄的毒性与成瘾性

麻黄中所含麻黄素又叫麻黄碱，是从麻黄植物中提炼的生物碱，如果使用不当，就会具有一定的毒性与成瘾性。这使麻黄走向世界遇到前所未有的阻力。

明代张景岳在《类经》中说："药以治病，因毒为能，所谓毒者，是以气味之有偏也。"是药就有偏性，就有毒性。麻黄含麻黄碱，不是麻黄的错，不正确使用才会出现不良反应。正确使用麻黄，对于感冒发热、哮喘等疾病，还是很有效的。

2020年春新型冠状病毒感染疫情期间，国家中医药管理局公布了清肺排毒汤，有效率很高，其中就含麻黄。

第二节　类方

以麻黄为主组成的经方就是麻黄类方，如麻黄汤、桂枝麻黄各半汤、麻黄加术汤、麻黄杏仁薏苡甘草汤、麻黄杏仁甘草石膏汤、葛根汤、葛根加半夏汤、小青龙汤、厚朴麻黄汤、射干麻黄汤等。其中要探讨的经方有麻黄汤、麻黄杏仁甘草石膏汤、葛根汤、小青龙汤、厚朴麻黄汤、射干麻黄汤。

一、麻黄汤

【原文】

1. 太阳病，头痛，发热，身疼腰痛，骨节疼痛，恶风，无汗而喘者，麻黄汤主之。（35）

2. 太阳之为病，脉浮，头项强痛而恶寒。（1）

3. 太阳病，脉浮紧，无汗，发热，身疼痛，八九日不解，表证仍在，此当发其汗。服药已微除，其人发烦目瞑，剧者必衄，衄乃解。所以然者，阳气重故也，麻黄汤主之。（46）

【组成】

麻黄三两（去节），桂枝二两（去皮），甘草一两（炙），杏仁七十个（去皮尖）。

【用法】

上四味，以水九升，先煮麻黄，减二升，去上沫，内诸药，煮取二升半，去滓，温服八合，覆取微似汗，不须啜粥。余如桂枝法将息。

（一）麻黄汤中各药的作用

1. 麻黄

在上文中已经论述，麻黄无直接发汗作用，发汗是麻黄的间接作用。所以，古人记载麻黄具有发汗作用没错，现代研究证实麻黄没有发汗作用也没错。中医初学者往往认为这两种结果矛盾，原因在于没有把事情的过程与结果弄清楚。

正如一个人遇到危险时，第一个反应是逃跑，此时体内肾上腺素急剧升高，心跳加速，血压上升，呼吸加快，为逃跑做好准备，然后一口气跑出一里地，朋友见了他，看到他脸色蜡黄（肾上腺素增加而出现皮肤毛细血管收缩，皮肤缺血，故呈蜡黄）。过一会儿，这个人必定汗出。

请问这个人遇到危险逃跑时，是汗出，还是不汗出？显然是不汗出。

脱离危险后，这个人是汗出，还是不汗出？

答案一定是汗出，请问其原因是什么？

答案是逃跑的过程中产热增加，体内热量积累到一定程度，必然汗出。

麻黄类方应在饭后服，这在上文中已经论述。还需要指出的是，由于麻黄碱是小分子的生物碱，饭后胃中尚有较多的食物不能及时排空，迫使麻黄碱停于胃中，麻黄碱在胃中即可被吸收入血，迅速发挥作用（即肾上腺素样作用），以达到升高体温之目的。机体体温升高，为排汗奠定了基础。

笔者临床观察，麻黄汤治疗风寒表证之发热疗效迅速，患者往往在服药半小时内即可退热。如果不在胃中吸收，而是一步步由胃进入小肠，再经过小肠吸收，进入血循环而发挥作用，半小时的时间是远远不够的。

如同喝酒一样，有的人喝上一两口，脸色会迅速变红，为什么呢？同理，酒精的吸收是在胃中，而不是在小肠中。

所以，麻黄在麻黄汤中的作用是使产热量增加，升高体温，治疗怕冷（即恶寒）。

再举一个例子："食不果腹，衣不蔽体的他在寒风中瑟瑟发抖。""他"为什么会发抖？

一者外寒内侵也，二者食不果腹也。在外有寒邪，在内热无以生，只能通过骨骼肌的颤抖以产生大量的热量，所谓"寒战"是也。当然，这种方式产热是有限的。

麻黄汤方后注云"不须啜粥"，即说明麻黄汤宜饭后用，使产热有源；"覆取"，可使寒邪不侵。麻黄的作用是促进机体产热，而不是补充热量。

2. 桂枝

桂枝是发汗药，虽然古籍本草未记载其有发汗作用，但桂枝发汗是不争的事实。它能够扩张体表的毛细血管而发汗。更重要的是，桂枝进入胃中，其有效成分桂皮醛对胃产生温暖的刺激作用，使人"热血沸腾"，直接促进排汗。

麻黄进入胃中，几分钟就可以进入血液循环而发挥升高体温的作用；而桂枝直接刺激胃而产生温热作用，但如果要发挥扩张血管、促进排汗，还需要经胃进入小肠，经过消化吸收入血，才能发挥作用。所以，先是麻黄升高体温，待热量积聚到一定程度后，桂枝才能够排汗。只有这样，才符合排汗的机理。

3. 杏仁

自《本经》记载杏仁"主咳逆上气"之后，诸多本草亦有相似的论述，如《药性论》"疗肺气咳嗽，上气喘促"，《珍珠囊》谓之能"利胸膈气逆"，《滇南本草》用之"止咳嗽，消痰润肺"，《医学入门》说杏仁能够"散肺风寒咳嗽"。总之，杏仁能够止咳平喘，可用于咳嗽或哮喘之类的肺系疾病，与现在的认识基本一致。

从经方用杏仁的用量来分析，麻黄汤、麻黄加术汤用杏仁都是 70 枚，相当于 28g，而厚朴麻黄汤用杏仁是半升，相当于 60g。那么，杏仁的用量大小有什么区别吗？

麻黄汤中，杏仁的用量比较小，同时也应该清楚，杏仁半升（约 60g）是相对比较安全的。那中毒量到底是多少，没查到相关报道。

杏仁中毒的表现是口内苦涩、流涎、头晕、恶心呕吐、腹痛腹泻、烦躁不安、心慌、四肢无力等症状，稍重可有胸闷、呼吸困难，严重者呼吸微弱、意识不清，甚至意识丧失，最后因呼吸麻痹、心跳停止而死亡。

从杏仁中毒的表现来分析，苦杏仁苷既是杏仁的有效成分，也是杏仁的有毒成分。药理研究发现，杏仁进入人体后，所含的苦杏仁苷慢慢水解，逐渐产生微量的氢氰酸，氢氰酸通过血液循环进入大脑，对呼吸中枢轻度抑制（当然也包括咳嗽中枢），从而起到镇咳、平喘作用，这是杏仁的治疗作用。如果用量过大，过度抑制呼吸中枢，极可能出现呼吸麻痹而死亡，这就是杏仁的中毒表现。

治疗外感风寒表实证之发热，麻黄汤最常用。方中麻黄既是升温药，同时也是平喘药，这与杏仁的作用不是一致吗？用一味麻黄就够了，还配伍杏仁干什么？

虽然麻黄也能平喘，但是治疗咳嗽，还得用杏仁。

不过，麻黄汤证一般不出现咳嗽，不用杏仁行不行？

感冒患者痊愈后，容易遗留咳嗽，而且咳嗽往往持续较长时间，有的一两周，有的比较顽固，可达数月。

张仲景早就发现这一点，于是麻黄汤中配伍小量杏仁不是为了治疗咳嗽，而是为了防止咳嗽这一后遗症的出现，这是截断疗法。

中医治病好比下象棋。优秀的棋手能看好几步，水平一般的棋手只能看到眼前一步。而优秀的中医不仅能治疗当前的疾病，而且能够判断出患者服药后可能会出现的情况，在处方用药时就能够正确判断，兼顾到这些后遗症的发生。

4. 甘草

甘草是激素，西医治疗感冒发热时，经常输液，经常应用激素（比如地塞米松 5 ～ 10mg）来退热。中医用甘草的道理也是如此，甘草能够退热，而不是所谓的调和药性。其退热的机理大致有抗病毒感染与抗炎，其卓越的抗过敏作用也不可忽视。

（二）麻黄汤的作用

综上所述，麻黄能够升高体温，桂枝能够排汗，作为截断疗法的杏仁具有止咳平喘作用，甘草是激素。那么麻黄汤的作用就是麻黄＋桂枝＋杏仁＋甘草＝体温升高药＋发汗药＋截断疗法药＋激素。

麻黄汤的作用就是发汗，发汗是手段，退热是目的。所以，通过麻黄汤的发汗作用，机体迅速散热。

服用麻黄汤后能发汗，其条件有二：一是饭后服药。麻黄汤方后注云"不须啜粥"，推断患者已经吃饭，饱腹之体温暖如春，此时很容易排汗。二是盖被取暖。举个不太恰当的例子，哪怕一个人喝上一斤麻黄，把他赤身裸体地放在北方的冰天雪地当中，患者能发出汗来吗？肯定不能。所以，发汗还得盖被取暖。

吃饱饭，能量充足，在内可以提供更多的热量；盖暖被，机体保暖，在外可以提供良好的保暖措施。有了这些基础之后，服用麻黄汤更容易出汗。

（三）麻黄汤的应用

麻黄汤的最常应用时节是冬季，是严寒季节，而桂枝汤的应用则多在夏秋等炎热季节。是故过去有"南方无真伤寒"之说法。

现在空调普及，尤其是盛夏的南方，反而冷风习习。2018 年夏天我去过厦门，一天当中，至少有 20 小时待在空调房间，此时感冒若表现为恶寒、发热、无汗、鼻塞、流涕等，风寒表实证的可能性大些，那就是"真伤寒"了，这就是社会上流行的"空调病"。

寒冷的北方在冬季有真伤寒，炎热的南方在夏季亦有真伤寒。

1. 普通感冒、流感

此类患者多以怕冷、发热、无汗为主要表现者，但没有咽喉肿痛。假如患者咽喉肿痛，那一定是风热感冒，发散风寒的麻黄汤则不能用。

中医认为，麻黄汤的适应证为外感风寒表实证，其表现为怕冷、发热、骨节酸痛、头痛、周身不适、无汗、流鼻涕、打喷嚏等，就说患者感冒了或者受凉了。

大部分感冒是病毒感染引起的。用西医解释，就是病毒的代谢产物即内毒素作用于体温调节中枢，使体温调定点上移，这是发热的先决条件。

怕冷是感冒患者的首要表现，怕冷越重，患者体温上升越快，等到患者基本不怕冷时，体温也就不再上升了。此时量一下体温，可能已经发热至 39℃ 或者更高。

所以，患者的第二个表现就是发热。患者发热的前提是产热增加，而散热减少。由于怕冷时，机体可能出现寒战，即肌肉颤抖，可产生大量的热量，使产热增加；无汗，既是机体散热减少的手段，也是散热减少的结果。

第三个表现是无汗。成人能够表述无汗，而幼儿往往不会表达，医者可以用手抚摸一下孩子的背部，干热明显即是无汗。如果患儿背部湿漉漉的，一定不是无汗。

第四个表现是周身酸痛或不适。这是病毒及其代谢产物在体内聚集的结果，聚集到头部则头痛，聚集到某关节处，则关节疼痛。

至于其他的表现如打喷嚏、流涕等，都是鼻黏膜的卡他症状。

2. 头痛遇风寒而发作者

此类患者以头痛为主诉来诊，医生通过诊查病情，不难诊断其头痛是因为感冒而发，所以解除了感冒，也就治愈了头痛。

患者头痛的机理是感冒病毒及其代谢产物积聚于头部，引起头部充血所致。通过发汗的方法可解除头部的充血状态。

从中医来讲，麻黄汤所治的头痛由外感风寒表实所致，其典型的表现是无汗、怕冷，或有发热，治疗上当发汗使之痊愈。

强调一点，麻黄汤所治的头痛是外感风寒表实所致，对于其他外感头痛及内伤头痛均无效。

前文已经说过，桂枝是天然的解热镇痛药，那么麻黄汤则是天然的解热镇痛剂。

2006年秋天的某个下午，笔者的一位同事患外感头痛，要求笔者疏方，据证予麻黄汤加白芷，同事买药速煎速服。第二天即反馈，此方真的好用，喝药之后大约半小时头痛就明显缓解了，只是这药可能有提神作用，整整一夜未睡。行内人士都知道，麻黄的兴奋作用使然。

（四）麻黄汤的使用注意

1. 麻黄去节

自《伤寒论》记载麻黄"去节"之后，历代本草书籍多有记载，陶弘景云："用之折除节，节止汗故耳。"《药性论》《本草图经》《本草纲目》等可能受到陶弘景的影响，也持这种观点。大概是受到"节有阻结"之形，取类比象，故多去节。此类观点毫无根据，纯属臆测。

而《医学衷中参西录》认为："麻黄带节发汗之力稍弱，去节则发汗之力较强。"看来，张锡纯并不认为麻黄"不去节"而发挥"止汗"作用，而认为"不去节"则发汗力弱。张锡纯的观点至少没有发生方向性的错误。

我们都做过小米粥，放几枚大枣，煮至黏稠，香甜可口。吃大枣时，为什么有的大枣很甜，而有的却不怎么甜？经过观察我们发现，煮粥过程中没有破皮的大枣就很甜，而已经破皮的大枣就不甜，这说明，破皮大枣的糖分已经跑到粥里面了。

煎煮麻黄也是这个道理，去节的麻黄容易煎出其有效成分，而不去节的麻黄则不容易煎出。

不过，由于麻黄去节费时费力，药商供应的麻黄一般没有去节，故久而久之，人们已经不在乎麻黄是否"去节"。

现行研究也发现，麻黄"去节"与"不去节"对其水煎液中的化学成分无影响，这为麻黄现代炮制工艺无须"去节"提供了一定的依据。笔者推测，等量的"去节"与"不去节"的麻黄，其煎液中麻黄碱的含量应该不同，"去节"的煎液中麻黄碱的含量应该高些。

2. 杏仁去皮尖

杏仁所含苦杏仁苷是其有毒成分，但也是止咳平喘的有效成分。药理分析可以证实，口服少量苦杏仁，其所含苦杏仁苷在体内慢慢分解，逐渐产生微量的氢氰酸，对呼吸中枢有抑制作用，从而起到镇咳平喘的作用。

有资料显示，杏仁所含毒素 80% 以上分布在皮尖部。去除了皮尖，虽然降低了毒性，但同时也去除了有效成分。所以，从药理成分来看，不宜去之。

既然《伤寒论》要求去皮尖，肯定有他的道理，只是现在的药理还不能证实，或者以我们所拥有的资料还不能说清楚。所幸的是，中药材供应商们所提供的杏仁是炒制品，已经去掉皮尖。

3. 煎煮时为什么要"先煮麻黄，减二升，去上沫"

前文已经论述过，麻黄的有效成分是麻黄碱，而不是挥发油，所以要先煎麻黄，去上沫，就是把麻黄析出的挥发油除掉。

陶弘景理解为"沫令人烦"，略有不妥。山东中医药大学李心机教授为陶弘景进一步解释"沫令人烦"，其本意是言浊沫令人恶心。此说法在理论上也通，但从药理研究来分析，尚不令人满意。

近代张锡纯也是臆测："麻黄发汗力甚猛烈，先煮之去其浮沫，因其沫中含有发表之猛力，去之所以缓麻黄发表之性也。"

4. 为什么方中不用生姜

桂枝汤用生姜，小柴胡汤用生姜，真武汤用生姜，麻黄汤为什么不用生姜？

从麻黄、生姜同用的经方来看，大青龙汤、葛根汤、越婢汤、射干麻黄汤、桂枝芍药知母汤等都是二者同用的处方，麻黄汤里面为什么单用麻黄而不用生姜呢？如果加上生姜的话，其发汗解表的作用不是更强吗？

在经方中，药物通常以"药对"的形式出现。如生姜、大枣是一对，生姜与半夏又是一对。前者更多表现为"保胃气，存津液，增能量"，后者则是降逆止呕的"二重唱"。麻黄汤证不存在津液不足，用不上生姜、大枣这一药对。虽然生姜也有发汗作用，但病情还没有到需要添加生姜的地步。较麻黄汤证而言，大青龙汤证更重，则增麻黄用量，又恐发汗力度不够故用生姜。

患者服用麻黄汤产热比较充足，不需要生姜、大枣来协助。服用桂枝汤产热明显不济，因此，需要用生姜、大枣以补充与刺激来提高代谢，产生热量，这还不够，继续以热稀粥补充热量。麻黄汤没有用热稀粥助力，推测也自然不需要生姜来助阵。

从用量来看，大青龙汤、越婢汤均用麻黄六两，均为麻黄用量最大的经方，因麻黄发挥作用需要更多的能量，所以需要加生姜、大枣以补充能量。然又恐大青龙汤的发汗力量太过，所以方后注云："汗出多者，温粉粉之。一服汗者，勿更服。若复服，汗出多者，亡阳，遂虚，恶风，烦躁，不得眠也。"用六两的麻黄就恐怕出现麻黄碱中毒。

（五）医案举例

麻黄汤治疗感冒发热案

6岁女童，体重22kg，2015年1月13日诊治。

述昨天晚上开始发热，体温38.8℃，其母予小柴胡颗粒，半夜出汗少许，发热略有下降。今晨发热又起，体温仍旧38.8℃，咽喉肿大，但不红不痛，盖厚被依然无汗出，伴头晕、头痛，坐起、站起时腹痛。据证疏方麻黄汤：麻黄30g，肉桂20g，杏仁20g，生甘草10g。1剂。单煎1次，分3次热服，若1剂汗出热退，可不必尽剂。

晚上其母反馈：今天中午正在煎药，孩子流鼻血少许，发热渐退，中午没给吃药，但还是说额头痛和头晕。到下午2点又开始发热，就喝了1/2的汤药，下午睡一觉，大汗淋漓，换了两次衣服，头发都是湿的。醒来后说肚子痛好了，头痛也好了，全都好了。

她还说，以前去西医那里，也是发热3天，没有任何感冒症状，他们让住院，说是很多急性肺炎没有感冒症状，比有感冒症状还可怕，很多第 3 天就可能发展成肺炎，但治疗也没好这么快，没想到中药见效这么快。

按：麻黄汤所治发热，必然伴有恶寒，而且没有明显的炎症，也就是找不到明显的病灶，此系散热障碍所致。用麻黄汤来发汗，往往汗出热退，而且多不反复。比起那些要输液 3 天的西医治疗来讲，中药要更有效，要更快捷，要更便宜，而且要更安全。

若见到明显的病灶，如咽喉红肿热痛，必用大剂量的柴胡，一般用方：柴胡 50g，连翘 50g，黄芩 20g，桔梗 10g，甘草 10g。往往 1 剂即愈。

治疗慢性低热，中医有显著的优势。对于急性高热，中医的优势也很明显。不知道现代人都怎么了，首选输液，真是下下策。

二、麻黄杏仁甘草石膏汤

【原文】

1.发汗后，不可更行桂枝汤，汗出而喘，无大热者，可与麻黄杏仁甘草石膏汤。（63）

2.下后，不可更行桂枝汤，若汗出而喘，无大热者，可与麻黄杏子甘草石膏汤。（162）

【组成】

麻黄四两（去节），杏仁五十个（去皮尖），甘草二两（炙），石膏半斤（碎，绵裹）。

【用法】

上四味，以水七升，煮麻黄，减二升，去上沫，内诸药，煮取二升，去滓，温服一升。

（一）麻黄杏仁甘草石膏汤（简称麻杏甘石汤）中各药的作用

1. 麻黄

麻杏甘石汤主治"汗出而喘"，其中"喘"是主症，是患者就诊时的主诉，所以麻杏甘石汤解决的主要矛盾就是喘。现代药理认为麻黄所含麻黄碱具有拟肾上腺素样作用，为非选择性 β 受体激动药，能够缓解支气管平滑肌痉挛，具有显著的平喘作用。与肾上腺素相比，其松弛支气管平滑肌作用弱、慢而持久。此外，麻黄碱还能够抗过敏，能够抑制组胺、慢反应物质等炎性介质的释放，从而达到平喘目的。

2. 杏仁

杏仁的作用是止咳平喘，这一点在"麻黄汤"的内容当中已经介绍过。不同的是，杏仁在麻黄汤中的主要作用是截断疗法，有预防作用，防止感冒痊愈后咳嗽的发生；而在本方中杏仁的主要作用是抑制呼吸中枢，以达到平喘的目的。

3. 甘草

前文已经多次提到过，甘草含甘草酸、甘草次酸等，具有糖皮质激素样作用。西医在治疗哮喘时，经常应用激素。一方面，激素具有抗炎作用，能够消除气管、支气管的炎症；另一方面，激素能够抗过敏，可以消除气管、支气管黏膜水肿，保持呼吸道通畅，对哮喘有明显的疗效。同样，甘草也具有激素样作用，抗炎、抗过敏的作用不容忽视。用调和药性来解释甘草的作用，未免过于轻描淡写。

4. 石膏

石膏主要含 $CaSO_4 \cdot 10H_2O$，难溶于水，而溶于水的只是少量的钙离子以及硫酸根离子，钙离子可参与体温的调节，但作用不大，而硫酸根离子不容易被胃肠道吸收，从而能够通便，但是由于量比较少，其通便的作用也难以发挥。所以，从药理研究的角度很难搞清楚石膏的作用机理。

但是，从中医来讲，石膏辛甘大寒，能清肺热，所以石膏必然是方中的关键，直接决定处方的寒热之性的转变。撇开药物的剂量不谈，麻黄汤与麻杏甘石汤的区别就在于用桂枝还是用石膏。如果用辛温发汗的桂枝，麻黄汤就能够发汗解表散寒；而用辛甘大寒的石膏，处方的性质就发生了彻底转变，由性温的麻黄汤变成了性寒清热的麻杏甘石汤，这一点是毫无疑问的。

（二）麻杏甘石汤的作用

从中医角度讲，麻黄与杏仁均能平喘，石膏辛甘大寒，能够清泄肺热，甘草能够祛痰止咳，调和药性。诸药合用，具清肺泄热平喘之功。

从西医角度讲，麻黄能够缓解气管、支气管平滑肌痉挛，杏仁能够抑制呼吸中枢，二者都能够平喘。甘草具有糖皮质激素样作用，能够抗炎、抗过敏，从而能够缓解气管、支气管平滑肌的痉挛。因石膏能够清热，在麻杏甘石汤方中用至半斤，相当于120g，用量很大，如此大的剂量使麻杏甘石汤呈现明显的寒凉之性，具有清热平喘作用。

（三）麻杏甘石汤的应用

麻杏甘石汤是呼吸系统的专方，用于肺热咳喘，其中喘是主诉，表现为呼吸不畅、气急喘促、气短气粗、胸闷憋气等，因为缺氧而表现为口唇发绀等，检查可见血氧饱和度低。气管、支气管痉挛是哮喘的发病机理，而"热"是哮喘的原因。其热的表现有面赤、口渴、汗出等，因为肺部感染也可见发热，可以是高热，也可以是中、低热，还有表现为体温正常者。

临床上，麻杏甘石汤一般很少单用，因肺为贮痰之器，所以肺系疾病一般都与痰有关，气管、支气管黏膜水肿、渗出等，都是"痰"的来源。

在肺热咳喘的初期，患者一般表现为胸闷憋气、呼吸费力，这是气管、支气管产生的痰堵塞气道所致；假如患者吐痰量开始多起来，胸闷憋气也就慢慢好转了，这是因为堵塞气道的痰逐渐排出来，气道变得通畅，呼吸也就顺畅了。所以，从无痰到少痰，从少痰到痰多易咳，这是一个症状逐渐缓解的过程，也是疾病逐渐好转的表现。

（四）麻杏甘石汤的使用注意

使用麻杏甘汤的患者一般没有痰，若见痰声辘辘、喉中痰鸣、咳痰量多或有痰难咳者，不宜单独使用。若要使用麻杏甘石汤，必须配伍祛痰药，也可以合方使用，如与射干麻黄汤、小青龙汤等同用。

2020年国家中医药管理局公布的治疗新型冠状病毒感染的清肺排毒汤即含麻杏甘石汤，4月23日《健康时报》载："在国务院联防联控机制新闻发布会上，北京中医药大学副校长王伟教授指出，清肺排毒汤已在28省市广泛使用，收到了较好的效果。临床救治组通过对全国66个定点单位的观察，截至4月12日零时，收治病人1262例，包括57例重型患者，1253例治愈出院，达到99.28%。没有1例由轻症转为重型，由普通型转为危重型，阻断了患者向危重方面发展。"

（五）医案举例

1. 麻黄杏仁甘草石膏汤加味治疗喘咳案

栾某，女，12 岁，身高 140cm，体重 42.5kg，面色黄暗，其母刘女士于 2020 年 10 月 22 日代为网诊。

患者初次就诊是在 2017 年 5 月，其母代述，2015 年感冒引起肺炎，输液治愈。自此以后，每次感冒必须输液方能治愈，用药多为阿奇霉素、双黄连粉针剂、头孢氨苄等之类的抗生素。2016 年打过感冒预防针，1 年之中没有感冒，2017 年 4 月，感冒又起，输 15 天液，痊愈 1 周，现在喘又发作，能听到很明显的呼吸音，还有一点咳嗽。据证疏方大柴胡汤去生姜，加桔梗、连翘，服药 3 剂，喘愈病却。不久，患者母亲带患者前来面诊，要求调理体质，据证疏方柴胡桂枝汤，颗粒剂，患儿连服 1 个月，病情稳定。

这次，女童咳喘再度出现，其母甚为紧张，述孩子于 10 月 18 日感冒后出现咳嗽，输液 2 天，无效果，吃抗生素，疗效亦不明显。现咳嗽，发热未测（应该不高），呼吸音明显，胸闷憋气，吐黄痰少许，其母怀疑是肺炎发作。但未述咽痛，纳可，眠差，二便调，舌质红，苔薄白。疏方麻杏甘石汤加味：麻黄 10g，苦杏仁 10g，生石膏 40g，生甘草 10g，黄芩 12g，瓜蒌 12g。5 剂，颗粒剂，每日 1 剂。

10 月 26 日清早，其母反馈，10 月 23 日起开始服药，服药 1 剂，胸闷憋气即愈，但咳嗽未愈。现已吃完 4 剂药，问是否继续服用？嘱停药，改服小青龙颗粒。

按：治疗哮喘的经方较多，有麻黄汤、麻杏甘石汤、小青龙汤、射干麻黄汤、厚朴麻黄汤。麻黄汤适用于风寒喘咳，表寒证明显者；麻杏甘石汤用于肺热喘咳，黄痰明显者；小青龙汤主要用于感冒后痰饮咳嗽；射干麻黄汤用于喉中痰鸣音较重的喘证；厚朴麻黄汤用于喘咳重症。这是笔者对于几首治疗咳喘证经方的认识。

患儿以胸闷憋气兼咳嗽而诊，吐黄痰，肺内蕴热证也；咽喉不痛，排除小柴胡汤证。故予麻杏甘石汤加味治之，为加强麻杏甘石汤的清肺作用，配伍黄芩；加瓜蒌以清热化痰。方中麻黄含麻黄碱，能够缓解气管、支气管平滑肌的痉挛，从而改善了肺的通气功能，具有强大的平喘功效，故服药 1 剂喘即平。遗留咳嗽，予小青龙颗粒治之。

2. 麻杏甘石汤加味治疗慢性鼻窦炎案

某男，22 岁，身高 177cm，体重 80kg，研究生一年级学生。2020 年 10 月 17 日网诊。

自述 2019 年 9 月患急性鼻窦炎，在山东省立医院行手术治愈。治愈后，头痛发作，起初怀疑其头痛与鼻窦炎有关。吃过很多中药，也曾输液治疗，但头痛时好时坏，遂放弃治疗。到 2019 年 12 月底研究生考试结束，其头痛基本痊愈，鼻窦炎亦未再发作。从 2020 年 1 月至 8 月，患者一直安好。

开学第 2 天，即 2020 年 9 月 16 日，头痛发作；9 月 17 日，适遇降温，又感冒了，鼻窦炎复发。仍怀疑头痛与鼻窦炎有关，于是到山东省立医院检查，经过 CT 及核磁共振检查，左侧鼻甲稍肥大，可能有轻度炎症，排除其头痛与鼻窦炎具有相关性。

建议患者到中医医院行针灸治疗头痛，于是患者每周行两次针刺治疗，现在头痛已基本治愈。

现患者鼻子堵塞较为明显，尤其是晚上睡觉时左鼻孔堵塞，白天则因学习可能暂时遗忘，鼻塞会好一些，流黏白涕，偶有黄鼻涕，晨起时能擤出一大块干燥的鼻涕。时有咳嗽，咽喉不利，口干，但喝水不多，纳可，入睡较快，但自入学以来，醒得比较早。患者心思细腻，考虑问题较多，稍有不适，则反复考虑。患者平素出汗较多，精神容易紧张，纳可，二便调，舌质暗红，苔薄白。

处以麻杏甘石汤加味：麻黄 10g，苦杏仁 10g，生石膏 40g，生甘草 10g，细辛 10g，辛夷 12g，桔梗 5g，白芷 40g，黄芩 20g，干姜 3g。6 剂，颗粒剂，每日 1 剂，饭后冲服。

10 月 23 日二诊：中药还余 1 剂，感觉有效，想继续服药。鼻涕明显减少，近几日黄涕已无，有时流清涕，但仍旧鼻塞。继以麻杏甘石汤加味：麻黄 10g，苦杏仁 10g，生石膏 30g，生甘草 10g，细辛 6g，辛夷 10g，桔梗 6g，黄芩 20g，干姜 3g，葶苈子 15g，大枣 10g，姜半夏 12g。6 剂，颗粒剂，每日 1 剂，饭后冲服。

10 月 26 日三诊：服药 2 剂，鼻涕几无，不完全鼻塞，夜间已无感觉，自我感觉良好，嘱停药观察。改服半夏厚朴汤合桔梗汤治其咽喉不利。

按：鼻炎、鼻窦炎的证型，有寒者，也有热者。寒者，笔者多用小青龙汤、桂枝汤等；热者，则选用小柴胡汤、麻杏甘石汤等。该患者虽然鼻涕色白，但是质地并不清稀，有时有黄涕，属热也。小柴胡汤用于咽喉肿痛者，而麻杏甘石汤主要用于肺热证。该患者虽然咽喉不利，但扁桃体不大，无炎症，故不用小柴胡汤，而选用麻杏甘石汤。

细辛、辛夷都能通鼻开窍，白芷能够通窍排脓，黄芩能够加强麻杏甘石汤的清肺热之功，桔梗能够祛痰利咽。为防止药物过寒对中焦不利，加用了少量干姜。

二诊，患者鼻涕减少，乃至正常，但仍鼻塞，故减少细辛、干姜等抑制腺体分泌药的用量，而合方葶苈大枣泻肺汤，以加强通鼻窍之功。

三诊时，患者感到鼻窍已通，但仍咽喉不利，故与半夏厚朴汤合桔梗汤治其咽喉。

三、葛根汤

【原文】

1. 太阳病，项背强几几，无汗恶风，葛根汤主之。（31）
2. 太阳与阳明合病者，必自下利，葛根汤主之。（32）

【组成】

葛根四两，麻黄三两（去节），桂枝二两（去皮），生姜三两（切），甘草二两（炙），芍药二两，大枣十二枚（掰）。

【用法】

上七味，以水一斗，先煮麻黄、葛根，减二升，去白沫，内诸药，煮取三升，去滓。温服一升，覆取微似汗。余如桂枝法将息及禁忌，诸汤皆仿此。

（一）葛根汤中各药的作用

1. 葛根

（1）解肌。葛根最早记载于《本经》："主消渴，身大热，呕吐，诸痹，起阴气，解诸毒。"其中并未载"解肌"之功，而《名医别录》首载之"解肌"，并能"发表出汗，开腠理"。

一般认为葛根具有解肌作用，可用于项背强痛、颈项部拘急不适或疼痛等，颈椎病、落枕等多有此种表现。葛根属于对症用药，也可以说是对病用药，而不是对证用药。笔者临床治疗颈椎病时，首选药物就是葛根，而且剂量一定要大，少则50g，多则100g，甚至更多。

《伤寒论》所描述的葛根汤与桂枝加葛根汤均能够治疗"项背强几几"，也就是项背强痛，这是葛根治疗"项背强几几"之颈椎疾病的最早记载。颈椎病表现为项背强痛，痛即为痹，《本经》载本品主"诸痹"，《名医别录》载之"解肌发表出汗"。现代药理研究发现，葛根所含的葛根黄酮能够扩张血管，增加血流量，解除颈椎病患者的项紧状态，为我们中医人治疗颈椎病提供了药理依据。

笔者在临床上治疗颈椎病，一般选用两首方剂，葛根汤和桂枝加葛根汤。对于体质壮实、不易汗出者，用葛根汤；而对于体质相对较弱、易出虚汗者，则予以桂枝加葛根汤。无论选用哪一首方，均须加用川芎、丹参、鸡血藤、威灵仙、木瓜等活血通络之品，再配合颈椎操，多在5剂之后即可缓解临床症状，屡试屡验。大剂量应用葛根治疗颈椎病，已经不是什么临床秘方，其应用相当广泛。

提取葛根的有效成分葛根黄酮，制成葛根素注射液，广泛用于冠心病、心绞痛、心肌梗死、高血压病、颈椎病、视网膜动静脉阻塞、突发性耳聋等，临床上曾经风靡一时，但由于其不良反应较多，现临床已经停止使用，但从另一个角度说明了葛根的解肌作用。

（2）退热。《本经》记载葛根主"身大热"，但这种"大热"的病理机制是什么，原因是什么，却没有指明，结合《名医别录》"疗伤寒中风头痛，解肌发表出汗"，用于外感发热的可能性比较大。《药性论》谓之"治天行"，《滇南本草》以之治"伤风，伤暑，伤寒"，均为外感病的描述。

《药鉴》载葛根"入柴胡疗肌表，功为第一；同升麻通毛窍，效实无双"，《药品化义》谓"肌表及四肢发热如火，以此同升麻、柴胡、防风、羌活升阳散火，清肌退热，薛立斋常用剂也"。

《肘后备急方》言："治伤寒及时气温病及头痛、壮热、脉大，始得一日……葛根四两，水一斗，煎取三升，乃内豉一升，煎取升半。一服。捣生葛汁，服一二升亦为佳。"

《太平惠民和剂局方》之升麻葛根汤，"治大人小儿时气温疫，头痛发热，肢体烦疼，及疮疹已发及未发"。又说："升麻、白芍药、甘草（炙）各十两，葛根十五两。上为粗末，每服三钱。用水一盏半，煎取一中盏，去滓，稍热服，不计时候。日二三服，以病气去、身清凉为度。小儿量力服之。"

药理研究表明，葛根通过抑制炎症介质产生，影响体内炎症因子表达以起到解热作用。而葛根汤服用后起效快，能够明显缩短上呼吸道感染之发热患者的发热时间。

2020年4月14日，24岁的薛女士来诊，身高165cm，体重62kg。大约3天前受凉，体温37.6℃，晨起体温为36.9℃，中午为37.2℃，反复发作，体温高时，面部有热烫感，无咳嗽，无咽痛，舌脉无异常。用过感冒清热颗粒、小柴胡颗粒等无效。疏方桂枝汤2剂，疗效不显。遂转变思路，疏方柴葛解肌汤2剂，其中葛根、柴胡各12g，用药1剂，热退身凉，余药未再服用。

（3）止泻。葛根能够升脾胃之清阳，用于止泻时，煨用最佳，李东垣认为本品乃"治脾胃虚弱泄泻之圣药也"。对于脾胃久虚之腹泻或夏季湿困脾胃之腹泻，可配伍人参、白术、茯苓、藿香等，如七味白术散，这也是笔者治疗腹泻的常用有效方。治疗湿热泄痢之泻而不爽，大便黏而臭秽等，须配伍黄连、黄芩等清热燥湿之品，如葛根黄芩黄连汤，临床有成药葛根芩连片可用。

葛根治疗腹泻的作用机理颇为复杂。

其一，葛根能够止痛。现代药理发现，葛根对肠管具有罂粟碱样解痉作用，能够治疗肠痉挛之腹部绞痛，与西药阿托品的作用机理相类似。止痛的机理，类似于《本经》之葛根主"诸痹"。

其二，葛根能够止泻。葛根能够对抗组胺受体，抑制肠道分泌，使肠道分泌减少，从而减轻腹泻。原文也明确葛根汤主"必自下利"。

其三，葛根能够补充能量。西医对于腹泻较剧者，多给予输液治疗，没有输液条件者，往往建议口服糖盐水以纠正水、电解质的平衡紊乱。众所周知，葛根含大量的淀粉，经水解后可产生大量的糖，这些糖能够带给患者充足的热量与能量。

其四，葛根可能具有抗病毒感染作用。病毒一般侵入呼吸系统，引起上呼吸道感染，出现毒血症而表现为恶寒、发热等风寒表证；同时，病毒也可以入侵消化道，引起消化道症状如呕吐、腹泻等。《伤寒论》载葛根汤主治"太阳与阳明合病者，必自下利"，葛根加半夏汤主治"太阳与阳明合病，不下利，但呕者"，描述的就是病毒型胃肠道感染，推测葛根、麻黄、桂枝等药进入机体后能够激发机体的抵抗力，从而对病毒产生对抗或杀灭作用。

2. 麻黄

前面已经论述过，麻黄含麻黄碱，具有拟肾上腺素样作用，其发汗作用不是直接的，而是间接的。其应用指征是怕冷，即恶寒；机体在恶寒的同时必然不出汗，即无汗。所以，无汗与恶寒是应用麻黄的关键。

3. 桂枝

《本经》谓桂枝主"利关节"，一般是指桂枝能够治疗膝关节、踝关节、肘关节、腕关节等处的关节炎之类的病证，而项背部的关节如寰枢关节、寰枕关节、颈关节等也是关节，这些关节活动不灵活或者劳损，形成颈椎骨关节炎、增生性颈椎炎、颈神经根综合征等，俗称颈椎病，当然也可以用桂枝。

桂枝含桂皮醛，能够扩张血管，降低血小板聚集，促进血液循环，故表现为活血作用，即中医上讲的"温通经脉"。既然桂枝能够促进全身的血液循环，当然也包括促进项背部的血液流通。

4. 白芍

《本经》载芍药"主邪气腹痛"，同时也能够"止痛"。白芍含芍药苷，止痛作用确切，一般认为白芍可用于平滑肌、腓肠肌痉挛性疼痛。而对于颈椎病引起的项背部（包括背阔肌、肩胛提肌等）疼痛即项背强痛也可以用白芍，可见白芍止痛之应用广泛。

5. 生姜、大枣

生姜、大枣的作用见"桂枝汤"。

6. 甘草

病毒最易侵袭呼吸系统而引起上呼吸道感染，也可侵袭下消化道而引起胃肠型感冒。无论是上呼吸道感染还是胃肠型感冒，都可以出现发热。甘草具有肾上腺糖皮质激素样作用，解热是其特长。

（二）葛根汤的作用

1. 解表散寒

中医认为，麻黄、桂枝等具有解表散寒作用，是治疗风寒表实之感冒的最佳配伍，最著名者当属麻黄汤，葛根汤中也有麻黄与桂枝的配伍。所谓的"表实"就是不出汗，即无汗，原文主治中提到"无汗恶风"。

虽然药理研究还不能表明葛根具有抗病毒作用，但是它可以解除病毒感染所致的头痛、项背强痛等，故可认为葛根具有解表之功。

生姜与大枣的配伍促进了胃的消化而为机体提供更多能量；而麻黄具有拟肾上腺素样作用，增强代谢作用需要这些能量的支持。

风寒感冒患者可出现项背强痛、骨肉酸痛、关节酸痛等，而白芍含芍药苷，具有解除局部肌肉酸痛作用。

甘草具有激素样作用，治疗发热最为常用。

故诸药合用，具有解表散寒作用。

药理研究发现，葛根汤具有抗病原微生物、抗炎、抗变态反应、免疫调节及解热作用，这是其解表散寒作用的药理依据。

2. 解表止痛

葛根汤具有解表止痛作用，其解表作用已在上文论述，而其止痛作用最主要体现在三味药上。

首先是桂枝，桂枝在《本经》中虽未提其止痛作用，但是它能够"利关节"，药理研究发现桂枝含桂皮醛，能够"温通经脉"而活血，改善项背部的血液循环，消除病毒及其代谢产物在局部的堆积，这是其"止痛"的机理所在。

其次是白芍，白芍能够缓解平滑肌、骨骼肌痉挛，具有显著的止痛作用，对项背强痛当然具有治疗作用。

再次是葛根，虽然《本经》没有记载葛根具有止痛作用，但是"诸痹"是其主治的一个方面，而"痹"就是痹痛。

3. 解表止泻

解表止泻作用体现在两个方面，一个是解表，一个是止泻。解表已经如上文所述，现论述其止泻作用。

笔者并不认为葛根汤具有止泻作用，药理研究也未证实该作用。那《伤寒论》原文为什么载葛根汤主治"必自下利"呢？

表现为"风寒型"的病毒，不仅可以侵犯呼吸道，而且能够侵犯消化道，引起消化道黏膜水肿、变性、坏死、脱落，从而出现腹痛、腹泻等，这就是

《伤寒论》里的阳明病；病毒在消化道内繁殖，进入血液循环，引起毒血症反应，机体表现为怕冷、发热等，这是《伤寒论》的太阳病。葛根以其解表作用抑制病毒繁殖，从而阻止病毒侵犯肠道而出现下利，所以，葛根汤能够治疗病毒对胃肠道的侵袭所致的怕冷、腹泻等症状，从而主治"太阳与阳明合病者，必自下利"。

（三）葛根汤的应用

1. 风寒感冒

汉方汉药在日本风靡盛行，他们将经方制成颗粒剂售卖，几乎影响了全世界。

葛根汤在日本家喻户晓，老人孩子都知道。我们感冒了一般买"康泰克""白加黑"等，但其实葛根汤是治疗风寒感冒的一首好方。很多人感冒风寒之后，鼻塞流涕、头昏脑涨、浑身酸痛沉重，喝一剂葛根汤颗粒，再喝点"热粥"，盖上被，保保暖，出一身汗，全身通泰。

葛根汤是治疗风寒感冒常用的经方之一，适应证为怕冷、发热、喷嚏、流清涕、鼻塞声重、头痛、身痛等。其禁忌证为咽喉肿痛。

因方中含麻黄，据说日本的出租车司机经常服用葛根汤颗粒以提神，就像长途车司机喝某些饮料提神一样。

2. 胃肠型感冒

胃肠型感冒表现为两个方面：一个是表证，即太阳病；一个是里证，即阳明病。太阳病的表现就是"风寒感冒"的表现，而阳明病的表现主要是腹痛、腹泻等，有的还伴见呕吐。

从《新型冠状病毒肺炎诊疗方案（试行第七版）》公布的资料来看，病毒以侵犯呼吸系统为主，而少数可伴有腹泻等消化系统的表现。所以国家中医药管理局公布的处方清肺排毒汤为什么含五苓散？就是因为五苓散能够渗湿止泻。

而笔者认为，新型冠状病毒感染出现消化系统感染症状，应该选用葛根汤，因为《伤寒论》中记载"太阳与阳明合病者，必自下利"，上方已经论述过太阳病就是表证，而腹泻属阳明病。

还有，新型冠状病毒感染治疗不佳，患者最终会出现呼吸衰竭、循环衰竭而亡。而麻黄不仅能够能够缓解气管、支气管平滑肌的痉挛而平喘，所含麻黄碱还具有拟肾上腺激素样作用，能兴奋心脏而呈现强心作用。

所以，应用葛根汤治疗新型冠状病毒感染出现腹泻者，一举四得，解表为一得，止泻为二得，平喘为三得，强心为四得也。

3. 颈椎病

颈椎病以项背部疼痛、转动不灵活等为特点，有的表现为俯仰不能，或转动颈部时有响声，有的则后项部鼓起一大包，俗称"富贵包"，也有的患者感冒时出现项背部的不适，皆相当于《伤寒论》原文中的"项背强几几"。

葛根汤主治的颈椎病，必然是风寒表实证。除颈椎病的表现外，无汗或出汗并不明显，怕风怕冷等表现突出。

随着办公条件不断改善，电脑普及使用，"白领"患颈椎病的概率连年升高，不得不引起我们的重视。

为此，我们呼吁"幸福工作 1 小时，颈椎做操 10 分钟"的保健理念，这种以预防为主的做法值得提倡。

（四）类方分析

本方与桂枝加葛根汤同治"项背强几几"即项背部强痛，但是桂枝加葛根汤加麻黄即成葛根汤，组成不同，其治疗的兼证也是不同的。除"项背强几几"外，桂枝加葛根汤兼有"反汗出恶风者"，属于中风表虚证，而葛根汤兼有"无汗恶风"，属于伤寒表实证。

（五）医案举例

桂枝加葛根汤加味治疗颈椎病

王某，女，68 岁，身高 155cm，体重 67kg，外观形体胖壮，面色白润。2019 年 1 月 22 日以手足麻木而来诊。

患者为农村妇女，平时在家养猪，干重体力活较多，10 多年前不慎摔倒在地，导致腰椎间盘突出，时常左腿脚发麻；4 年前当地医生给予患者腰椎间盘复位治疗，腿麻明显好转，后又因重体力劳动，可能腰椎间盘突出复发，现在左腿脚仍然麻木比较明显。其间，曾经吃过中药无数。2 年前，患者颈椎病发作，初期转动颈椎有响声，经过中西医治疗，响声已无，但左手、左臂麻木，最近 2 个月以来，右手手指亦麻木。否认高血压、糖尿病等病史。去年查体，除腰椎、颈椎外，一切正常。

刻诊：患者左手、左臂、左腿麻木，同时右手亦麻木，右肩抬举不起。患者精神好，与患者交流时反应灵敏。伴汗出，恶风，项背强痛并不明显，睡眠尚好，口唇并不瘀紫，食欲佳，口不干、不苦，二便如常。舌质淡红，苔薄白，脉沉缓，稍感无力。

处以桂枝加葛根汤加味：葛根 60g，桂枝 15g，炒白芍 15g，生姜 15g，大枣 10g，炙甘草 10g，威灵仙 15g，木瓜 15g。10 剂，颗粒剂，每日 1 剂，分两次饭后温服。

并嘱做颈椎操，每日 1 次，辅助颈椎的治疗；减少活动量，以照顾腰椎间盘突出；树立摸高目标，做右臂上举运动，每日 1 次，每次 5 分钟。

按：该患者以手足麻木为主诉而就诊，尤其是左侧手足麻木，高度怀疑脑梗死。但从患者的表现来看，有腰椎间盘突出，故足麻；患者记忆力减退并不明显，反应灵敏，口唇并不瘀紫，基本上排除脑梗死。所以，患者的手麻，仍然是颈椎病所致的。还有，患者就诊时，诉之前的医生已经给予诊断为颈椎病。患者因右臂不能上举，诊断为肩周炎。总之，患者有颈椎病、腰椎间盘突出、肩周炎等疾病，这是从西医角度进行的诊断。

再谈一下中医的辨证。患者虽然项背强痛并不明显，但双手麻木，证属气血不通，治以疏通气血，所以，威灵仙、木瓜等必用。

患者恶风、汗出明显，符合《伤寒论》14 条："太阳病，项背强几几，反汗出恶风者，桂枝加葛根汤主之。"故辨证为太阳中风兼项背强痛，治以桂枝加葛根汤。

半年前，笔者深受颈椎病困扰，不仅疼痛，而且转动受限，吃过加味葛根汤，鲜效，做过推拿与拔罐，当时有效，但不久又如初，如此反复达 3 个月之久。笔者心想，不能就这样一辈子吧？

于是，开始做八段锦与颈椎操，每天坚持各做 1 遍，不知不觉中颈椎病已愈，其过程大约仅有 20 天。

于是，以后遇到过颈椎病患者，都推荐做颈椎操，现在笔者已经把做颈椎操当作治愈颈椎病的主要方法，而把药物治疗当作辅助手段。

四、小青龙汤

【原文】

1. 伤寒表不解，心下有水气，干呕，发热而咳，或渴，或利，或噎，或小便不利，少腹满，或喘者，小青龙汤主之。（40）

2. 伤寒心下有水气，咳而微喘，发热不渴。服汤已，渴者，此寒去欲解也。小青龙汤主之。（41）

【组成】

麻黄三两（去节），芍药三两，细辛三两，干姜三两，甘草三两（炙），桂枝三两（去皮），五味子半升，半夏半升（洗）。

【用法】

上八味，以水一斗，先煮麻黄，减二升，去上沫，内诸药，煮取三升，去滓，温服一升。

若渴，去半夏，加栝楼根三两；若微利，去麻黄，加荛花，如一鸡子，熬令赤色；若噎者，去麻黄，加附子一枚，炮；若小便不利，少腹满者，去麻黄，加茯苓四两；若喘，去麻黄，加杏仁半升，去皮尖。

（一）小青龙汤中各药的作用

1. 麻黄

麻黄在小青龙汤中的作用是平喘，其机理参见"麻黄杏仁甘草石膏汤"。

2. 桂枝

现行教材《中药学》并未记载桂枝具有活血作用，只记载其能"温通经脉"，这种作用实际上与活血作用大致相当。《名医别录》谓牡桂能"温筋通脉""通血脉"，《日华子本草》谓桂心能够"消瘀血"，《本草再新》谓桂枝能够"温中行血"。可见，历代本草对其活血作用都有记载。

（1）药理分析:《本经》谓桂枝"主上气咳逆"，但其作用机理是通过其活血作用，改善肺部的血液循环，促进肺泡与毛细血管之间的气体交换，改善通气功能，降低二氧化碳分压，提高氧分压，从而提高了肺功能。

（2）病理分析：肺功能不全的患者由于肺部组织的纤维化，或由于肺部充血、渗出物的阻塞等，血液循环不畅，都能导致肺部瘀血，这是应用活血化瘀药的客观指征。

（3）临床分析：肺功能不全的患者出现呼吸短粗、气急胸闷、口唇青紫、颈静脉怒张等，这些都是瘀血的表现，改善肺部的血液循环有助于提高肺功能。《伤寒论》之桂枝去芍药汤主治"太阳病，下之后，脉促胸满者"，炙甘草汤主治"脉结代，心动悸"，《金匮要略》之枳实薤白桂枝汤主治"胸满，胁下逆抢心"，以上诸方所用桂枝即是取其活血作用。

3. 细辛

《本经》载细辛"主咳逆"，《名医别录》谓之"破痰"，《药性论》言其"主咳逆上气"，《日华子本草》谓之"治咳"。本品性温，能够温化痰饮，治疗寒饮证，症见痰稀、色白、量多等，寒饮证常见于慢性气管炎、支气管炎、支气管哮喘等。一般与干姜、五味子同用，此三味是"治咳三剑客"，简称姜细味或姜辛味。

临床上凡见咳嗽痰多而稀白者，多用本品来治疗。患者服用本品配方后痰液明显减少，推测细辛具有减少痰液分泌乃至清除稀痰的作用，类似于 H_1 受体阻断药。这与中医的认识相一致，因为稀痰属寒，而细辛性温，故能治之。药理研究尚未证实细辛具有化痰的功效，是因为我们的技术与手段还不够精细。

诸多本草谓之止咳，其止咳的机理已经明了，即通过减少气管、支气管分泌物而起到止咳的作用，也就是它能够清除呼吸道的稀痰等异物。至于有没有其他的作用机理，那很难说。

药理研究还发现，细辛挥发油对组胺或乙酰胆碱所致的气管平滑肌痉挛有非常显著的松弛作用，细辛的煎液还能够松弛支气管平滑肌的痉挛而具有平喘作用。

这就不难理解，含有细辛的小青龙汤既能止咳，又能平喘。尤其是配伍了麻黄的小青龙汤，其平喘作用就更加明确。

4. 干姜

《本经》载干姜"主胸满，咳逆上气"，《名医别录》言其"止唾血"，《日华子本草》谓之"消痰下气"，《金匮要略》用甘草干姜汤治"肺痿吐涎沫而不咳"，现行教材认为，干姜能够温肺化饮，治疗寒饮咳嗽。寒饮咳嗽的特点是咯痰色白而质稀。中医认为，痰饮的划分，稠者为痰，稀者为饮。既然干姜能够温肺化饮，寒饮的质地一定清稀，也就是呼吸道的分泌物增多。

呼吸道分泌物增多到一定程度，影响肺的气体交换，患者会感到胸闷，如慢性支气管炎患者不仅吐痰量多，而且胸闷如窒。因干姜能够清除呼吸道分泌物，故《本经》将胸闷列为干姜的第一主治。《本经》只观察到干姜"主胸满，咳逆上气"，还没有认识到干姜具有化痰作用。现代药理实验也不能证实干姜的化痰作用，只能说明技术手段还不够成熟。

干姜能够减少呼吸道腺体的分泌，而表现为化痰止咳作用，临床上常配伍细辛、五味子等应用，如小青龙汤、射干麻黄汤等。

鼻腔为呼吸器官，鼻腔分泌物增多，也是使用干姜的证据。如过敏性鼻炎表现为鼻涕如注者，大多使用小青龙汤治疗有效，因为干姜与细辛同具有温肺化饮作用。药理推测，干姜能够抑制呼吸道及鼻腔黏膜组胺的释放，加强血管收缩，减轻黏膜水肿，从而减少气管、支气管、鼻黏膜分泌，减少了"痰"的产生，表现出"温肺化饮"作用，类似于 H_1 受体阻断药。

5. 五味子

《本经》谓五味子"味酸温"，主"咳逆上气"，《本经》之后的本草书籍对本品主治咳喘的记载极少，《本草蒙筌》认为："风寒咳嗽，南五味为奇；虚损劳伤，北五味最妙。"

《伤寒论》之小青龙汤主治"发热而咳""咳而微喘"，《金匮要略》之小青龙汤主治"咳逆倚息不得卧"，射干麻黄汤主治"咳而上气，喉中水鸡声"，厚朴麻黄汤主治"咳而脉浮者"，苓甘五味姜辛汤主治"冲气即低，而反更咳胸满者"，以上四方中五味子的用量均为半升，四方都能治疗"咳逆上气"。

《伤寒论》方后注亦有五味子的加减应用，如四逆散方后有"咳者，加五味子、干姜各五分"，小柴胡汤方后有"若咳者，去人参、大枣、生姜，加五味子半升、干姜二两"，真武汤方后有"若咳者，加五味子半升、细辛一两、干姜一两"。以上三方均因治咳而加五味子与干姜。

而后世治疗咳嗽均较少应用五味子，分析其原因，可能认为五味子"味酸"而起收敛作用，恐不利于祛痰。2020 年初新型冠状病毒感染流行，国家中医药管理局公布的清肺排毒汤里面的射干麻黄汤，也将五味子去掉了。

试问一下，山楂味酸，酸敛了吗？

酸枣仁，味酸吗？酸枣是酸味的，而酸枣仁不是酸味的。

乌梅味酸，教材认为乌梅也能敛肺止咳，那小青龙汤为什么不用乌梅呢？

所以，这些药物都是酸味药，但酸味与其作用没有必然的联系。

从药理方面来分析。研究表明，五味子煎剂可使呼吸加深加快，其呼吸兴奋作用是对呼吸中枢直接兴奋的结果。呼吸深而慢，既可减轻呼吸肌的负荷，又可降低耗氧量，增加潮气量，维持时间长，有利于改善呼吸衰竭，增强肺功能，这可能就是五味子"补肺"作用的体现吧。

此外，研究还发现，五味子挥发油具有镇咳作用，其酸性提取物有祛痰作用。这可能是五味子"祛痰止咳"的作用机制。

所以，综合以上两个方面，五味子的作用是双向性的，既能够扶正，又能祛邪。

单纯认为五味子具有酸敛止咳作用的学者，对其功效的认识还是有些偏颇的。

6. 半夏

半夏的化痰作用在《本经》中的记载并不明确，虽然"咳逆"与咳痰有一定的关系，但并未明确指出半夏能够化痰。《名医别录》载之能够"消心腹胸膈痰热满结，咳逆上气"，唐代《药性论》载之"能消痰涎……去胸中痰满……气虚而有痰气，加而用之"。后世本草对于半夏的化痰作用多有记载，如《珍珠囊》《医学启源》《本草蒙筌》等均有论述，而《本经逢原》对半夏的作用尤为重视："半夏同苍术、茯苓治湿痰，同瓜蒌、黄芩治热痰，同南星、前胡治风痰，同芥子、姜汁治寒痰。惟燥痰宜瓜蒌、贝母，非半夏所能治也。"

半夏的化痰作用不仅为古今本草所记载，而且早已被临床证实。对于痰质地清稀而易于咯出者，临床上属于湿痰或寒痰，服用半夏制剂后，患者的痰量明显减少，乃至不再咯痰，说明半夏具有确切的化痰作用。临床常用方如半夏厚朴汤、小陷胸汤等具有显著的临床疗效。

推测半夏化痰的机理是抑制呼吸道黏膜腺体的分泌，减少了痰的生成，这可能就是半夏的"燥湿化痰"作用。

后世名方如二陈汤、温胆汤、导痰汤、半夏白术天麻汤等均含半夏，就连清热化痰的方子清气化痰丸也含半夏。可见，半夏的化痰作用适用范围很广。

然而，半夏的化痰功效尚未被现代药理证实，笔者推测，这可能与现代的技术手段有关。

但是，不能证实的技术或功效，就不能指导临床吗？恰恰相反，药物的功效应该来源于临床，来源于疗效，而不应该来源于实验室。

还必须说明的是，半夏化痰作用的有效成分至今尚未明确。相信随着科技的不断进步，半夏化痰作用的成分及机理终将会大白于天下。

"治咳三剑客"，再加治痰圣药半夏，笔者称之为"祛痰四大金刚"。

祛痰四大金刚，不仅包含于小青龙汤中，厚朴麻黄汤、射干麻黄汤中亦含有此四药，只不过射干麻黄汤中以生姜易干姜。

7. 白芍

《本经》载芍药"主邪气腹痛"，还能"止痛"。药理研究发现，无论是白芍还是赤芍，其有效成分均为芍药苷，能够缓解平滑肌痉挛而起止痛作用，这是其止痛作用的机理。

《伤寒论》有"腹痛加芍药"之说，小建中汤是桂枝汤倍芍药加饴糖，主治"虚劳里急"，"急"即拘急、疼痛；真武汤含芍药主治"腹痛"，是因为芍药能够缓解腹部平滑肌痉挛。《金匮要略》之当归芍药散主治"妇人怀娠，腹中疞痛"，是因为芍药能够缓解子宫平滑肌痉挛；芍药甘草汤主治"脚挛急"，是因为芍药能够缓解腿部骨骼肌的痉挛；大柴胡汤主治"按之心下满痛"，也含芍药，是因为芍药能够缓解胆囊、胰腺等的平滑肌痉挛。

同样，芍药还能够缓解气管、支气管平滑肌痉挛，从而起到止咳平喘作用。百合固金汤中用芍药的目的，也是为了止咳平喘。

8. 甘草

可参见"麻黄杏仁甘草石膏汤"。

（二）小青龙汤的作用

1. 温化痰饮

《金匮要略》云："病痰饮者，当以温药和之。"方中干姜、细辛，都属于温药，都能够温化寒痰。五味子也属于温药，也能够祛痰。此外，半夏为化痰之圣品，能够燥湿化痰，为寒痰、湿寒的克星。此四味为温药寒痰之品，故小青龙汤具有温化痰饮之功。

2. 平喘

麻黄含麻黄碱，具有拟肾上腺素样作用，平喘作用显著；甘草具有糖皮质激素样作用，平喘作用可靠。麻黄汤除了能够解表退热，也能平喘；麻黄杏仁甘草石膏汤主治"喘而汗出"。此二方也同样包含麻黄与甘草的配伍。

芍药能够缓解气管、支气管平滑肌的痉挛，从而具有平喘之功。

干姜、细辛虽然不能直接平喘，但有温肺化饮作用，对于哮喘的缓解具有重要的辅助作用。

桂枝虽然也不能平喘，但对于痰饮、瘀血等阻滞而出现的血液循环障碍（即血瘀）有很好的活血作用，从而能够改善肺的换气功能。

半夏能够减少气管、支气管黏膜分泌，使"痰"的产生减少，减轻"痰"对气管、支气管的堵塞，间接产生平喘作用。

综合以上分析，小青龙汤的平喘作用是毋庸置疑的。但是我们一定要知道，小青龙汤所治的喘是寒喘，而非热喘。

3. 解表散寒

中医认为，小青龙汤含麻黄、桂枝等辛温解表药，故能够解表散寒，以针对哮喘患者出现的表寒之象。

而临床所见，慢性支气管炎、支气管哮喘等患者在寒冷的冬季容易复发，其中一个很重要的原因在于天气寒冷而干燥，患者往往穿衣比平常人要多，此为其一；其二，寒饮证的患者往往出现肺寒，正如《金匮要略》所言"夫心下有留饮，其人背寒冷如手大"，这也是表寒证的表现；其三，从心理方面来分析，此类患者往往惧怕寒冷。

麻黄碱具有拟肾上腺素样作用，能够兴奋心脏、加快心率，增强代谢，供给患者能量。而桂枝含桂皮醛，直接刺激胃黏膜表现为温热作用，也可直接扩张皮肤的毛细血管，以抵抗寒冷对皮肤的刺激。这两味药是重要的解表药。

（三）小青龙汤的应用

无论是咳嗽、喘促，还是过敏性鼻炎，都是疾病发生的结果，均为疾病的临床表现，而痰饮伏肺是疾病发生的根本原因。治疗上，要温化痰饮以治其本，平喘止咳以治其标。只有这样，才能达到标本兼治的效果。

1. 寒饮哮喘

（1）主症：哮喘发作时，喘憋明显；不发作时，喘气亦费力。此类患者多属久病，哮喘长期发作，少则几年，多则几十年，时好时坏，一到冬天或遇冷就容易发病。平素痰多，时时吐痰，质地清稀如水，此为典型的寒饮伏肺。

中医认为，寒性收引。气管、支气管遇寒收缩，气道狭窄，通气不利，而发为哮喘；西医认为，气管、支气管对冷风过敏，受寒以后，气道狭窄，发为哮喘。所以，中医与西医的认识并无二致，哮喘发作多与寒密切相关。

（2）兼症：由于长年发病，肺内痰饮停蓄，上泛于面部而呈现水斑；食欲往往不佳，亦可兼有腹胀；患者大便或稀或难。男子多小便不利，女性患者多小便不禁。舌多水滑，脉多沉细或沉弦。

2. 寒饮咳嗽

主症是咳嗽、咯痰。此类患者多患慢性气管炎、慢性支气管炎等呼吸系统疾病，起病缓慢，病程长。患者的主诉是咳嗽，可出现反复咳嗽、咯痰，有的伴有喘息，遇冷则甚，多于冬季加剧，春夏炎热季节较轻。咳嗽多于晨间发作，睡眠时可有阵咳。平素吐痰，多为白色黏液痰，量或多或少，其质地多清稀，清晨排痰较多，起床后或体位变动可出现刺激性排痰。

笔者临床发现，适用小青龙汤的患者，无痰或少痰而咳嗽者居多。无痰而咳者，是因为痰瘀积在肺，不能咯出来，所以表现为无痰；咳而少痰者，也是因为痰瘀积于肺，只能咯出少量痰，所以表现为少痰。

清代医家陈修园在《医学实在易》中提道"本病无一定之方，然水饮二字，为咳嗽之根"，"水饮"实际上就是痰饮。

而西医认为，咳嗽实际上是痰、瘀、异物等对气管、肺刺激而产生的一种保护性反应，而这种刺激以痰最为常见，所以，治咳还是以祛痰为主。

所以，就咳嗽而言，中西医的认识是一致的。而小青龙汤之所以命名为"青龙"，含义就是以"化痰饮"为主，从而达到止咳的目的。

兼症：患者患病日久，往往伴见消化系统症状，如消化不良而形体渐渐消瘦、腹胀、便秘或便溏，睡眠亦往往因咳嗽受到影响，舌多淡胖。

3. 过敏性鼻炎

过敏性鼻炎又名变应性鼻炎，其典型症状是阵发性喷嚏、清水样鼻涕、鼻痒、鼻塞等。部分患者可伴有嗅觉减退。

（1）主症：喷嚏、清涕。一年四季当中，春秋两季为多发季节，每于气温变化或冷风吹后，阵发性喷嚏发作，每次喷嚏多于3个，亦可在晨起穿衣较少，或者夜晚，或接触过敏原后立刻发作。也有的患者汗出过后，经过风吹，喷嚏立作，此之谓恶风或恶寒。伴随着喷嚏的发作，大量清水样鼻涕如注，可谓"喷嚏连连，鼻涕不断"，有时可不自觉迅速从鼻孔滴下，甚至来不及擦拭。

（2）兼症：鼻塞、鼻痒等。鼻塞呈间歇或持续，单侧或双侧，轻重程度不一。因喷嚏与清涕呈发作性，鼻塞亦随喷嚏发作而变化。有时，改变一下环境，喷嚏停止，鼻塞也就停止发作。大多数患者鼻内发痒，花粉症患者可伴眼痒、咽痒，有的还伴有轻微咳嗽。

（3）危害：过敏性鼻炎迁延日久，或控制不佳，可发展为过敏性哮喘。严重者可被迫采取坐位或端坐呼吸，干咳或咯大量白色泡沫痰，甚至出现发绀等。更重者，可出现喉头水肿、气管水肿等，引起呼吸衰竭，危及生命。

（四）小青龙汤的使用注意

1. 小青龙汤加减

小青龙汤方后注云："若渴，去半夏，加栝楼根三两；若微利，去麻黄，加荛花，如一鸡子，熬令赤色；若噎者，去麻黄，加附子一枚，炮；若小便不利，少腹满者，去麻黄，加茯苓四两；若喘，去麻黄，加杏仁半升，去皮尖。"

（1）若渴，去半夏，加栝楼根：渴，属津伤，因半夏能够燥湿化痰而伤津，故去之，加栝楼根（即天花粉）以生津止渴。

（2）若微利，去麻黄，加荛花："利"即腹泻，系水湿内停所致，故去麻黄，而加用能够泻水逐饮的荛花，以"利小便实大便"。

（3）若噎者，去麻黄，加附子：麻黄含麻黄碱，具有肾上腺素样作用，能够兴奋交感神经，抑制副交感神经。而"噎"为梗噎，为食管痉挛或瘫痪所致，与副交感神经受抑制有关，故去麻黄。加附子的目的在于振奋人体的阳气，有利于食管正常蠕动。

（4）若小便不利，少腹满者，去麻黄，加茯苓："小便不利"加茯苓，这是张仲景定法，因茯苓具有利水作用。而麻黄含麻黄碱，能够抑制副交感神经，减少尿的生成与排出，故去麻黄。

（5）若喘，去麻黄，加杏仁：麻黄为平喘圣药，而杏仁也具有良好的平喘作用，见"喘"去麻黄而加杏仁，没有依据。不过，在临床上应用小青龙汤治疗喘证时，可以不去麻黄，只加杏仁即可。

2. 小青龙汤乃治标之品，不宜久服

无论是咳嗽、哮喘，还是过敏性鼻炎，都要注意平时的调护，而小青龙汤主要用于发作时的治疗，属于治标之品。对于未发作者，要注意顾护人体阳气的培补，正所谓"正气存内，邪不可干"也。

（五）医案举例

1. 小青龙汤治疗痰喘案

庞某，女，65 岁，身高 160cm，体重 70kg，面色晦滞而浮虚。2014 年 4 月 21 日以咳喘来诊。

患者自述有咳喘病史 20 余年，开始时偶尔发作，服用氨茶碱有效，但最近 2 年经常发作，服用氨茶碱已不再管用，求治于中医，初服中药有效，但屡治屡发，最近连服中药 18 剂，丝毫未效，遂转诊而来。

刻诊：咳喘明显，伴胸闷，吐痰量多，质稀色白易吐，其背部怕冷明显，现在已经接近 5 月，患者仍穿着小棉袄，但极易汗出，口不苦，但口干，食欲好，睡眠欠佳，经常憋醒，下肢无水肿，大便有点干，舌质暗淡，脉弦滑。患者无高血压、无糖尿病。

处以小青龙汤原方：炙麻黄 10g，桂枝 15g，姜半夏 20g，白芍 15g，细辛 6g，五味子 6g，干姜 15g，生甘草 10g。6 剂，煎服，每日 1 剂，饭后半小时服。

12 月 8 日，其女儿因病来诊时反馈，上药效果很好，服药 6 剂，咳喘基本消除，吐痰量也减少了很多。后来咳喘又犯了几次，就直接拿了上次的处方到医院开药，效果依然满意。

按：患者咳喘病史 20 余年，现咳喘明显，伴胸闷，吐痰量多，质稀色白易吐，显然属于痰饮内停。其背部怕冷明显，属于外寒。外寒内饮，当治以小青龙汤。因患者极易汗出，故方中选用炙麻黄，以宣肺平喘。此外，《本经》记载桂枝"主上气咳逆"，半夏主"咳逆"，芍药能够"止痛"，并通过其缓急作用以缓解支气管平滑肌痉挛，干姜"主胸满咳逆上气"，细辛"主咳逆"，五味子主"咳逆上气"。诸药合用，能够温肺化饮而止咳平喘。

2. 小青龙汤治疗久咳案

靳某，男，23 岁，身高 174cm，体重 73kg。2019 年 2 月 24 日以久咳不愈而网诊。

主诉：咳嗽 1 个月未愈。

1 月 24 日，因连续 4 天天气重度污染后，出现发热并伴咳嗽，遂输液 3 日，虽发热已退，但咳嗽未减轻，干咳无痰，有时有少量痰。实验室检查未见支原体感染。肺部 CT 正常。现晚上咳嗽轻一些，气温低时咳嗽比较厉害。平时喜欢喝温热水，纳可，睡眠浅，手脚偏冷，平时易汗出，易鼻塞，二便尚调，舌苔薄白而少。

处以小青龙汤原方：麻黄 10g，生白芍 12g，干姜 12g，炙甘草 12g，桂枝 12g，细辛 12g，醋五味子 6g，姜半夏 12g。7 剂，颗粒剂，每日 1 剂，分 2 次，饭后温服。

3 月 10 日，患者反馈，咳嗽明显好转。

按：《伤寒论》第 40 条指出"伤寒表不解，心下有水气，干呕，发热而咳……小青龙汤主之"。其中，咳嗽是小青龙汤的重要主治之一。有的咳嗽很难治是中医临床工作者的共识。而清代医家陈修园在《医学实在易》中云："本病无一定之方，然水饮二字，为咳嗽之根。"水饮、异物等刺激气管、支气管引起反射性咳嗽，这是咳嗽的发病机理，也是肺的保护机制。所以，治疗当以祛除痰饮为主，而小青龙汤是治疗痰饮病的代表方。

笔者惯用小青龙汤治疗久咳、反复咳嗽，临床疗效颇佳。笔者临证初期，使用小青龙汤必以咳吐痰饮质稀、色白、量多为依据，随着临床经验的积累，无痰或量少者亦可用之，皆有良效。而且笔者还发现，小青龙汤加减后的疗效并不优于原方，所以，现在治疗咳嗽多以原方取效。

五、厚朴麻黄汤

【原文】

咳而脉浮者，厚朴麻黄汤主之。(《金匮要略·肺痿肺痈咳嗽上气病脉证并治第七》)

【组成】

厚朴五两，麻黄四两，石膏如鸡子大，杏仁半升，半夏半升，干姜二两，细辛二两，小麦一升，五味子半升。

【用法】

上九味，以水一斗二升，先煮小麦熟，去滓，内诸药，煮取三升，温服一升，日三服。

（一）厚朴麻黄汤中各药的作用

1. 厚朴

现行中药学教材认为，厚朴能够平喘，其机理是什么却没能说清。《本经》载本品："味苦温。主中风伤寒，头痛，寒热惊悸，气血痹，死肌，去三虫。"对于厚朴的平喘之功只字未提。

后世本草对厚朴的平喘作用也较少记载，《药性论》谓厚朴主"虚吼"，这可能是与平喘作用的牵强联系。而《本草纲目》载"王好古云（厚朴）主肺气胀满，膨而喘咳"，明确了厚朴具有平喘作用。《得宜本草》亦谓厚朴"得杏仁能下气定喘"。

药理研究发现，厚朴的水提物（主要是厚朴碱）有显著的箭毒样作用，对骨骼肌、心肌、平滑肌均具有松弛作用，对中枢神经有抑制作用。厚朴用量过大可引起呼吸抑制而死亡。

同样，厚朴对气管、支气管平滑肌也具有松弛作用，这是其平喘作用的机理。

除了厚朴麻黄汤用于喘咳外，《伤寒论》桂枝加厚朴杏子汤主治"太阳病，下之，微喘者"，还有"喘家作桂枝汤，加厚朴杏子佳"。可见，张仲景善用厚朴来平喘，就连后世的苏子降气汤也用厚朴来平喘。

读者会问，破伤风出现四肢抽搐、角弓反张，皆为肌肉痉挛所致，那厚朴可以用于破伤风吗？

笔者认为，厚朴的肌松作用可能还远远未达到治疗破伤风的效果。

读者会问，腹部平滑肌痉挛会引起腹痛，张仲景一般选用芍药来缓急止痛，而不选用厚朴，这是为什么？

其答案可能是芍药对腹部的平滑肌"痛觉"选择性较好，所以腹痛一般用芍药；而厚朴对腹部的"痛觉"选择性较差，对腹部"牵拉性"刺激的选择性较好。所以，如果出现急腹症之腹胀者，可以选用较大剂量的厚朴（如大承气汤用厚朴八两），而不选用芍药，这可能就是厚朴的除"满"机理所在。《伤寒论》之厚朴生姜半夏甘草人参汤主治"发汗后，腹胀满者"，厚朴在该方中的作用也是除"胀满"。

2. 麻黄

麻黄在厚朴麻黄汤中的作用是平喘，其机理可以参见"麻黄杏仁甘草石膏汤"。

3. 石膏

单纯从石膏的药理作用机制，很难解释其在方中的作用。只有从中医理论角度才能合理推论。

中医认为，石膏辛甘大寒，具有强大的泻火之力，张仲景常常用半斤乃至一斤，如白虎汤、白虎加人参汤、白虎加桂枝汤等，这三首方中的石膏用量就是一斤，量大能泻火。

而用量如"鸡子大"（相当于四两）者，可以说是用量较小，其作用是除烦，如大青龙汤用石膏"鸡子大一枚"，厚朴麻黄汤亦用石膏"鸡子大一枚"，其作用是除烦。而《金匮要略》之小青龙加石膏汤主治"肺胀，咳而上气，烦躁而喘"，用石膏二两，其烦的程度恐怕不重。

除烦的目的是治疗烦躁不安，那么喘咳的患者会出现烦躁不安吗？

答案是肯定的。

不管是急性呼吸衰竭，还是慢性呼吸衰竭，都要经过 CO_2 潴留阶段，随着 $PaCO_2$ 升高，患者可表现为先兴奋后抑制。兴奋症状包括失眠、烦躁、躁动、夜间失眠而白天嗜睡等。这些兴奋症状就是中医的"烦"，紧急情况下，可以用石膏以"除烦"。但石膏除烦不能从根本上解决患者的通气功能，还需要缓解气管、支气管平滑肌的痉挛（如麻黄），祛除气管、支气管堵塞的痰液（如干姜、细辛、五味子、半夏）等。

4. 杏仁

麻黄汤用杏仁 70 枚，麻杏甘石汤用杏仁 50 枚，而厚朴麻黄汤用杏仁半升。100 枚杏仁大约重 40g，那么杏仁半升重多少克？从《张家礼金匮要略讲稿》一书中得知，杏仁一升大约 122g，那么半升相当于 60g 之多。在《伤寒论》的汤剂当中，厚朴麻黄汤所用杏仁的剂量最大。

为什么用杏仁这么大？

分析原因可能是患者出现了重度哮喘，用杏仁作用于神经中枢以"镇"喘。而哮喘发作的原因是气管、支气管痉挛，痉挛是最需要解决的问题，而祛痰也很有必要。所以，厚朴麻黄汤中厚朴能够松弛气管、支气管平滑肌，麻黄四两（小青龙汤用麻黄三两）能缓解支气管平滑肌痉挛。

可以这么讲，厚朴、麻黄主要用于外周因素（如气管狭窄等）导致的哮喘，而杏仁主要用于中枢神经，这两者的作用环节不同。

5. 半夏、干姜、细辛、五味子

笔者称此四药为"祛痰四大金刚"，它们在厚朴麻黄汤中的作用，可参见"小青龙汤"。

6. 小麦

小麦的作用首先是营养功能，它能提供给人体必要的能量。

而重度哮喘患者不仅喘息费力，食欲也受到影响，甚至食欲全无。不仅食欲差，而且还有可能会出现腹胀，这是应用厚朴的第二个指征。

哮喘发作时，平喘为第一要招，而平喘药麻黄不能空腹服，需要营养物质以果腹，以便供给麻黄代谢所需的物质能量，这可能是使用小麦的原因。

（二）厚朴麻黄汤的作用

1. 解痉平喘

急则治其标。哮喘发作时，平喘为第一要务。

方中厚朴能够松弛气管、支气管平滑肌而起解痉平喘作用；麻黄为拟肾上腺素药，具有显著的松弛气管、支气管平滑肌作用。两药为周围性平滑肌松弛药。而杏仁所含的苦杏仁苷对呼吸中枢，尤其是咳嗽中枢具有抑制作用，为中枢性呼吸抑制药。

2. 祛除痰饮

干姜、细辛、五味子，都能够抗过敏，减少痰的生成，减轻气管、支气管的堵塞，对于维持气管、支气管通畅以及维持肺的换气功能都具有十分重要的作用。半夏能够燥湿化痰，使痰的分泌减少，这是临床事实。

细心的读者会问，小青龙汤里面也含干姜、细辛、五味子、半夏，那厚朴麻黄汤与小青龙汤该如何区别使用？

的确，小青龙汤证也会出现喘，但喘的程度没有厚朴麻黄汤证重。厚朴麻黄汤不仅用了拟肾上腺素药麻黄，还有具有直接肌松作用的厚朴，再加上对呼吸中枢有抑制作用的杏仁，所以其平喘的作用非常强大，这是小青龙汤无法比拟的。

还有，小青龙汤偏于治咳，而厚朴麻黄汤重在平喘。

3. 其他作用

石膏能够除烦，小麦能够提供机体代谢所需要的大量物质与能量。

（三）厚朴麻黄汤的应用

1. 重度喘息

哮喘，相当于中医的喘证，是一种常见的慢性炎症性气道疾病，世界范围内有 3 亿左右人口已经受到此病的困扰，预计到 2025 年受喘息疾病影响的人数还会增加三分之一左右。喘息患者的气道可逆性阻塞和气道高反应性会引起喘息、咳嗽、胸闷和呼吸困难等症状，这些症状是喘息患者的主要临床表现，与喘息患者的气道可逆性阻塞和气道高反应性呈明显正相关性。

重度喘息的表现有反复发作喘息、气急、胸闷、咳嗽或咳痰，多与接触变应原、冷空气、物理刺激、化学性刺激、病毒性上呼吸道感染、过度运动等有关；发作时在双肺可闻及散在或弥漫性的以呼气相为主的哮鸣音，呼气相延长。以上症状在经治疗后可缓解。

这是从西医角度来分析的。

然而，重度喘息有寒者，有热者，有痰者，有瘀者，从中医的角度该如何分析？

厚朴麻黄汤中虽然石膏的用量不算大，用于除烦。所以，该方清热的作用并不强，厚朴麻黄汤一般不用于肺热明显者，若见吐痰黄稠、舌红苔黄者，该方一般不宜用。虽然患者出现胸闷、憋气等，属于"胸胁苦满"的范畴，但因为方中没有柴胡、黄芩等，所以此处的胸闷显然不是"少阳病"的范围。

再从厚朴麻黄汤的组成来分析，干姜、细辛、五味子、半夏等一般用于寒痰或湿痰，所以，厚朴麻黄汤是用于治疗痰饮壅肺所致的重度哮喘。

2. 哮喘持续状态

哮喘持续状态指的是常规治疗无效的严重哮喘发作，持续时间一般在12小时以上。哮喘持续状态并不是一个独立的哮喘类型，而是此过程的病理生理改变比较严重，如果对其严重性估计不足或治疗措施不当，常有死亡的危险。死于哮喘的尸检资料表明，最显著的异常是肺的过度膨胀，此乃弥漫的气道阻塞引起空气滞留所致。

是什么原因导致空气滞留？

答案非常明显，那就是气管、支气管痉挛或狭窄，所以首先要解决气管、支气管通气问题，必须解痉，而笔者认为厚朴麻黄汤是解痉平喘最强的处方。

当然，厚朴麻黄汤所治的哮喘持续状态是寒饮所致，而不是痰热或者瘀热或是其他病因。

西药会用异丙肾上腺素（或沙丁胺醇）或者糖皮质激素直接雾化吸入，不仅能够抗过敏，而且能够直接松弛气管、支气管平滑肌。而中医既没有成分提纯，也没有雾化吸入，只能给予中药处方口服治疗。

所以，哮喘持续者，看中医的少，大多去西医院求治了。

（四）厚朴麻黄汤的配伍

1. 厚朴麻黄汤为什么不用甘草

哮喘重度发作时，影响到肺功能，使右心室的后负荷增加，导致右心房的回流受阻，可能出现下肢水肿。而甘草有盐皮质激素样作用，能够保钠排钾，可加重水钠潴留，故厚朴麻黄汤不用甘草。

2. 厚朴麻黄汤为什么不用芍药，而用厚朴

小青龙汤平喘有芍药，而厚朴麻黄汤平喘用厚朴，那厚朴麻黄汤为什么不用芍药呢？

由于肺的通气功能受阻，重度哮喘患者会出现代谢性酸中毒。纠正酸中毒需要碱，厚朴的煎液中含厚朴碱，麻黄的煎液中含麻黄碱，都是碱性物质，进入机体后可纠正酸中毒。所以，厚朴麻黄汤用厚朴。

芍药含芍药苷，芍药苷不是碱，在酸性环境中较稳定，而在碱性环境中不稳定，说明芍药苷呈酸性或弱酸性。虽然芍药也能够缓解气管、支气管平滑肌痉挛，但由于不能中和体内过多的酸，反而使酸性成分增加，对于代谢性酸中毒的重度哮喘不利，所以厚朴麻黄汤不用芍药。

（五）医案举例

笔者生于 1970 年，大约 20 年前患过敏性鼻炎，多于春秋两季发作，时发时止，近年来愈发愈稀，有痊愈倾向。

四五年前，过敏性哮喘开始发作，起初并不严重，1 年当中发作三两次，严重时吃中药控制，不严重时大多能自行缓解。2016 年冬月，哮喘发作频繁，多于夜间 7 点至次日 3 点起病，发作时胸闷憋气，有痰难咯，端坐呼吸，严重影响睡眠，无汗，口不苦、不干，纳食正常，二便调，舌苔较厚腻。处以厚朴麻黄汤原方，发作时服，大多能于 1 小时之内缓解。

为防治哮喘发作，于 2019 年 9 月 2 日处以厚朴麻黄汤原方：制厚朴 15g，麻黄 12g，生石膏 20g，姜半夏 10g，干姜 6g，细辛 6g，淮小麦 10g，醋五味子 6g，苦杏仁 12g。10 剂，共 20 包，颗粒剂，饭后或必要时服。

10 月、11 月、12 月，各发作过两三次，服药后半小时内能够缓解，屡试屡效。其间，如果有出差、学习等活动，厚朴麻黄汤便不离身，以防止哮喘发作。

2020 年 7 月末至 8 月初，白天偶有发作之倾向，时感胸闷憋气，但不严重，可能是家居阴暗之地，遇到这种情况，便出去走走，大约半小时汗出后，胸闷即能完全缓解，是故未曾服药。

9 月 17 日，晚上 8 点多，突感胸闷憋气，时有咳嗽，无痰。大事不妙，感觉哮喘又要发作，急忙冲服厚朴麻黄汤 1 包，半小时左右缓解，但夜间 12 点才睡觉，麻黄具有兴奋性故也。

至 2020 年 10 月 24 日，厚朴麻黄汤还剩 9 包。

此处的感悟有三点：

一是体验到了麻黄的兴奋性。麻黄含麻黄碱，具有肾上腺激素样作用，能够兴奋中枢，有时可导致失眠。

二是哮喘为什么在夜间容易发作？到了夜间，交感神经抑制，副交感神经兴奋，则人体的血压下降，心跳减缓，气管、支气管平滑肌抑制，气道的阻力增加，故哮喘容易发作。

三是厚朴麻黄汤治喘，不必加减，原方就很管用。

六、射干麻黄汤

【原文】

咳而上气，喉中水鸡声，射干麻黄汤主之。(《金匮要略·肺痿肺痈咳嗽上气病脉证并治第七》)

【组成】射干三两，麻黄四两，生姜四两，细辛、紫菀、款冬花各三两，五味子半升，大枣七枚，半夏半升。

【用法】上九味，以水一斗二升，先煮麻黄两沸，去上沫，内诸药，煮取三升，分温三服。

（一）射干麻黄汤中各药的作用

1. 射干

射干首载于《本经》:"味苦平。主咳逆上气，喉痹咽痛，不得消息。""咳逆上气"即咳嗽喘息，"喉痹咽痛"是指咽喉疼痛，"不得消息"是指因气喘而呼吸不顺。

《名医别录》谓之能疗"咳唾"，《药性论》以之治"喉痹水浆不入"，《日华子本草》载之能"消痰"，《滇南本草》云之能治"咽喉肿痛，咽闭喉风"，《医学入门》谓之能治"肺气喘嗽，咳逆上气"。

分析以上诸家所言，射干的主治没有超出两个方面，一个是咳、痰、喘，一个是喉痹。

痹者，闭也。关闭不通谓之痹，不通则痛。所以，喉痹是以咽部红肿疼痛，或干燥，或异物感，或咽痒不适，或吞咽不利等为主要临床表现。

咽喉发炎（即喉痹），其分泌物增多，刺激咽喉而发生咳嗽、咳痰。咽喉部过敏或发生急性炎症时，可发生喉头水肿，导致通气不畅而引发哮喘。

可见，咳、痰、喘与喉痹不是孤立的，而是相互联系的。

咳嗽反射是人体很常见也很重要的防御性反射机制。该感受器位于喉、气管和支气管的黏膜。二级支气管以上部位的感受器对机械刺激敏感，二级支气管以下部位对化学刺激敏感。

而原文"喉中水鸡声"，说明病变部位在喉或以下，对机械刺激较敏感，所以基本上判定喘息系痰液堵塞所致。痰液堵塞气管、支气管，则会出现"咳而上气"，即喘息。痰液堵塞在喉部，则会出现"喉中水鸡声"。

所以，原文提示我们治疗的重点在于祛痰。

药理研究发现，射干提取物能够增加小鼠气管酚红排泌量，具有明显的止咳祛痰作用，为射干治疗痰涎阻塞咽喉而出现"喉中水鸡声"与"咳而上气"提供了药理依据。

2. 紫菀

紫菀，首载于《本经》，主"咳逆上气，胸中寒热，结气"，《伤寒杂病论》较少应用。

《日华子本草》谓之能"消痰"，《新修本草》用之治"气喘"，《本草再新》谓本品"润肺下气，寒痰及虚喘者宜之"。

萜类是紫菀化痰止咳的主要活性成分，药理研究显示，紫菀水煎液可明显增加小鼠呼吸道的酚红排泄量，提示紫菀具有显著的祛痰作用。推测其祛痰机制是紫菀所含的皂苷刺激胃黏膜感受器，反射性地兴奋迷走神经中枢，促进气管、支气管分泌，使痰液变稀而易于排出。

3. 款冬花

款冬花，始载于《本经》："味辛温，主咳逆上气，善喘，喉痹。"其主"喉痹"的作用与射干基本相同。

《名医别录》谓之主"喘息呼吸"，《药性论》认为其"主疗肺气心促急，热乏劳咳，连连不绝，涕唾稠粘"，《日华子本草》用之"消痰止嗽"，《医学启源》谓之"温肺止咳"，《本草蒙筌》认为其能"润肺泻火邪，下气定喘促"。以上本草的论述都与咳痰喘有关，都属于肺系疾病。

药理研究表明，款冬花的有效成分生物碱、黄酮、萜、皂苷类化合物，具有镇咳作用。而对于小鼠的酚红排泄量没有影响，说明本品不具有祛痰作用。款冬花的这种作用有可能与半夏的作用类似，即能够减少气管、支气管的分泌，其化痰作用通过小鼠的酚红排泄实验无法证实。

中医认为，紫菀、款冬花是常用的化痰止咳药对，二者的区别在于，前者偏于祛痰，后者偏于止咳。

4. 生姜

从原文"咳而上气，喉中水鸡声"来看，患者一定出现喘促急迫，此时肺功能不足而膈肌下移，向下压迫胃肠，患者的食欲一定不佳，生姜能够开胃，此为其一；生姜能降胃气，止呕吐，此为其二；药理研究发现，生姜能够止咳，这与原文中的"咳"相对应，此为其三。

5. 大枣

麻黄汤不用大枣，桂枝汤用大枣十二枚，而本方用大枣七枚。

这里面有两个问题，一个是为什么必须用大枣？另一个是为什么大枣用量不能大？

麻黄不能空腹服，而"咳而上气，喉中水鸡声"的患者大部分因食欲不佳而处于空腹状态，此时必须配伍一定的"能量合剂"即大枣以提供给麻黄代谢所需要的能量。

但考虑到大枣量大而容易产生腻滞，所以其用量一定不能大。待喘平息定后，患者的胃口逐渐恢复，再配伍大剂量大枣（如十二枚）、生姜以调和胃气。

6. 麻黄

在射干麻黄汤中的作用是平喘，其机理可以参见"麻黄杏仁甘草石膏汤"。

7. 半夏、细辛、五味子

半夏、细辛、五味子在射干麻黄汤中的作用可参见"小青龙汤"。

（二）射干麻黄汤的作用

1. 祛痰

"喉中水鸡声"的发作是痰饮阻滞、气机上逆所致，治疗当以祛痰为要。方中射干、紫菀、款冬花、五味子等四味药都具有祛痰作用，而细辛、五味子能够减少痰的生成。射干麻黄汤的组成共九味，而此六味都能够祛痰，"急则治其标"，充分体现了张仲景善抓主要矛盾的特点。

2. 平喘

痰饮阻滞，气机上逆，发为"咳逆上气"即咳喘。可以说，痰阻是本，而咳喘是标。治痰是治本，平喘是治标。治痰的同时，降逆平喘，即为标本兼治。方中麻黄用量较大，为四两，具有肾上腺素样作用，能够显著缓解气管、支气管平滑肌痉挛而平喘。

生姜、大枣能够调和胃气，以提供给麻黄发挥作用所需要的能量。

射干麻黄汤的动物实验表明，此方有镇咳、祛痰、平喘等作用。射干麻黄汤能促进酚红分泌入支气管，分析其祛痰作用是通过增加呼吸道分泌，并促进痰液排出。其平喘作用当是麻黄所含的麻黄碱对平滑肌的松弛作用所致，并可对抗乙酰胆碱引起的平滑肌收缩。这为射干麻黄汤治疗痰阻气逆之咳喘提供了药理依据。

（三）射干麻黄汤的应用

射干麻黄汤是呼吸系统疾病的专方，其适应证比较单一，为痰阻咳喘证，重点在喘。

1. 痰阻

表现为痰声辘辘，或如拽锯，其痰色白，或有泡沫，质地黏稠，难以咯出。多伴食欲下降，或有恶心，腹部多胀满。或因右心功能下降而下肢水肿，或因血液循环不佳而面色多青灰，大多没有光泽，至少不红润。有的患者表现为虚浮貌或浮肿貌。

2. 喘息

胸闷喘憋为主，咳嗽不甚，呼吸多急促，病情甚者可呈端坐呼吸，因痰阻气道而表现为"喉中水鸡声"，胸膈满闷不畅快。因通气和（或）换气功能不佳而缺氧，表现为口唇发绀。天气寒冷或受寒则容易发病。怕冷，但一般不发热。

（四）射干麻黄汤的使用注意

1. 为什么不用杏仁

射干麻黄汤与厚朴麻黄汤均能治喘，厚朴麻黄汤用杏仁以平喘，那射干麻黄汤为什么不用杏仁？

虽然两方均能治喘，但射干麻黄汤偏于治哮，痰涎在喉，喘鸣迫塞，以祛痰为治疗重点，杏仁无祛痰作用，故不用之；而厚朴麻黄汤偏于平喘，杏仁能够平喘，故加之。

2. 治标之品，中病即止

射干麻黄汤对于缓解痰饮阻滞所致的咳喘具有明显的治疗作用，待痰饮祛、咳喘止，则停用之，因而射干麻黄汤属于治标之品。

若要减少哮喘的发作次数，须在哮喘未发作时，注意人体阳气的培补与"生痰之源"即脾的调养，这个过程可能会持续较长时间。现实中有很多人做不到坚持，病情一缓解就停止治疗了，这为以后复发留下了隐患。

（五）医案举例

射干麻黄汤治哮喘案

冯仕觉，七月廿一日，自去年初冬始病咳逆，倚息，吐涎沫。今诊得两脉浮弦而大，舌苔腻，喘息时胸部间作水鸣之声。肺气不得流畅，当无可疑。昔人以麻黄为定喘要药，今拟用射干麻黄汤。射干四钱，净麻黄三钱，款冬花三钱，紫菀三钱，北细辛二钱，制半夏三钱，五味子二钱，生姜三片，红枣七枚，生远志四钱，桔梗五钱。拙巢注愈。

（曹颖甫.经方实验录.上海：上海科学技术出版社，1978：51.）

第三章 柴胡类方

第一节 柴胡

一、概说

柴胡为伞形科多年生草本植物柴胡或狭叶柴胡的干燥根，按其性状不同，分为北柴胡与南柴胡，均以条粗壮、须根少者为佳。中医认为柴胡有三个功效，都以生用入药；醋炙用，则长于疏肝解郁。

柴胡首载于《本经》："主心腹，去肠胃中结气，饮食积聚，寒热邪气，推陈致新，久服轻身，明目益精。""结"者，不通是也。而柴胡能够疏肝理气，畅达气机，故谓之"主肠胃中结气"。

柴胡以根入药，在本草古籍中多以"茈胡"为正名。《本草纲目》解释说："茈字有柴、紫二音。茈姜、茈草之茈皆音紫，茈胡之茈音柴。柴胡生山中，嫩者可茹，老则采而为柴……而根名柴胡也。"

与根相比，其地上部分的质地相对轻薄。明清以来，擅治温病的南方医家用药轻灵，受"柴胡劫肝阴"之影响，多不用根，而用其苗，故名柴胡苗。现在药房亦有根、苗同供者，然苗的疗效远不及根。所以，现行药典规定，柴胡苗不入药。无论是北柴胡，还是南柴胡，根为通用正品。

二、作用

柴胡的主要成分是柴胡皂苷与挥发油，《伤寒杂病论》运用柴胡用量超大，如小柴胡汤、大柴胡汤所用柴胡往往达半斤（120g）之多，柴胡一般先煎，先煎、久煎容易损失挥发油，所以笔者大胆推测，挥发油不是柴胡的有效成分，而起主要作用的应该是柴胡皂苷。药理研究发现，柴胡皂苷具有良好的抗炎、抗病毒、抗感染等作用，可广泛用于人体各部分的炎症，包括无菌性炎症与病原体感染。

（一）抗病毒治感冒

《本经》载柴胡主"寒热邪气"，《名医别录》以之"除伤寒心下烦热"，《药性论》谓之"主时疾内外热不解"，《日华子本草》主"天行温疾"，《珍珠囊》谓"去往来寒热，胆痹，非柴胡梢子不能除"，《伤寒论》之小柴胡汤重用柴胡治疗寒热往来。

药理研究发现，柴胡具有良好的抗病毒、抗菌等作用。体外试验证明，柴胡对溶血性链球菌、金黄色葡萄球菌、霍乱弧菌、结核杆菌等有一定的抑制作用；对流感病毒有较强的抑制作用。柴胡注射液治疗单纯疱疹病毒性角膜炎有效。

20世纪90年代，对于外感发热者，临床常用复方柴胡注射液肌内注射以退热，这表明柴胡具有退热之功。柴胡苦辛微寒，并非适用于所有的外感发热，用于治疗风热感冒之发热最宜。

那么如何判定属风寒感冒还是风热感冒呢？

笔者认为主要依据是查患者的咽喉，如果患者有咽痛或咽干，同时检查其咽见红、肿明显，说明扁桃体发炎。不管是流清涕、白涕，还是流黄浊涕，一定要用柴胡剂。为了方便患者服用，笔者一般选用小柴胡颗粒，根据患者年龄、体重等不同情况，每次处方2～4包，开水冲泡，稍温速服，药后盖被发汗，患者在2个小时之内往往汗出热退，而且多不反弹。一定要注意，量小效果不显，量大方能退热。有时为了增强发汗作用，加用扑热息痛（对乙酰氨基酚）1～2片，发汗更容易，退热效果更好。

中药配方的疗效更佳，柴胡的用量也必须要大，至少30g，最大可用至60g。配方比较简单，柴胡30～50g，黄芩10～20g，连翘20～30g，栀子10～20g，甘草5～10g。水煎服，只要对症，服药1剂即可退热、除咽痛，再剂巩固。

柴胡为什么能够退热？究其原因在于柴胡中的柴胡皂苷具有良好的抗菌消炎作用，能够消除扁桃体的炎症，也就是能够清除感染病灶；再就是柴胡皂苷还能够治疗病毒感染引起的毒血症。

（二）抑制炎症治瘿病

甲状腺疾病主要包括甲状腺功能亢进症、急慢性甲状腺炎、甲状腺囊肿、甲状腺结节、甲状腺癌等，当然也包括甲状腺功能减退（甲减），但柴胡一般不用于甲减。其中，80%以上的甲亢是由 Graves 病引起的，Graves 病又称毒性弥漫性甲状腺肿，是一种自身免疫相关性疾病，临床表现并不限于甲状腺，而是一种多系统的综合征，包括高代谢症候群、弥漫性甲状腺肿、Graves 眼病等。

除甲状腺肿瘤外，甲状腺其他的疾病都伴有不同程度的甲状腺肿大，也就是说都伴有不同程度的炎症，而柴胡在治疗各种甲状腺疾病时的使用率非常高，说明柴胡有助于消除甲状腺的炎症。这种炎症，不管是自身免疫性炎症（如 Graves 病），还是非自身免疫性炎症（如甲状腺炎），都可以用柴胡。于是，笔者大胆推测，柴胡不仅能够抑制炎症，还能够参与免疫调节。药理研究表明，柴胡多糖能促进机体的免疫功能。众所周知，柴胡类方是中医临床广泛使用的免疫调节剂，这与笔者的推测不谋而合。

从中医角度来讲，甲状腺位于颈部两侧，为肝胆经的循行部位，属于"柴胡带"的范畴，这是甲状腺疾病使用柴胡的依据。还有，甲状腺疾病与患者的情绪有着密不可分的关系，这也是使用柴胡的重要依据。

甲亢的主要临床表现为怕热，汗出，口干口渴，多食易饥，体重减轻，心悸，失眠，情绪容易激动，甚至焦虑，心跳加快等。检查可见甲状腺弥漫性肿大、双眼突出、手抖、多汗等。其证属少阳阳明合病，小柴胡汤合白虎汤治疗甲亢的有效率很高。

（三）抗炎治乳腺增生

乳腺增生是指乳腺上皮和纤维组织增生，内分泌激素失调是发病主因。乳腺增生是成年女性最常见的乳房疾病，其发病率占乳腺疾病的首位。据调查，70%～80%的女性都有不同程度的乳腺增生，多见于 25～45 岁的女性。男性也有乳腺增生，只不过发病率极低。

在不同年龄阶段，乳腺增生表现为不同的特点。未婚女性、已婚未育的妇女，主要表现为乳腺胀痛，可同时累及双侧，但多以单侧偏重；月经前乳房胀痛明显，乳房有弥漫性结节感，可伴有触痛，月经过后胀痛即可减轻并逐渐停止，下次月经来前疼痛再度出现，月节律明显。35 岁以上的妇女主要表现为乳腺肿块、乳房胀痛和轻度触痛，且与月经周期无关。这些乳腺增生大多属于良性增生。其中，症状较重者，大多为体形偏瘦、烦躁易怒者，同时还常伴四肢冷，这些人的脾气很大，都属于柴胡体质（参见黄煌教授的《张仲景 50 味药证》）。

柴胡为疏肝解郁第一品药，历代医家极为重视，是治疗乳房胀痛（乳腺增生）的要药。那么，柴胡疏肝解郁的机理是什么呢？笔者认为是抑制炎症。因为，乳腺增生即乳腺发生慢性肿胀性炎症，想必柴胡对乳腺慢性肿胀性炎症有特异针对性，肯定能够抑制局部炎症，所以，乳房胀痛首先要考虑用柴胡，这是其疏肝解郁的药理学依据，四逆散、逍遥散、柴胡疏肝散均以柴胡为主药，都是治疗乳房胀痛的有效名方。

（四）抗感染治急、慢性胆囊炎，胆结石

胆囊位于人体右胁，属于肝经、胆经的循行部位，胆囊的炎症、结石、异物等，往往引起右胁胀痛，或放射至右后肩背，同时，胆囊部位有明显的压痛，为墨菲征阳性，属于中医胸胁苦满征的范围。而《伤寒论》之大柴胡汤、小柴胡汤是治疗胸胁苦满的有效名方。大柴胡汤重用柴胡，主治"呕不止，心下急，郁郁微烦"，治疗急性与慢性胆囊炎、胆结石最为常用。小柴胡汤重用柴胡，主治"往来寒热，胸胁苦满，嘿嘿不欲饮食，心烦喜呕"，相当于急性胆囊炎或慢性胆囊炎急性发作。

从中医理论来分析，胆囊位于肝胆经的循行部位，柴胡能够理气解郁而退热，主治以胀痛为主，同时伴有口苦、胸胁苦满的胆囊炎、胆结石等，这也符合中医之理。

大柴胡汤、小柴胡汤是治疗急性与慢性胆囊炎、胆结石的千古名方，为历代医家所验证，其疗效已不容置疑。关键是大柴胡汤、小柴胡汤均重用了柴胡达半斤之多，相当于 120g，其抗炎作用非常明确，其利胆之功对胆囊炎、胆结石也有积极的治疗作用。现代人往往认定柴胡是药，用药一定要慎重，不敢用如此大的剂量。只要用药得当，短期内用量大又何妨呢。

（五）抗炎、抗病毒治急、慢性肝炎

肝炎是指由病毒、细菌、寄生虫、化学毒物、药物、酒精、自身免疫等多种致病因素使肝细胞受到破坏、肝功能受损所导致的一类疾病。通常我们所说的肝炎，大多是指肝炎病毒引起的病毒性肝炎。

药理研究发现，柴胡具有显著的保肝、降血脂、利胆等作用。柴胡保肝的作用机理，被认为是柴胡皂苷对生物膜直接保护作用的结果，也有人认为与肾上腺分泌糖皮质激素有关。柴胡皂苷肌内注射能使实验性高脂血症动物的胆固醇、甘油三酯和磷脂水平降低，其中以甘油三酯降低尤为显著。柴胡还具有明显的利胆作用，能使实验动物的胆汁排出量增加，使胆汁中胆酸、胆色素和胆固醇的浓度降低。这些药理实验都为柴胡治疗急、慢性肝炎提供了理论依据。

病毒性肝炎患者大多伴有黄疸，系肝细胞性黄疸，是指肝细胞因病毒感染而受损，摄取、结合以及排泄胆红素发生障碍，使胆红素在血中蓄积而导致黄疸。柴胡既能抗炎、抗病毒，又能调节免疫，还能利胆，用柴胡治疗黄疸型肝炎可谓"一石三鸟"之用也。

从临床表现来看，无论是急性肝炎，还是慢性肝炎，都会出现右胁部隐痛或胀痛，这是肝气郁滞的表现，也是应用柴胡的指征。肝炎患者的食欲减退，尤其厌油腻，此为《伤寒论》"嘿嘿不欲饮食"。肝炎患者往往有不同程度的口苦，这是《伤寒论》少阳病之提纲证"少阳之为病，口苦，咽干，目眩也"，而治疗少阳病的主药则为柴胡，《滇南本草》谓柴胡"行肝经逆结之气，止左胁肝气疼痛"是也。

（六）抗炎、抗感染治急、慢性胰腺炎

急性胰腺炎多由暴饮暴食、胆石症、高脂血症等多种病因导致，其病理机制是胰酶在胰腺内被激活后引起胰腺组织自身消化、水肿、出血甚至坏死的炎症反应，以发热、急性上腹痛、恶心、呕吐、便闭等为主要临床表现。病变程度轻重不等，轻者以胰腺水肿为主，临床多见，病情多呈自限性，预后良好，又称为轻症急性胰腺炎。少数胰腺炎有出血坏死，并常继发感染、腹膜炎、休克等，病死率高，称为重症胰腺炎。

慢性胰腺炎则主要表现为上腹部反复发作性疼痛，起始于中上腹，也可偏重于右上腹或左上腹，放射至背部，累及全胰则呈腰带状向腰背部放射痛，常伴有恶心、呕吐、便闭或大便不成形等。

总之，急性与慢性胰腺炎的特征表现均为上腹部剧烈疼痛，而且压痛明显，与《金匮要略》"按之心下满痛者，此为实也，当下之，宜大柴胡汤"之记载极为相似，可以说，大柴胡汤是治疗急、慢性胰腺炎之高效方。药理研究显示，柴胡皂苷除了具有显著的抗炎作用外，还有抑制胰蛋白酶活性等作用，这为柴胡治疗急、慢性胰腺炎提供了药理依据。

（七）治疗以口苦为主要表现的病证

《伤寒论》第263条指出："少阳之为病，口苦，咽干，目眩也。"其中，口苦是伤寒少阳病之第一症状，而口苦常见的原因大致有两方面。一是胆汁反流，反流的碱性胆汁刺激舌面导致口苦，当然也有的胆汁反流性胃炎、食管炎的患者并不口苦；二是血中胆红素水平升高，轻度的胆红素升高或者胆红素虽在正常范围，但基础胆红素水平高，也会出现口苦。这是西医有关口苦发病的病理机制。

临床研究发现，患者在抑郁或心情糟糕时经常口苦，这是因为不良情绪影响了胆汁的排泄功能。患者在抑郁、焦虑、烦躁时，胆小管、小叶间胆管等受情绪影响而挛缩，胆红素的代谢、排泄失常，使多余的胆红素流向血液，血中的胆红素升高，所以，患者常常感到口苦。从中医来讲，口苦实际上是肝气郁滞的一种表现。

总之，口苦的原因总与"肝胆"相关，要么胆汁反流，要么胆红素升高，而柴胡具有保肝、利胆、抗炎等作用。

临床上，凡抑郁、失眠、甲状腺疾病、乳腺增生、胃炎、胆囊炎、肝炎等疾病一旦见到口苦的表现，使用柴胡剂治疗大多有效，根据辨证情况，当处以大柴胡汤、柴胡加龙骨牡蛎汤、四逆散、柴胡桂枝干姜汤等不同处方。

总之，柴胡为少阳病之主药，而少阳经的循行部位在人体的两侧，包括头两侧、颈部、胸胁部、腹股沟等，黄煌教授称之为"柴胡带"，凡发生于该部位的疾病，用柴胡类方多能取效。

就柴胡的适应证而言，口苦、咽干、寒热往来、胸胁苦满、嘿嘿不欲饮食、心烦喜呕等，皆为其主要适应证。然则其最佳适应证究竟为何？

《药征》载："《本草纲目》柴胡部中，往往以往来寒热为其主治也。夫世所谓疟疾，其寒热往来也剧矣，而有用柴胡而治也者，亦有不治也者。于是质之仲景氏之书，其用柴胡也，无不有胸胁苦满之证。今乃施诸胸胁苦满，而寒热往来者，其应犹响之于声，非直疟也，百疾皆然，无胸胁苦满证者，则用之无效焉。然则柴胡之所主治，不在彼而在此。"

可见，《药征》认为胸胁苦满是使用柴胡的必见症。

胸胁苦满，是患者胸胁部满闷感、胀满感、不适感，也就是胸胁满闷。一是自觉症状，即患者自觉从胸到两胁有胀满感、胸闷感，甚至胀痛感，常表现为胸闷，深吸气方觉舒适或常常叹气；二是他觉症状，即体征，医生用手沿肋骨弓下缘向胸腔内按压，指端有抵抗感，患者也诉说有疼痛感或不适感。

为什么会出现胸胁苦满？这是局部炎症给患者带来的不适反应，如乳腺增生，局部病理呈炎症、结节或水肿等，患者常感到乳房发胀，或胀痛，或刺痛；肝炎、胆囊炎、胰腺炎、胃炎等患者，常表现为两胁肋部、胃脘部胀满不适或疼痛，用手按压会增加不适感乃至疼痛，这些都是炎症的表现。

总之，胸胁苦满是局部炎症的表现。因为柴胡对这些部位的炎症具有较强的针对性，能够减轻或消除这些部位的炎症，所以胸胁苦满是柴胡的使用指征。

三、用量

柴胡使用多煎服，用量 10 ～ 60g。若作丸散剂用，每次 3 ～ 5g，方如四逆散。

临床应用柴胡时，笔者大致有两个剂量阶段。治疗风热感冒出现高热时宜用大剂量，通常在 30g 以上，有时多达 60g，量大退热力强；疏肝解郁时，多用中等剂量，在 10 ～ 20g。

《伤寒杂病论》用柴胡半斤（相当于 120g），说明这个剂量比较安全，笔者没有用过，也没有必要用如此大的剂量。

四、使用注意

有学者认为柴胡能伤肝阴，源于"柴胡劫肝阴"之说，该说法首见于明代医家张鹤腾的《伤暑全书》序言中，对清代叶天士、吴鞠通等人的影响很大，在现代业医者当中传播也很广。但从《伤寒杂病论》应用柴胡的剂量，以及结合笔者应用柴胡的经验来讲，此说有待商榷。

第二节 类方

以柴胡为主组成的经方就是柴胡类方，如小柴胡汤、大柴胡汤、四逆散、柴胡桂枝干姜汤、柴胡桂枝汤、柴胡加龙骨牡蛎汤、柴胡加芒硝汤等，后世所用的柴胡类方也较多，如柴胡疏肝散、逍遥散等。其中，我们要讨论的经方有小柴胡汤、大柴胡汤、柴胡桂枝干姜汤、柴胡加龙骨牡蛎汤和四逆散。

一、小柴胡汤

【原文】

小柴胡汤的原文以及与小柴胡汤相关的原文比较多，兹就重点条文摘录如下。

1. 伤寒五六日，中风，往来寒热，胸胁苦满，嘿嘿不欲饮食，心烦喜呕，或胸中烦而不呕，或渴，或腹中痛，或胁下痞硬，或心下悸、小便不利，或不渴、身有微热，或咳者，小柴胡汤主之。（96）

2. 伤寒中风，有柴胡证，但见一证便是，不必悉具。凡柴胡汤病证而下之，若柴胡证不罢者，复与柴胡汤，必蒸蒸而振，却复发热汗出而解。（101）

3. 妇人中风，七八日续得寒热，发作有时，经水适断者，此为热入血室，其血必结，故使如疟状，发作有时，小柴胡汤主之。（144）

4. 呕而发热者，小柴胡汤主之。（379）（《金匮要略·呕吐哕下利病脉证治第十七》）

5. 少阳之为病，口苦，咽干，目眩也。（263）

【组成】

柴胡半斤，黄芩三两，人参三两，半夏半升（洗），甘草三两（炙），生姜三两（切），大枣十二枚（掰）。

【用法】

上七味，以水一斗二升，煮取六升，去滓，再煎，取三升，温服一升，日三服。若胸中烦而不呕者，去半夏、人参，加栝楼实一枚。若渴，去半夏，加人参合前成四两半，栝楼根四两。若腹中痛者，去黄芩，加芍药三两。若胁下痞硬，去大枣，加牡蛎四两。若心下悸、小便不利者，去黄芩，加茯苓四两。若不渴、外有微热者，去人参，加桂枝三两，温覆微汗愈。若咳者，去人参、大枣、生姜，加五味子半升，干姜二两。

（一）小柴胡汤中各药的作用

1. 柴胡

（1）抗病毒：柴胡的抗病毒作用包括抗感冒病毒和抗肝炎病毒两种作用。

柴胡的抗感冒病毒作用在古籍本草有相似的记载，如《本经》载柴胡主"寒热邪气"，《名医别录》以之"除伤寒"，《药性论》谓之"主时疫内外热不解"，《日华子本草》认为本品能治"天行温疾"，《珍珠囊》载之能"去往来寒热"，《滇南本草》认为柴胡乃"伤寒发汗解表要药"。

柴胡不仅对流感病毒有较强的抑制作用，药理研究发现，柴胡还有对抗肝炎病毒引起细胞病变的作用。另外，柴胡有保肝作用，对防止肝炎病毒的入侵能发挥一定作用。

（2）抗炎：柴胡对以组织胺、醋酸等致炎剂引起的正常大鼠和去肾上腺大鼠的足跖和踝关节肿胀均有明显的抑制作用，并能抑制白细胞游走、棉球肉芽肿的增生，还可抑制致炎物组织胺的释放。

柴胡皂苷具有显著的抗炎作用，但其抗炎作用机制较为复杂，除柴胡皂苷能兴奋垂体前叶分泌促肾上腺皮质激素、刺激肾上腺引起皮质激素的合成和分泌外，对炎症过程的诸多环节如渗出、毛细血管通透增加、炎症介质的释放、结缔组织增生都有一定的抑制作用。

（3）抗感染：病原体感染包括病毒感染、细菌感染、支原体感染、衣原体感染等。其中，柴胡皂苷对多种病毒、细菌均有抑制作用，这是其抗感染的药理学基础。柴胡对于急性扁桃体炎、急性胆囊炎、肝炎、流感，均有治疗作用。其抗感染的适用范围较广，但总不离"柴胡带"。

2. 黄芩

黄芩为《本经》中品，"味苦平。主诸热，黄疸，肠澼，泄利"。"诸热"可能由细菌性感染或病毒性感染所致，胃肠道、呼吸道感染患者可出现体温上升；"黄疸"，一般指肝炎病毒感染所致的肝细胞性黄疸；"肠澼，泄利"，指胃肠道感染。所以，黄芩首先用于感染性疾病如肠道感染、胆道感染、呼吸道感染等，当然体表感染也可以用黄芩。

《名医别录》用黄芩"疗痰热""小腹绞痛"等，《药性论》以之治疗"肠胃不利"，《日华子本草》谓之"主天行热疾，疗疮，排脓，治乳痈发背"，《本草纲目》用之疗"火咳肺痿喉腥"。以上本草古籍所论述的也是黄芩的抗感染作用。

结合柴胡的作用来分析，"柴胡带"部位的疾病可以选用柴胡，也可以用黄芩进行抗感染治疗，柴胡与黄芩是抗感染的经典配伍，大、小柴胡汤均含柴胡与黄芩这两味药。

药理研究发现，黄芩抗菌谱较广，其煎剂在体外对葡萄球菌、溶血性链球菌、白喉杆菌、伤寒杆菌、霍乱弧菌均有较强的抑制作用，对肺炎链球菌、痢疾杆菌、大肠杆菌、副伤寒杆菌、变形杆菌、铜绿假单胞菌也有抑制作用，对志贺、福氏、宋内痢疾杆菌均有抑制或杀灭作用。黄芩还能抑制乙肝病毒、流感病毒等。黄芩所含的黄芩苷、汉黄芩素等均有良好的抗炎、抗病毒、抗菌作用。

黄芩的主要成分黄酮类化合物有明显的降血脂作用，对动物实验性肝损伤有显著的防治作用，可使实验动物的胆汁分泌量增加而有利胆作用。

3. 半夏

半夏在小柴胡汤中的作用是止呕，适用于"喜呕"这一症状或这一类患者。半夏首载于《本经》，但该书并未提半夏的止呕作用，只记载能"下气"，这可能与止呕作用有勉强的联系。《名医别录》载之主"呕逆"，这可能是半夏治疗呕吐的最早记录。而《药性论》直言其"止呕吐"，半夏的止呕功能才露出真容。

《伤寒杂病论》用半夏止呕，可谓人人尽知，小半夏汤、大半夏汤、半夏干姜散等，都能止呕。《伤寒论》治疗"呕吐而下利"与"呕不止，心下急"的大柴胡汤之所以能够止呕，方中除大剂量应用生姜，半夏的止呕作用也不容忽视。

动物实验证明，制半夏有镇吐作用，而生半夏有催吐作用，但是半夏粉在120℃焙2～3小时，即可除去催吐成分，而不影响其镇吐作用。说明半夏催吐与镇吐分别属于两种不同的成分所致。与《名医别录》"生，令人吐，熟，令人下"之记载相符。因半夏能够"燥湿"，减少胃黏膜分泌，所以属于周围性镇吐药。

还有研究证实半夏加热或用明矾、姜汁等炮制后，对阿扑吗啡、洋地黄、硫酸铜引起的呕吐都有一定的拮抗作用，并推断其机制与抑制呕吐中枢有关。

所以，半夏的止吐作用机理比较复杂，既有周围性镇吐作用，也有中枢性镇吐作用。

4. 生姜

生姜始载于《本草经集注》，而其应用则最早见于《伤寒杂病论》，该书较前者早两百余年。

（1）止呕：《本草经集注》载生姜"杀半夏"，并能"止呕吐"，《药性论》也说生姜"止呕吐"，《本草从新》云煨姜能"和中止呕"。孙思邈在《备急千金要方》中说："凡呕吐者多食生姜，此是呕家圣药。"李东垣赞生姜为"呕家之圣药也。辛以散之，呕为气逆不散也，此药能行阳而散气"。"呕家之圣药"此说一直沿用至今。从历代医家用药经验来看，生姜能够止呕，这是前人的共识，也是后人的经验与体会。

生姜浸膏能抑制末梢性催吐药硫酸铜所致的呕吐，姜辣酮、姜辣烯酮的混合物也能拮抗硫酸铜的催吐作用，但对中枢性催吐药阿扑吗啡所致的呕吐则无效。

这些药理实验说明生姜的镇吐作用是通过作用如胃、食管等部位的周围神经而产生的，因此生姜不属于中枢性镇吐药。

笔者分析，生姜含姜辣素，能够刺激胃黏膜而使其分泌增加，与呕吐的机理相同。而生姜能产生良好的止呕作用，说明其止呕机理是中枢性而非周围性的。

生姜、半夏是中枢性的还是周围性的止呕药，我们暂且不讨论。但是凡治疗呕吐重者，生姜必然与半夏配伍，这是张仲景治吐的经验。

（2）开胃：生姜的主要成分为挥发油及姜辣素等，生姜煎液进入胃中，能兴奋迷走神经，促进消化液分泌与胃肠道平滑肌蠕动，所以生姜具有消食作用。笔者每见食欲不振患者，首先想到的是生姜，而不是神曲、麦芽等消食药。

5. 人参

人参首载于《本经》："主补五脏，安精神，定魂魄，止惊悸，除邪气，明目，开心益智。"说明人参具有扶助正气的作用。

《药性论》载人参"主五脏气不足，五劳七伤，虚损瘦弱"，《海药本草》谓人参能"益气安神"，《日华子本草》载之能"调中治气，消食开胃"，《医学启源》以之"治脾肺阳气不足，及肺气喘促，短气少气，补中缓中"，《滇南本草》"治阴阳不足，肺气虚弱"，《本草蒙筌》"滋补元阳"，《本草纲目》"治男妇一切虚证"，而《本草从新》"大补元气"之论更为贴切。

人参可全面增强机体的免疫功能，其活性成分是人参皂苷与多糖。人参皂苷均能增强多种动物的网状内皮系统对碳粒、细菌、鸡红细胞等的吞噬廓清能力，可促进小鼠血清 IgG、IgA、IgM 的生成及淋巴细胞的转化；人参多糖在体外可增强小鼠 NK 细胞活性；对于环磷酰胺所致白细胞数减少，人参多糖与皂苷能够提高白细胞数量；对于体液免疫、细胞免疫功能抑制，人参多糖与皂苷能使之恢复正常。

总之，人参能显著提高虚弱患者的免疫力。

6. 大枣

（1）补充能量：大枣富含糖类、蛋白质以及钙、磷、铁等营养成分，其多糖多为水溶性，易于煎出，而且容易分解成单糖。

糖是人体必需的一种营养物质，由碳、氢、氧元素构成，在化学式的表现上类似于"碳"与"水"的聚合，有碳水化合物之称，供给人体能量。适量摄入，掌握好吃糖的时机，对人体是有益的。大枣不仅能够提供给机体代谢所需要的能量，而且营养全面，对于"喜呕""嘿嘿不欲饮食"等食欲不佳之小柴胡汤证的患者而言，无疑是一个绝佳的能量补充剂。

（2）安神：不可否认，甜食（尤其是糖）对人类有一种无法抗拒的诱惑。甜滋滋的饮料、甜蜜蜜的糕点、甘甜多汁的水果等凡是有甜味的食物，总能吊起很多人的胃口。疲劳饥饿时，糖可迅速被吸收提高血糖。当头晕恶心时，吃些糖可升高血糖，稳定情绪，有利于机体功能的恢复。

大枣首载于《本经》，能够"补少气，少津液，身中不足，大惊"，其中的"大惊"即心神不安。《名医别录》谓之"除烦闷"，这可能是大枣安神定志的另一种说法。《食疗本草》的"强志"、《本草汇言》的"壮心志"都是对大枣安神作用的不同表述。

药理研究发现，大枣具有催眠和增强睡眠作用。《金匮要略》之甘麦大枣汤主治"脏躁"，《伤寒论》之苓桂甘枣汤主治"脐下悸"，用大枣的目的都是为了安神。

（3）调和胃气：生姜是胃肠动力药，而大枣则为能量补充药，二者配伍，一阴（大枣）一阳（生姜），共同维护人体的消化功能，此为"调和胃气"是也。

7. 甘草

甘草含甘草次酸，甘草次酸的糖皮质激素样作用，可表现为以下三个方面。

（1）抗毒：甘草次酸的糖皮质激素样作用，具有强大的抗毒作用，可明显提高机体对细菌内毒素的耐受能力，对抗内毒素对机体的作用，改善和减轻内毒素引起的症状。这不仅表现在对抗流感病毒方面，对肝炎病毒也具有明显的对抗作用。

（2）抗炎、抗感染：糖皮质激素具有强大而非特异性的抗炎作用，能对抗各种原因如物理、化学、免疫、感染及无菌性损伤等所致的炎症，大剂量甘草具有类似的作用，但作用较弱。糖皮质激素用于细菌感染时，必须配伍大剂量的抗生素，甘草的应用也应该符合这个原则，即配伍大剂量的清热药如柴胡、黄芩、金银花等。

（3）免疫抑制与抗过敏：糖皮质激素对免疫过程的许多环节均有抑制作用，甘草也具有相类似的作用，并通过免疫抑制作用而达到抗过敏效应。

甘草具有"国老""和事佬"之称，这与其免疫抑制有一定关系，因为大部分疾病需要甘草来"调和"（即免疫抑制），所以甘草的使用率非常高。而益气固表（即提高机体免疫力）的玉屏风散（黄芪、白术、防风）不含甘草，是符合临床需要的。

（二）小柴胡汤的作用

1. 抗感染

小柴胡汤含柴胡半斤，相当于120g；含黄芩3两，相当于45g。二者的用量都比较大，因此本方具有强大的抗炎作用。小柴胡汤不仅具有抗感冒病毒作用，而且对于细菌感染所致的急性扁桃体炎，也具有相当好的抗感染作用。

2. 调节免疫

人参能够增强机体的免疫力，而甘草能够抑制免疫，二者配伍，对机体的免疫具有调节作用。人参能够"大补元气"，具有强大的"扶正"作用，而甘草的作用相对较弱，能够"调和药性"，所以，二者配伍，对免疫的调节作用以增强为主。也就是说，人参、甘草配伍后能够提高机体的免疫力。

3. 其他作用

（1）降逆止呕：半夏、生姜，二者能够降逆止呕，对于感冒而伴有呕吐的患者而言，小柴胡汤是难得的好方，《伤寒论》第379条言："呕而发热者，小柴胡汤主之。"

（2）消食开胃：生姜、大枣，二者配伍能够调和胃气，开胃消食，甘味（大枣）往往给人带来愉悦，辛味（生姜）能够刺激开胃，对于"嘿嘿不欲饮食""心烦喜呕"的患者而言，二者对是难得的良药。

无论是半夏与生姜的配伍，还是生姜与大枣的配伍，都是消化系统用药。无论是感冒病毒，还是肝炎病毒，都会直接或间接影响消化系统，所以，消化系统用药虽然不对感冒病毒或肝炎病毒起直接作用，但对于病毒引起的消化道症状具有积极的治疗作用或预防作用。

（三）小柴胡汤的应用

小柴胡汤是临床使用频率非常高的一首方剂，其运用范围极其广泛，被清代伤寒大家柯琴喻为"少阳枢机之剂，和解表里之总方"。在《伤寒论》和《金匮要略》两本书中就有19条记载。据不完全统计，现代医家用小柴胡汤治疗的病种达70余种，涉及内、外、妇、儿、五官各科，如感冒、疟疾、慢性肝炎、胸膜炎、产褥感染等属少阳证者，均可使用本方来治疗。兹将介绍其主要应用。

1. 传统应用

小柴胡汤应用于伤寒少阳病，它包括的范围非常广，但总以往来寒热、胸胁苦满、嘿嘿不欲饮食、心烦喜呕、口苦、咽干等为使用要点。《伤寒论》第 101 条指出："伤寒中风，有柴胡证，但见一证便是，不必悉具。"说明少阳病，只需见到一个主症或一部分主症即可使用本方，不必诸症俱备。笔者认为"但见一证便是"仅指其"四大主症"，而非包括其或然证。

（1）往来寒热：主要是患者的一种自我感觉，对温度极为敏感，表现为忽而怕冷，忽而怕热，怕冷时立刻找衣服穿上，怕热时立即将衣服脱下，也有的伴有微汗出，但不是大汗。如果测量体温，大多体温正常。所以，这类的患者大多是敏感体质。不过，也有不少感冒发热（即体温异常）的患者表现为寒热往来。"往来"也可以提示疾病的反复发作，如妇女经前期紧张综合征、经前期感冒、乳腺小叶增生等。

（2）胸胁苦满：包括症状与体征两个方面。一是指症状，患者自觉从胸到两胁有胀满感、胸闷感，常表现为胸闷，深吸气方觉舒适或常常叹气，这是情志内郁、肝气郁滞的表现。二是体征，医生用手沿肋弓下缘向胸腔内按压，指端有明显抵抗感，同时患者诉说有疼痛或不适。具有其一，就是胸胁苦满。

（3）嘿嘿不欲饮食："嘿嘿"反映了患者的一种精神状态，指表情淡漠，做事情没有精神，感觉没有意义，失落感强，表情呈抑郁状，这是肝气郁滞的表现，也可以说是抑郁症的倾向。"不欲饮食"，指没有食欲，不想吃饭，或伴有口苦、口干，这是肝气不舒、横逆犯胃导致的。

（4）心烦喜呕：心烦与喜呕，反映了患者的精神状态和饮食状态。"心烦"，并不是指怒火冲天，而是心情不畅状态下的容易激惹、不耐烦，本质上是情绪低落。"喜呕"并非患者喜欢呕吐，而是指患者受到外界因素的影响容易呕吐，比如在刷牙时，医生用压舌板做检查时，或看到污物时等易呕，这也是患者敏感状态的一种表现。

（5）口苦：口苦是患者的自我感觉，虽然有一小部分属于胃火上炎，但绝大部分是少阳病。口苦轻者，仅表现为晨起明显，而白天不明显或较轻；重者，无论是白天，还是晚上，口苦都非常明显。这样的患者，其舌苔往往较厚，或黄厚。

（6）咽干：咽干是一种自觉症状，如果再伴有感冒症状，大多是扁桃体炎发作的前兆。此时如果不干预治疗，咽干进一步发展，就有可能成为扁桃体炎。而扁桃体炎也是少阳病的表现，理应使用小柴胡汤。

总之，从上述六个主症来看，患者处于非常敏感的精神状态，容易受到激惹，食欲容易受情绪的影响。对于敏感体质的患者，可以使用本方来调理体质。

2. 现代应用

（1）风热感冒：出现怕冷、鼻塞、头昏头痛、乏力等，患者自己都知道是感冒了，于是到药店买感冒药，但不知道买哪种，咨询店员，店员很高兴地为患者推荐这个，或是那个。至于为什么推荐这个，而不推荐那个，店员心中有"数"，而患者却一脸懵。假若从学术的角度问一下患者或者店员，患者是风热感冒还是风寒感冒，绝大多数人说不清。

咽喉肿痛（即扁桃体炎）是判定风寒、风热感冒的标准。扁桃体发炎者，风热感冒；而扁桃体无炎症者，属于风寒感冒。（扁桃体摘除者另当别论）

风热感冒的表现是发热、怕冷、咽喉肿痛、乏力等，此证用小柴胡汤加减。方中柴胡、黄芩既能够抗病毒感染，还能治疗扁桃体炎，大剂量柴胡还能够退热；人参、大枣、生姜、甘草等，能够增强机体的食欲，增强机体的免疫力。

当然，风热感冒伴有咽干、口苦、胸闷者，最为对证。

（2）妇人经前感冒：感冒为什么限定妇人呢？即妇人具备而男人不具备的是什么？答案是月经。

妇人具有周期性表现，即伴随着月经周期而出现感冒症状。妇人来月经前几天甚至10余天，或伴乳房胀痛、脾气暴躁，或伴情绪低落、抑郁，或怕冷、发热，或食欲不佳、口苦、乏力，等月经正常到来，诸症明显好转，月经结束，则诸症消除。下次来月经前，情形依然。如此反复不愈，《伤寒论》称之为"热入血室"。为了便于理解，笔者称之为"妇人经前感冒"。

实际上，"热入血室"一词用得非常恰当。"血室"指与月经相关；"热"即为热证，而非寒证，使用柴胡、黄芩等清热药最为对症。柴胡还能调畅情志，可治疗经前紧张综合征。病情反复发作，有"往来"的特点，是机体免疫力低下的表现，是应用人参、生姜、大枣、甘草的指征。

"热入血室"为什么选用小柴胡汤，而不选用银翘散、连花清瘟胶囊等，这是小柴胡汤的整体配伍特点所决定的，既有柴胡、黄芩清热祛邪的配伍，也有人参、大枣、生姜、甘草扶正的配伍，还有半夏与生姜止呕的配伍。这种配伍特点既照顾正气与邪气的关系，又照顾到呼吸系统与消化系统的关系，是现代组方人所想不到的。

（3）传染性肝炎：传染性肝炎的种类较多，在此主要讨论乙肝。无论是急性肝炎、慢性肝炎，还是肝硬化，都有可能出现发热、口苦、右胁疼痛或不适、恶心或呕吐、食欲不振等表现，即与《伤寒论》第 96 条之"寒热往来、胸胁苦满、嘿嘿不欲饮食、心烦喜呕"之生动描述相符合，这是使用小柴胡汤的临床依据。

药理研究表明，小柴胡汤对肝细胞有保护作用，一是促进肝细胞再生，二是调节肝再生调节因子如胰岛素、胰高血糖素等诸多因素协同作用。病毒学研究提示，小柴胡汤能升高乙肝患者的辅助 T 细胞和 B 细胞，增加抗体产生，对病毒的清除也具有一定作用。此外，小柴胡汤有明显的改善肝功能和抗纤维化的作用。

慢性肝炎、肝硬化患者后期，由于营养不良，可出现消瘦，这是补益药如人参、大枣、甘草的使用依据。

总之，肝炎病毒侵袭人体，表现为邪气与正气的抗争。肝炎病毒就是邪气，其侵袭人体所表现出的寒热往来、胸胁苦满等，可用柴胡、黄芩来治疗，这是清除肝炎病毒这一邪气方面；伴随着疾病的进展，人体的正气渐渐不足，此时以培补正气为主，可逐渐加大人参、大枣、甘草等的用量。等到疾病发展到一定程度，患者因消化不良而出现便溏，再加上原有的口干、口苦、闷闷不乐等，就应该换成柴胡桂枝干姜汤了。治疗慢性肝病、肝硬化等，经方大师胡希恕老先生最喜欢用柴胡桂枝干姜汤合当归芍药散。

（四）小柴胡汤的使用注意

1. 小柴胡汤的加减

小柴胡汤方后注，加减法较多，现依据原文来讨论。

"胸中烦而不呕者，去半夏、人参，加栝楼实一枚"，不呕，表示胃气不虚也不上逆，故去降逆止呕之半夏、补虚之人参；加栝楼实可清热化痰、宽胸除烦。

"若渴，去半夏，加人参合前成四两半，栝楼根四两"，口渴表示津液已伤，故去辛燥伤阴之半夏，而人参、栝楼根均能生津止渴，故加之。

"若腹中痛者，去黄芩，加芍药三两"，腹痛属寒者居多，故去苦寒之黄芩；加芍药者，取其缓急止痛之功。腹痛加芍药，属于张仲景用药定例。

"若胁下痞硬，去大枣，加牡蛎四两"，痞硬者当软坚散结，去甘缓腻滞之大枣，加牡蛎以软坚散结。牡蛎历来为软坚散结之要药，治疗痰核、瘰疬、瘿瘤等结块性病证，多以牡蛎配伍浙贝母、玄参（即消瘰丸）来治疗。但笔者用之治疗多例颈部淋巴结结核患者，疗效均不理想。而"胁下痞硬"者，当属于肝硬化之类，亦属于顽疾，不易治也。

"若心下悸、小便不利者，去黄芩，加茯苓四两"，"心悸"加"小便不利"当属痰饮内停，"病痰饮者，当以温药和之"，故去苦寒之黄芩，加茯苓既能利水，又能安神定悸。

"若不渴、外有微热者，去人参，加桂枝三两"，不渴，知邪未入里未伤津；外有微热，为表邪未解，故去恋邪之人参，加桂枝以散寒解表。

"若咳者，去人参、大枣、生姜，加五味子半升，干姜二两"，咳者多为肺寒而气逆，加五味子之祛痰饮，加干姜以暖中寒、化痰饮。人参、大枣甘壅不利于止咳。非去生姜也，实以干姜易之。

小柴胡汤加减很多，只因为少阳病的临床表现复杂多样，并非张仲景不严谨，这恰恰是实事求是的体现。

2. 小柴胡汤煎煮时，为什么要"去滓，再煎"

桂枝汤的组成为桂枝三两，芍药三两，甘草二两，生姜三两，大枣十二枚（相当于三两），其总量为十四两，而小柴胡汤由柴胡半斤，黄芩三两，人参三两，半夏半升（相当于四两），甘草三两、生姜三两，大枣十二枚（相当于三两），其总量为二十七两。

两方同样要求煎取三升，而小柴胡汤（二十七两）的重量与体积远远大于桂枝汤（十四两），所以，小柴胡汤要多加水煎煮，煎煮到一定量，液面已经不能将药物全部浸过，所以需要去滓再煎，药滓可以带走更多的有效成分，以免药汁过浓。

（五）医案举例

1. 小柴胡汤原方治疗热入血室案

薛某，女，25 岁，身高 168cm，体重 65kg，脸大面白，看上去很壮实。2017 年 4 月 9 日诊。

患者经常感冒 2 年多，自述免疫力低下，每于月经来临前 10 天左右加重，发则咽喉肿痛，伴口苦、纳食不香、头痛、鼻塞、乏力等，月经过后，则诸症明显好转。今查其咽喉红肿，自述疼痛、咽干、口苦明显，伴乳房胀痛，睡眠、小便均正常，舌红苔黄，脉可。月经周期较准，末次月经时间为 3 月 19 日。诊为热入血室，疏小柴胡汤原方：柴胡 20g，黄芩 10g，姜半夏 15g，党参 20g，大枣 10g，生姜 10g，生甘草 10g。7 剂，煎服，每日 1 剂。

4 月 21 日，患者服药后反馈，乳房已不胀痛，咽喉不再肿痛，诸症明显好转。嘱原方于月经来前 7 天左右继服 7 剂，以巩固疗效。

按："妇人中风，七八日续得寒热，发作有时，经水适断者，此为热入血室。其血必结，故使如疟状，发作有时，小柴胡汤主之。"（《伤寒论》第 144 条）妇人中风，七八日患寒热之证，即恶寒发热，每因月经来临前而发作，每随月经干净而诸症痊愈。此处的经水适断，表示月经自然结束，属于生理性的。也就是月经刚好结束，寒热往来也就停止了。

该患者每次月经来前 10 天左右必咽喉肿痛，伴口苦、纳食不香、头痛、鼻塞、乏力等，月经过后，则诸症明显好转。属于典型的热入血室证，治宜小柴胡汤。

再就是，患者每发则咽喉肿痛，属于热证，在少阳证的提纲证中有"少阳之为病，口苦，咽干，目眩也"的记载，其中，咽干是少阳病的常见症，而咽喉肿痛是咽干的进一步延伸。而乳房胀痛则是肝气不疏的临床表现，应该选用柴胡类方。若伴见咽喉肿痛者，必选小柴胡汤无疑。

2. 小柴胡汤加减治疗咳嗽不愈案

某男，12 岁，朝鲜族人，小学五年级，面色白润，形体肥胖，身高 148cm，体重 48kg。2017 年 1 月 14 日以咳嗽 3 个月而来诊。

其母代述，3 个月前因感冒而引发咳嗽，起初没太在意，但咳嗽月余仍不愈，遂去当地医院就诊，医生给予输液治疗 5 天，未见明显好转，改去他院，给予口服抗生素等治疗20余日，仍未好转，如此拖拉近3个月。寒假期间孩子上辅导班，其班主任看到孩子日夜咳嗽，遂建议来笔者处就诊。

刻诊：咳嗽不甚，日夜咳嗽10余次，就诊期间咳嗽2次，每因咽痒而咳嗽发作，有少量痰难咯，睡前必有咳嗽，查见扁桃体略大而不红肿，口不干不苦，纳、眠均可，二便如常，舌尖红，苔薄白。嘱其停服一切西药，改服中药。

疏方：柴胡20g，黄芩10g，姜半夏15g，枳壳15g，甘草10g，干姜6g，细辛6g，五味子6g，蜈蚣2条，桔梗10g。4剂，煎服，每日1剂。

1月21日，其母反馈，患者服用4剂药后，大好，已基本不咳。嘱其调养，不必服药。

按：按理说，这个病例并没有什么好总结的。咳嗽3个月仍未愈者，也并不少见。从辨证的角度来分析，咳嗽有痰难咯，属热，热者必用柴胡剂，一般选用小柴胡汤合半夏厚朴汤。

患者的热象不甚明显，这是改生姜为干姜而加细辛的原因。而小柴胡汤方后注云：咳者，去人参、生姜、大枣，加干姜、五味子。遵循仲景法后，再加细辛6g。有痰难咯，加桔梗10g。

笔者认为，本方起效的关键是蜈蚣，蜈蚣息风止痉，能够缓解平滑肌、骨骼肌的痉挛，也能够缓解气管、支气管平滑肌的痉挛。按照惯例，对于这样的咳嗽，笔者会用炙紫菀、款冬花之类，但这一次，笔者为了验证蜈蚣的止咳作用而选用之。尤其是对于无痰的咳嗽，笔者认为蜈蚣是一味不可多得的良药。

3. 内服小柴胡颗粒、五苓散颗粒，外用芒硝治愈甲状腺囊肿医话

生于1970年的笔者，一直对自己的身体健康状况比较放心，无高血压，无糖尿病，无高脂血症，心、肺、肝、肾功能一直较好，所以对于单位的体检不积极。

2018年12月26日，单位体检，除了肝囊肿、肾囊肿外，甲状腺可探及约3.1cm×1.8cm的混合回声，技师建议微创治疗，可当时并未有异常感觉，所以一直未放在心上。

如果外行人得了这种病，可能吓得要死。我见过许多这样的同事，只是有甲状腺结节，强烈要求治疗，我基本上不给处方。

2019 年 10 月 28 日，单位体检，问题还是老样子，该在的还在，甲状腺探及约 3.3cm×1.7cm 的囊实性结节。比 2018 年稍有增大，考虑到误差，也未特别注意，酒肉不惧，海带照吃，海鲜不误。

2020 年 6 月，新型冠状病毒感染疫情期间，虽然上班不忙，但家事颇多，家庭矛盾时有发生。7 月下旬开始，鼻咽部稍有不适，几天来都是这样，感觉像要感冒，但否认了感冒；同时也感到头微微痛，但只是隐隐痛一些，也并未在意；有时也会感到脖子稍微不适，但依笔者的经验判断，绝不是颈椎病。

7 月 30 日晚上 7 时许，突然间摸到自己的甲状腺，感觉到有点粗大，于是想到了头微痛、鼻咽部不适、颈椎不适等，恍然大悟，原来都是甲状腺肿大惹的祸。

笔者考虑到近期要出差参加一场婚礼，于是联系在医院工作的同学，于 8 月 10 日到医院做检查。甲状腺彩超：甲状腺左侧叶略大，内见 2.7cm×3.2cm×4.0cm 囊状暗区，壁厚，边较清，腔内见点状回声，TI-RADS3 类。右侧叶未见明显异常。

技师说下午就可以穿刺手术抽液治疗。于是要求医师开了手术前必需的化验检查单，乙肝表面抗原、丙型肝炎抗体、梅毒特异性抗体、艾滋病抗体等，结果都是阴性，符合手术条件。

等检查结束后，转念一想，既然是良性囊肿，何不用中药试一把呢？如果不愈的话，再行手术治疗不迟。

甲状腺囊肿系水湿所聚，用五苓散；甲状腺疾病的发病与情志有着密切的关系，用小柴胡汤。

可能需要长期用药，在网上一次性购买了 6 瓶五苓散颗粒与 3 瓶小柴胡汤颗粒（每瓶各 200g），每次 4 勺五苓散颗粒、2 勺小柴胡汤颗粒（每勺约 2g），混匀，温开水冲服，每日 3 次。

开始一两周，按时吃药，一丝不苟。到后来，有时候就忘记服药。同时，配伍芒硝外敷，每日 1 次，每次大约 1 小时，直到芒硝湿透，化去一半为止。开始还按时外敷，到后来，也时有忘记。

9 月 10 日，头部、颈椎、鼻咽部的不适感觉早已消失，甲状腺囊肿用手几乎摸不到了。五苓散颗粒已经用去 1 瓶，第二瓶已经打开；小柴胡汤颗粒 1 瓶还未用完；1kg 的芒硝，大约用去一半。

10月24日，甲状腺囊肿的阴影逐渐淡忘，现在回想起来，这件事的发生就像做梦一样。

二、大柴胡汤

【原文】

1.太阳病，过经十余日，反二三下之，后四五日，柴胡证仍在者，先与小柴胡汤；呕不止，心下急，郁郁微烦者，为未解也，与大柴胡汤下之则愈。（103）

2.伤寒发热，汗出不解，心中痞硬，呕吐而下利者，大柴胡汤主之。（165）

3.按之心下满痛者，此为实也，当下之，宜大柴胡汤。（《金匮要略·腹满寒疝宿食病脉证治第十》）

【组成】

柴胡半斤，黄芩三两，芍药三两，半夏半升（洗），生姜五两（切），枳实四枚（炙），大枣十二枚（掰）。

【用法】

上七味，以水一斗二升，煮取六升，去滓，再煎。温服一升，日三服。一方，加大黄二两，若不加，恐不为大柴胡汤。

（一）大柴胡汤中各药的作用

1.柴胡

柴胡具有卓越的抗炎、抗感染作用，尤其是大剂量应用，作用更为突出，具体可参见"小柴胡汤"。

2.黄芩

黄芩具有抗感染作用，在"小柴胡汤"当中已经论述。

3.半夏

（1）止呕：半夏是止呕要药，《伤寒论》第103条言其主治"呕不止""与大柴胡汤下之则愈"，第165条大柴胡汤主治"呕吐而下利者"，《金匮要略》之小半夏汤、小半夏加茯苓汤、大半夏汤、干姜半夏人参丸均主治呕吐，以上方均含半夏而发挥止呕作用。在"小柴胡汤"中讨论过，半夏、生姜是降逆止呕的"二重唱"。以止呕见长的方剂，多数有半夏与生姜的共同存在。

（2）抑制胃液分泌：中医认为半夏能够燥湿化痰。什么是燥湿？就是使湿邪无从内生，痰的产生乏"源"。它能够抑制气管、支气管分泌，也能够抑制胃液分泌，从这一点上来讲，半夏也具有周围性止吐药的作用。只不过，半夏的这种止吐作用是通过抑制胃液分泌而产生的，是间接的而非直接的作用。

胃液分泌也可促进胰液分泌，适当抑制胃酸可减少胰液的分泌量，缓解胰管内高压。半夏能够抑制胃液分泌，间接缓解胰管内高压，对于急性胆囊炎、胰腺炎患者而言，缓解胰管内高压，就意味着止痛。而《名医别录》谓半夏主"心下急痛坚痞"，《本草蒙筌》谓之"止痰饮胁痛"，其记载可能来自临床。

4. 生姜

生姜在桂枝汤、小柴胡汤中的用量均为三两，而在大柴胡汤中的用量为五两，这是因为桂枝汤主治"鼻鸣干呕"，小柴胡汤主治"喜呕"，其呕吐的程度并不严重，而大柴胡汤则不然，主治"呕不止"，患者不仅呕吐剧烈，而且往往呕不停止，没有间歇。此时不仅生姜用量加大，而且必须配伍半夏。

有读者要问，为什么不加大半夏的用量？

经方中半夏用量最大的当属大半夏汤，用至二升，主治"胃反呕吐者"，其症状是朝食暮吐、暮食朝吐、宿谷不化，相当于幽门梗阻、胃癌等疾病，不属于急性感染性疾病。

半夏用量一升者，有麦门冬汤，主治"大逆上气，咽喉不利"，小半夏汤主治"诸呕吐，谷不得下者"，小半夏加茯苓汤主治"卒呕吐，心下痞，膈间有水，眩悸者"，半夏厚朴汤主治"妇人咽中如有炙脔"，以上方剂的主治均与急性感染性疾病无关。

最常用的剂量为半升，如小柴胡汤、葛根加半夏汤、小青龙汤、厚朴麻黄汤等，这个用量可能最安全，也最有效，所以半升的半夏最常用。

大柴胡汤最常用于急性胆囊炎、急性胰腺炎等感染性疾病，半夏不仅有中枢性镇吐作用，用量过大还可能对呼吸中枢有麻痹作用，对于治疗急性感染性疾病恐怕不利，所以用量不宜过大。

5. 白芍

《本经》载芍药"主邪气腹痛"，还能"止痛"，《伤寒论》在第 96 条之小柴胡汤方后注有"若腹中痛者，去黄芩，加芍药三两"之说，芍药甘草汤主治"脚挛急"之下肢痛，小建中汤是桂枝汤倍芍药加饴糖，主治"虚劳里急"之腹痛，真武汤含芍药主治"腹痛"。白芍含芍药苷，不仅止痛作用确切，而且适应证广泛，可用于骨骼肌、平滑肌痉挛所致的诸痛。无论是急性胆囊炎、还是胰腺炎，都可出现上腹部剧烈疼痛，大柴胡汤主治"按之心下满痛"，配伍芍药以缓急止腹痛。

6. 大黄

中医认为大黄具有泻下、清热等作用，是一味主要作用于肠道的泻下药，目前其药理研究比较清楚。

（1）泻下：大黄首载于《本经》，能"荡涤肠胃，推陈致新，通利水谷"，主"宿食"，说明大黄具有泻下作用。《药性论》载之能"利大小肠"，《本草纲目》主"实热燥结"，都是对大黄泻下作用的表述。

药理研究发现，大黄主要含蒽醌类衍生物如大黄酸、大黄酚、大黄素等，其致泻作用的部位在大肠，通过刺激大肠黏膜，促进大肠蠕动，加快肠内容物的排出而致泻。

大黄的致泻作用有助于减少肠腔内细菌繁殖，减轻毒素在肠道内的吸收，对胃肠道黏膜具有保护作用。

（2）抗炎：《名医别录》载大黄主"肠间结热"，《医学启源》载之"其用有四，去实热一也"，《本草纲目》言之主"下利赤白，里急腹痛，小便淋漓"，都说明大黄具有清热泻火作用。

药理研究发现，大黄具有抗病原微生物、抗炎等作用。大黄的主要抑菌成分是大黄酸、大黄素和芦荟大黄素，其中芦荟大黄素的抗菌作用最强，对多种细菌具有明显的抑制作用。其抗菌机理是通过影响叶酸的酶系统，抑制细菌核酸的蛋白质生物合成以及抑制细菌生物氧化酶系而影响糖代谢，从而抑制细菌生长繁殖。大黄煎剂对多种动物实验性炎症有明显抗炎作用，能抑制炎症早期的水肿、渗出和炎症后期的结缔组织增生。

大黄的抗菌、抗炎作用能够减少肠腔内细菌的繁殖，减少细菌在肠屏障功能受损时的移位，并能减轻肠道的炎症反应。

7. 枳实

枳实首载于《本经》，"主大风在皮肤中如麻豆苦痒，除寒热结，止利，长肌肉，利五脏，益气轻身"，其功效似乎与行气无关。《名医别录》始载其"消胀满"，这可能是其行气作用的最早描述。至今教材称其"破气消积，化痰除痞"，现在一般把枳实作为理气药使用，可用于脘腹胀满、胸闷不适等，其理气的定位在腹部与胸胁。

枳实含挥发油及黄酮苷类，黄酮苷类主要有橙皮苷、新橙皮苷等。药理研究认为，枳实对胃肠道平滑肌呈双相调节作用，既能兴奋胃肠，使蠕动增强，又能降低平滑肌张力而呈解痉作用，这可能与机体的功能状态和药物浓度有关。基于枳实对胃肠平滑肌的兴奋作用，临床用其治疗胃扩张、胃下垂、肠梗阻、肠麻痹、消化不良等。

胆石症及胆道感染等是急性胰腺炎的主要病因，急性胰腺炎患者病初可伴有恶心、呕吐，腹痛常呈急性发作，而且较剧烈。如果腹痛持续不解，腹胀也常常加重，这是并发了肠麻痹、腹膜炎的原因。全腹膨隆是急性胰腺炎患者张力较高常见的体征，此时当行以胃肠减压，有助于减轻腹胀，当患者没有胃内容物潴留时，可停止胃肠减压。大柴胡汤用枳实的机理在于兴奋胃肠道平滑肌，使之有节律的收缩，以恢复胃肠道的正常功能。

8. 大枣

大枣富含糖类、蛋白质以及钙、磷、铁等其他营养成分，其多糖多为水溶性，易于煎出，而且容易分解成单糖，能供给人体大量的能量，对于"呕不止"的患者而言，是绝佳的能量补充药。

急性胆囊炎患者出现"呕不止"，饮食不进；急性胰腺炎患者往往禁饮食。二者能量的补充都可以通过补液实现。而在过去，患者获得营养只能通过口服，所以大枣煎汤成"流质饮食"能够维持患者一定的能量供应。

西医认为，早期恢复肠内营养，有助于肠黏膜的保护，使受损的肠黏膜得以尽快修复，减少细菌移位。大枣的作用之一在于早期恢复肠内营养。

（二）大柴胡汤的作用

1. 抗感染

柴胡含柴胡皂苷，具有卓越的抗炎、抗感染作用，尤其是大剂量（半斤）

应用，其作用更为突出；配伍含黄芩苷的黄芩，抗炎、抗感染作用更为卓著。此外，大黄含大黄酸、芦荟大黄素等，也能够抗感染。所以，本方具有抗菌、抗炎、抗感染作用，可用于急性胆囊炎、急性胰腺炎等感染性疾病。西医治疗此类感染性疾病时，往往首选抗生素。

2. 止呕

本方止呕作用优良，来源于"呕家圣药"生姜与降逆止呕要药半夏的配伍，尤其是大剂量（五两）应用生姜，止呕效果明显。西医治疗胆囊炎、胰腺炎等疾病时，也需要对症处理，而呕吐是此类疾病常常伴有的症状，常用胃复安（甲氧氯普胺）进行治疗，而中医往往用生姜与半夏。

3. 止痛

急性胆囊炎患者常出现右胁部或胃脘部腹痛，向右后背放射；急性胰腺炎患者常有较剧烈的急性腹痛，多位于中、左上腹，甚至全腹，部分患者向背部放射，如果腹痛持续不解，腹胀则逐渐加重。止痛是治标之策，胃肠减压也是治标之术。所以，大柴胡汤中白芍能够缓急止腹痛，相当于止痛剂。多数患者在静脉滴注生长抑素或奥曲肽后，腹痛可得到缓解。对于腹痛严重者，可肌内注射哌替啶以止痛。而枳实能够理气消胀，以减轻腹胀，相当于胃肠减压。

4. 泻下

大黄的作用是泻下通便，及早导泻有助于减少急性胆囊炎、急性胰腺炎等患者肠腔内的细菌、毒素在肠屏障功能受损时发生细菌移位，并能减轻肠道炎症反应。

5. 营养支持

大枣富含糖类，能给患者必需的能量，而且早期的营养支持有助于肠黏膜的修复。

（三）大柴胡汤的应用

1. 传统应用

中医认为，大柴胡汤适用于少阳阳明合病，其具体表现如下：

（1）少阳病：寒热往来，胸胁苦满，嘿嘿不欲饮食，心烦喜呕，口苦等。

（2）阳明病：脘腹胀满或腹痛，大便秘结或溏而不爽。

（3）少阳阳明合病：同时具备少阳病与阳明病的临床表现。

《黄煌经方使用手册》指出，大柴胡汤适用于以上腹部按之满痛为特征的疾病治疗和实热性体质的调理。适用人群：体格壮实，面宽方圆，肩宽，颈部粗短，胸腹部饱满，中老年多见；面部肌肉僵硬，表情严肃，容易烦躁发怒，易抑郁焦虑，常有头痛、眩晕、乏力、睡眠障碍等症状；多有食欲不振、嗳气、恶心或呕吐、反酸烧心、口苦、口干口臭、便秘等；舌苔多厚，或黄或黑；上腹部膨隆，按压充实有力或拒按，也可见两侧腹直肌拘急和压痛。

2. 现代应用

（1）急性胆囊炎：急性胆囊炎是胆囊管阻塞和细菌侵袭而引起的胆囊炎症；其典型临床特征为右上腹阵发性绞痛，伴有明显的触痛和腹肌强直。约95%的患者合并有胆囊结石，称为结石性胆囊炎。

患者常先出现右上腹痛，向右肩背部放射，疼痛呈持续性，阵发性加剧，可伴有恶心、呕吐。呕吐物为胃、十二指肠内容物。后期表现发热，多为低热，寒战、高热不常见，早期多无黄疸，当胆管并发炎症或炎症导致肝门淋巴结肿大时，可出现黄疸。局部体征表现为患者右上腹有压痛，墨菲征（＋），局部肌紧张及反跳痛。这种情况可使用大柴胡汤。

但胆囊穿孔时患者会出现全腹的炎症，全身检查可见巩膜黄染、体温升高、脉搏加快、呼吸加快等。此时不宜使用大柴胡汤，应当送急诊。

（2）急性胰腺炎：急性胰腺炎是多种病因导致胰酶在胰腺内被激活后引起胰腺组织自身消化、水肿、出血甚至坏死的炎症反应。临床以急性上腹痛、恶心、呕吐、发热和血胰酶增高等为特点。病变程度轻重不等，轻者以胰腺水肿为主，临床多见，病情常呈自限性，预后良好，又称为轻症急性胰腺炎。轻症胰腺炎可用大柴胡汤。而少数重症患者胰腺出血坏死，常继发感染、腹膜炎和休克等，病死率高，称为重症急性胰腺炎，大柴胡汤不可用，宜送急诊。

（3）其他疾病见于少阳阳明合病者：其他疾病表现为少阳阳明合病者，比如慢性胃炎、肠梗阻、哮喘、失眠等患者，如果表现为口苦、晨起明显、咽干、恶心甚至呕吐、口臭气粗、闷闷不乐、舌黄苔腻，同时伴有便干或便秘，或大便溏而不爽等，也可以用大柴胡汤。

（四）大柴胡汤的使用注意

1. 大柴胡汤合桂枝茯苓丸

对于两方的合用，经方大师胡希恕、黄煌有丰富的应用经验。两位经方大师常以两方合用治疗哮喘、阑尾炎、冠心病等疾病，尤其是治疗哮喘，疗效卓著。当然方证相应是使用依据，治疗上述疾病不仅要有大柴胡汤的适应证，而且具有桂枝茯苓丸的适应证。使用大柴胡汤的指征是体质多壮实，常有口苦，喘而胸满即胸胁苦满（少阳病），便秘（阳明病）；使用桂枝茯苓丸的指征是哮喘夜间发作，口唇青紫，此为瘀血阻滞所致。两方合用对于哮喘的发作状态具有显著的解痉平喘作用。一般来讲，哮喘已平，即可停药。但小剂量长期服用可以改善体质，减少复发。

2. 大柴胡汤加黄连

大柴胡汤组成中含黄芩、大黄，与黄连配伍，而成三黄泻心汤，即《金匮要略》之泻心汤，主治"心气不足，吐血、衄血"，凡火热旺盛之出血、烦躁、舌红苔黄等皆可用之。

（五）医案举例

1. 大柴胡汤加味治疗胆结石案

某女，63 岁，身高 170cm，体重 75kg。2017 年 6 月 14 日以胆结石为主诉而网诊。

患者述胆囊炎、胆结石已 5 年多，曾服利胆片，但未见明显效果。西医建议手术，但患者畏惧而拒绝。现症：右胁肋部疼痛，有时牵扯到后背疼痛，其形体偏胖，纳佳，平时口苦、口干，便秘严重，大便干结，数日才能排便 1 次，小便清长而失禁，日常要带尿不湿才能正常出门，睡眠不好，晚睡，早上醒得早，而且白天没有精神，舌苔黄腻。

处以大柴胡汤加味：柴胡 30g，黄芩 15g，生白芍 40g，姜半夏 40g，生姜 25g，大枣 15g，生大黄 10g，枳实 15g，全蝎 10g。7 剂，煎服，每日 1 剂。

6 月 23 日，患者反馈，药后胁痛已除，睡眠好转，但大便仍然不通畅，小便没有明显改善。

9 月 26 日，患者胆囊炎又犯，仍处以上方 7 剂，胆囊炎又得以控制。

按：患者检查有胆结石，但这并不是必用大柴胡汤的指征。患者胁肋疼痛，并牵扯到后背疼痛，属于柴胡的主治证。口苦、口干，为少阳病之表现；大便干结，便秘严重，为阳明里实之表现。综上所述，本案患者证属少阳阳明合病，故与大柴胡汤取效。柴胡在该方中的作用即是消除胆囊的炎症。加用全蝎的目的是为了治疗小便清长，但可惜的是，可能由于患者的病情较长，也可能药不对症，没有取得应有的疗效。

2. 大柴胡汤治疗急性腹痛伴呕吐案

吕某，男，13岁，面色黄暗，形体瘦弱。2017年1月7日以腹痛、呕吐来诊。

2017年1月4日，患者不明原因出现突发性腹痛、呕吐，伴发热，遂去某区医院做血常规检查，一切正常，行胃肠钡餐检查，诊断为慢性胃炎，医院给予奥美拉唑、颠茄片等治疗，病情未见改善。1月5日，去某市级医院，B超检查提示右肾小结石，胰头、胰尾模糊，肝胆无异常，脾脏形态大小正常。经呼气试验，HP感染阳性；小便化验正常。仍诊断为慢性胃炎，给予阿莫西林、克拉霉素等治疗，病情依然。

1月7日清晨，其母伴诊并述，患者吃饭则吐，不吃饭亦吐，已经两三天没吃饭了，"本来很瘦，这下可更瘦了"，其母焦急之情溢于言表。诊见患者痛苦面容，双手捧腹，直言疼痛，呕吐欲作，诊查其腹部，胃脘部及脐周压痛明显，平素大便偏干，2～3日1次，无口苦，无口干，无发热，穿衣较多，舌苔薄白，咽喉肿，但不红。

处以大柴胡汤原方：柴胡30g，黄芩10g，姜半夏15g，生大黄5g（后下），白芍30g，枳实10g，生姜30g，大枣30g（掰）。1剂，煎服，只煎1次，煎成大约500mL，不可大剂量饮服，只能频频啜饮，以不吐为度。假如服药后毫无效果，就到医院明确是不是胰腺炎，如果确诊为胰腺炎，就住院治疗。如果服药后好转，就再来诊治。

1月8日清晨，患儿再次来诊，自言昨天中午吃过1次中药，晚上又吃过1次，把药都喝尽了，现在一切都正常，呕吐愈，腹痛除，大便1次，不干不稀。按其腹，上腹部有轻微压痛，脐周已经不痛。嘱原方3剂，分6天服完。

按：此案例虽然诊断不明（至少笔者这么认为），但其用方指征还是显而易见的。

首先，诊断不明。医院的诊断是慢性胃炎，难道胃炎的反应会这么剧烈？会出现明显的腹痛与呕吐？会出现明显的脐周痛？笔者认为，单凭 HP 阳性不能判断是慢性胃炎，根据 B 超提示胰头、胰尾模糊，至少应该怀疑急性胰腺炎。虽然吃中药已经痊愈，但至今也没搞清楚患者究竟得的是什么病。

其次，用方指征明确。根据《伤寒论》第 103 条："太阳病，过经十余日，反二三下之，后四五日，柴胡证仍在者，先与小柴胡汤。呕不止，心下急，郁郁微烦者，为未解也，与大柴胡汤下之则愈。"患者出现"呕不止"与明显腹痛即"心下急"，就可以用大柴胡汤。呕吐，用生姜、半夏；腹痛，用大黄、白芍。四味药就可以看到大柴胡汤的影子。再者，根据《金匮要略》"按之心下满痛者，此为实也，当下之，宜大柴胡汤"，也应该考虑大柴胡汤。

实际上，我们认为大柴胡汤是治疗少阳阳明合病的主方，少阳病见寒热往来、胸胁苦满、口苦咽干等，阳明病见便干、腹胀腹痛等。再看这一患者，除了大便偏干、腹痛、呕吐，其他症状一概没有，然而用大柴胡汤有效，有效的根本原因是什么？就是根据《伤寒论》与《金匮要略》的原文，方证对应的结果。

还想说的是，中医治疗急性病，一点也不比西医差，甚至比西医快得多，至少在这一案例上得到了验证。

三、柴胡桂枝干姜汤

【原文】

1. 伤寒五六日，已发汗而复下之，胸胁满微结，小便不利，渴而不呕，但头汗出，往来寒热，心烦者，此为未解也，柴胡桂枝干姜汤主之。（147）

2. 柴胡姜桂汤，治疟寒多，微有热，或但寒不热。（《金匮要略·疟病脉证并治第四》）

【组成】

柴胡半斤，桂枝三两（去皮），干姜二两，栝楼根四两，黄芩三两，牡蛎二两（熬），甘草二两（炙）。

【用法】

上七味，以水一斗二升，煮取六升，去滓，再煎，取三升，温服一升，日三服。初服微烦，复服，汗出便愈。

（一）柴胡桂枝干姜汤中各药的作用

1. 柴胡

药理研究发现，柴胡皂苷能够消除胸胁、脘腹部的炎症反应，适用于"柴胡带"上的炎症性疾病，比如甲状腺炎、乳腺增生、胆囊炎、肝炎、胰腺炎等。通过消除局部的炎症反应，可减少疼痛或不适，从而带给患者躯体上的好转，同时心情也随之愉悦，而且用量较大（半斤），往往作为主药。这就是中医认为的柴胡能够疏肝解郁。

2. 黄芩

黄芩在《本经》中主"黄疸，肠澼，泄利"。"黄疸"，一般指肝炎病毒感染；"肠澼，泄利"，指胃肠道感染，当然胆囊炎、胰腺炎也可表现为胃肠道症状如呕吐、腹泻、腹痛等。《日华子本草》谓黄芩主"乳痈"。通过以上疾病的分析，其所治病证均与"柴胡带"相关。黄芩含黄芩苷、黄芩素等成分，不仅能够抗病毒感染，而且抗菌谱较广，能够抑制炎症、利胆、保肝、降血脂。

3. 栝楼根

栝楼根首载于《本经》，"主消渴"，《名医别录》主"唇干口燥"，《本草正》"解热渴"，《本草汇言》言其"性甘寒，善能治渴……乃治渴之要药也"，《本经逢原》载之能"润心中烦渴"，《医学衷中参西录》谓之能"生津止渴"，《金匮要略》用栝楼牡蛎散治"百合病渴不差者"，栝楼瞿麦丸主治"小便不利者，有水气，其人若渴"，《本草纲目》根据"其根作粉，洁白如雪"而称之为天花粉。综上文所述，栝楼根主要用于口渴。

中医认为，口渴的原因有津伤者，有痰饮阻滞者，有瘀血内停者。那么栝楼根治疗口渴的机理是什么？

从原文"伤寒五六日，已发汗而复下之"来分析，汗、下之后必定伤津，即血容量不足。所以，恢复血容量的不足，是治疗口渴的根本原则。而栝楼根治渴的机理可能就是通过"补津液"的作用提高了血容量。

药理研究发现，天花粉含大量淀粉（25.2%），还有一定的皂苷、多糖类、氨基酸类、蛋白质等。其中，所含的淀粉进入机体后分解成糖类，一定程度上提高了机体的晶体渗透压，在机体摄入足量水的前提下，对于保持体内的水分有一定的积极作用。

空腹喝水，水在体内停留的时间很短。而给予一定的饮食再喝水，水在体内停留的时间会延长。

给予天花粉就是补充"食物"即淀粉。当然，天花粉中的其他成分也可能发挥作用，只是就目前而言，我们尚不清楚。

4. 牡蛎

牡蛎，首载于《本经》，原名蛎蛤："主伤寒寒热，温疟洒洒，惊恚怒气，除拘缓，鼠瘘，女子带下赤白。久服强骨节，杀邪鬼，延年。"对牡蛎止渴的功效只字未提，《名医别录》始载牡蛎能够"止渴"，而后世本草对其止渴的功效均未记载，现行中药学教材也未载其具有止渴作用。综上所述，古籍对牡蛎止渴的功效记载较少，推测牡蛎在本方中的作用不仅仅是止渴。

那牡蛎在本方中的作用是什么呢？

再来分析《伤寒杂病论》用牡蛎的规律，最常用者莫过于同龙骨的配伍，可以说二者的配伍是重镇安神的最佳"搭档"，如桂枝甘草龙骨牡蛎汤主治"火逆下之，因烧针烦躁者"，桂枝加龙骨牡蛎汤主治"男子失精，女子梦交"，柴胡加龙骨牡蛎汤主治"胸满烦惊，小便不利，谵语，一身尽重，不可转侧"，以上诸方都含龙骨与牡蛎的配伍。

除了配伍应用外，牡蛎还可以"单打独斗"，如小柴胡汤方后注云"若胁下痞硬，去大枣，加牡蛎四两"，而柴胡桂枝干姜汤主治"胸胁满微结"。"胁下痞硬"指肝脾肿大，"微结"也指肝脾肿大或自觉胸胁部不适。根据以上信息，我们推测两点：一是牡蛎在单独应用时，能够软坚散结，一般用于"胁下痞硬"或"胸胁满微结"；二是根据痞硬的程度决定牡蛎的用量，"胁下痞硬"程度较重，所以牡蛎用四两，而"微结"则较轻，牡蛎用量也较轻，仅二两。

至于牡蛎软坚散结的药理机制是什么？目前尚未研究清楚。

5. 桂枝

在"桂枝"条论述过，桂枝含桂皮醛，能够扩张血管，促进血液循环，即温通经脉，也就是活血。那么在本方中的作用是什么呢？是不是活血呢？

答案仍然是活血，那活哪儿的血呢？其作用可能表现在：

（1）利小便：中医认为，桂枝能够助阳化气，治疗小便不利、水肿等病证，而柴胡桂枝干姜汤的条文中有"胸胁满微结，小便不利"，"小便不利"如何治疗？用桂枝，因为桂枝含桂皮醛，对肾脏血管有刺激作用使肾小球的滤过率增加，从而使尿量增加，这是柴胡桂枝干姜汤治疗"小便不利"的机理。说白了，桂枝促进了肾脏的血液循环。

（2）活血：桂皮醛能够扩张血管，降低血小板聚集，促进血液循环，故表现为活血作用，即教材所讲的"温通经脉"，中医认为"不通则痛"，不通也可以产生满闷感，如中焦气机痞塞而产生心下痞满，胸胁部的炎症、感染、水肿等都可以产生满闷感，即《伤寒论》147 条中的"胸胁满微结"，也就是"胸胁苦满"。而桂枝之所以能够治疗"胸胁苦满"，离不开"柴胡"的支持。

6. 干姜

通过文献总结与临床主治分析，不难看出，干姜能够温中止泻。具体可参见第六章"干姜"条。干姜主要含姜烯、水芹烯、姜烯酮等成分，但究竟是哪一种成分起止泻作用，至今还缺少实验验证，但这不影响其临床应用。

7. 甘草

甘草具有激素样作用。首先，甘草具有抗炎作用，能对抗各种原因如物理、化学、感染及无菌性的炎症，可用于乳房、胸胁、肝脾等部位的炎症性疾病；其次，甘草具有免疫抑制与抗过敏作用，可用于多种炎症的治疗；再者，甘草具有抗毒作用，能够对抗肝炎病毒。

（二）柴胡桂枝干姜汤的作用

1. 调畅情志

情志不畅的主要表现是胸胁满闷，即乳房胀痛或胸胁不适，柴胡之所以能够治疗上述疾病，是因为柴胡能够消除"柴胡带"的炎症，使肿胀消除，躯体病痛的缓解能够带来心情上的愉悦，这就是柴胡疏肝解郁的作用机理。

黄芩也具有抗菌、抑制炎症作用，配合柴胡"和解少阳"，这是《伤寒论》治疗少阳病的不二选择。

2. 清热止渴

黄芩通过抗菌、抑制炎症作用以达到消肿的目的，中医称之为清热；而栝楼根的作用是清热生津止渴。所以，黄芩、栝楼根的主要作用是清热止渴。当然，牡蛎也能止渴。

3. 温里止泻

干姜能够温里止泻，所以柴胡桂枝干姜汤能够止泻。

4. 其他作用

牡蛎能够软坚散结，桂枝能够扩张肾的血管而促进利尿作用。

总之，柴胡桂枝干姜汤的作用比较复杂，也比较全面，具有调畅情志、清热止渴、温里止泻、软坚散结、利水等作用。

（三）柴胡桂枝干姜汤的应用

柴胡桂枝干姜汤可以是对证用方，也可以是对病用方。

1. 对证用方

对证用方，即用于上热下寒之少阳病。

（1）伤寒少阳病：其临床表现是寒热往来，胸胁苦满，嘿嘿不欲饮食，心烦喜呕，口苦，咽干等，这些临床表现都要具备才是少阳病吗？非也，"伤寒中风，有柴胡证，但见一证便是，不必悉具"，此处的少阳病必须具备胸胁胀痛（胸包括乳房、胸廓，胁包括肝与脾），情志不畅或抑郁，即神情"嘿嘿"。心烦喜呕、口苦是情志不畅或肝病患者的常见症状。

（2）上热：口苦是少阳病的临床表现，也是上热的表现。此外，患者还可能表现为口干、口渴、心烦等。

（3）下寒：主要表现为腹泻、脘腹部发凉、小便不畅快，男性患者可能出现阴囊潮湿，女性患者可能出现白带量多等。

2. 对病用方

对病用方，即适用于肝硬化或乳腺增生，兹举例肝硬化说明。

肝硬化初期可表现为轻度乏力、纳差、腹胀、肝脾轻度肿大等；失代偿期表现为面色晦暗、乏力、食欲减退、腹胀、消瘦、尿少、下肢水肿、脾大等，有的还伴口苦、口干、口渴、便溏等。

除此之外，患者一般有心情较差等症，这是伤寒少阳病的表现。

心烦、口干、口渴等是上热证的表现。

腹胀、便溏、尿少、下肢水肿等，这是下寒证的表现。

上热下寒之柴胡证，必用柴胡桂枝干姜汤。

（四）柴胡桂枝干姜汤的使用注意

1. 柴胡桂枝干姜汤为什么不用人参

张仲景用人参的原则如下：一是汗、吐、下之后，患者的体液丢失过多，体力明显不支，可用人参，比如半夏泻心汤、甘草泻心汤、旋覆代赭汤等；二是热病烦渴者，可用人参，如白虎加人参汤、竹叶石膏汤等；三是中气不足明显者，可用人参，如桂枝人参汤、理中丸等。

而且在小柴胡汤方后注云"若渴，去半夏，加人参合前成四两半"之论。

柴胡桂枝干姜汤原文已经明确主治"渴而不呕"，所以方中并未用半夏，但也未加人参，说明其渴的程度应该不重，还不足以加人参。

虽然柴胡桂枝干姜汤应用于"发汗而复下之"之后，但可能并未出现明显的中气不足，也未出现体液丢失过多等，所以，方中不用人参。

2. 柴胡桂枝干姜汤为什么选用牡蛎，而不选用龙骨

牡蛎在本方中不仅能够止渴，还能软坚散结。而龙骨则无此两种作用。

柴胡桂枝干姜汤主治"胸胁满微结"，与小柴胡汤之"胁下痞硬"相近，小柴胡汤方后注云"若胁下痞硬，去大枣，加牡蛎四两"，是故柴胡桂枝干姜汤中未用大枣，而加用了牡蛎。

龙骨、牡蛎同用，体现在柴胡加龙骨牡蛎汤、桂枝加龙骨牡蛎汤、桂枝甘草龙骨牡蛎汤、桂枝去芍药加蜀漆牡蛎龙骨救逆汤中，二者同用的作用是重镇安神。而柴胡桂枝干姜汤所治病证与神志无关，故不用龙骨。

（五）医案举例

1. 柴胡桂枝干姜汤治疗多汗

毕某，女，55岁，身高167cm，体重66kg，2019年8月6日以多汗而网诊。

患者自述起因家庭琐事，夫妻感情不和，患病多年，久调不愈，甚为痛苦。主要表现有胸闷、后背痛、关节痛、头痛、头晕等。因胸闷、后背痛而做心电图，正常。因关节痛，查类风湿因子，结果为阴性。凡想到的检查，都去医院做过，无任何阳性体征。2017年12月，做过两次汗蒸之后，一直出汗不止，无问冬夏，出汗以上半身居多，喝完水后出汗加剧，早晨出汗厉害。为了治疗多汗，到潍坊、青岛、济南等看过无数次的中医，有的医生诊为元气虚，有的诊为肾阳虚，有的诊为肾阴虚。对当地一名有威望的中医甚为推崇，吃了近一年的中药，基本无效。改去济南某医院住院一个多月，也没能治好。最近吃过淄博当地一位中医的药，处方如下：太子参30g，五味子15g，麦冬30g，炙黄芪30g，川芎30g，姜半夏8g，白芍15g。吃了几剂后，汗总算止住，但胸闷异常，烦躁不安，极不舒服，遂停药，而汗出如故。

刻诊：出汗甚是厉害，适值夏季，只要活动就出汗，一上午就需要换四五次衣服。晚上不管睡着与否，总是汗出一整夜，弄不清是自汗还是盗汗。口渴欲饮，喜欢喝温热水，口热，唇麻，晨起口苦，反酸，易于胀气，食管有烧灼感，胃有烧心感。大便偏稀，小便黄而无力。入睡困难，睡眠浅，夜间常醒于1～3点，有时梦多，易烦躁、抑郁、精神疲倦。自感忽冷忽热，上身热下身冷，膝盖常觉冷痛。咽喉部有异物感，视物模糊，眼睛干涩，痰黏稠。舌苔薄白。

处以柴胡桂枝干姜汤原方：柴胡15g，桂枝9g，干姜6g，天花粉12g，黄芩10g，炙甘草6g，煅牡蛎12g。10剂，颗粒剂，每日1剂，饭后半小时分2次冲服。嘱忌食辛辣。

8月19日二诊：患者述服完第3剂药，多汗才有好转，服完第6剂药时，由于患者活动较多，出汗比较明显，但与前相比，精神大有好转。诉说以前遇到事就耿耿于怀，心里放不下，吃过6剂药后，面对问题看得开了。现咽喉不适，有堵塞感。嘱其精神放松，该吃就吃，该喝就喝，该活动的时候就活动，对于多汗一症，不必记挂在心。患者服完10剂药，出汗已不明显。仍处以柴胡桂枝干姜汤加桔梗3g以利咽喉，再进10剂，以巩固之。

8月20日早晨患者反馈：昨晚睡得真好，10点多进入睡眠，一夜没有出汗，睡到早上4点半左右被打架的梦给惊醒了，起来上厕所看了一下表4点半。这是她近两年来，睡得最好的一次。

按：多汗分为自汗与盗汗。书上说，一般自汗属气虚，而盗汗属阴虚。那么该患者既有自汗，又有盗汗，是不是属于气阴两虚啊？如果答案肯定的话，那么之前的处方是生脉饮加味应该对证，为什么汗止以后，会出现胸闷异常、烦躁不安呢？说明还是不对证。

根据笔者的临床观察，自汗、盗汗者多数有热，一般清热即可治愈。但该患者女性，56岁，是不是更年期的可能性大些？并且患者忽冷忽热，这不是寒热往来吗？晨起口苦，必用柴胡。再加上多年来看中医无效，患者抑郁、烦闷之情可知，更加坚定了笔者用柴胡剂的信心。可是，柴胡剂有大柴胡汤、小柴胡汤、四逆散、逍遥散、柴胡桂枝干姜汤、柴胡加龙骨牡蛎汤等，该用何方呢？

患者以多汗而诊，多汗大多数有热，再加上患者渴喜热饮、口苦等，属上热无疑。患者自述上身热下身冷，膝盖常觉冷痛，还有大便偏稀，属于下寒也。主治上热下寒的柴胡剂，不就是柴胡桂枝干姜汤吗？遂原方疏之。

患者因为多汗久治不愈的原因，羞于见以前的朋友、同事、邻居等，于是每吃完1剂中药，就通过电话向笔者说明服药后的感觉，自从第3剂药开始，一天比一天有好转。有时述其病情时情绪激动、哽咽不已，感觉甚为委屈，自诉好久没有与朋友交流了。笔者适逢暑假，无事便与之聊半小时左右，耐心倾听患者的诉说，对患者来讲，也是一种感情的宣泄、情感的释放。

虽然患者得以治愈，但笔者认为并不只是药物起到了治疗作用，心理的疏导也很重要。所以，笔者给患者三点建议：一是口服中药治疗，二是坚持锻炼身体，三是在经济条件的允许下，找个专业的心理医生做心理疏导。

2. 柴胡桂枝干姜汤合五苓散治疗多汗

王某，女，56岁，身高165cm，体重75kg，长方脸，面色黄白，皱纹较多，2020年6月6日以多汗而网诊。

自述出汗较多五六年之久，此次自5月以来，出汗明显增多，稍活动则大汗淋漓，头、脸、脖子、前胸、后背一阵阵出汗，通常先热，阵热过后开始流汗。多年来患者常有晨起口苦，眩晕时作，平时口中淡，喜欢喝温热水，饮食胃口一般，生气或食凉、辣都有可能会胃痛。周期性失眠，入睡困难，时有多梦，睡后易醒，夜常醒于1～3点。自觉忽冷忽热，常有上半身热，下半身冷，既怕冷，又怕热，还怕风。大便不成形，尿黄而热烫、气味较大。舌淡红，舌苔中间略厚腻，偏黄。

既往史：36岁做过子宫肌瘤切除，40余岁时患多发性子宫肌瘤，未治疗。49岁、54岁、55岁时各有一次子宫大出血。最后一次出血经治疗后虽止，但月经未再至，自述已绝经。去年体检结果：收缩压169mmHg，窦性心动过速，子宫肌瘤，总胆固醇偏高。

处以柴胡桂枝干姜汤合五苓散：柴胡15g，桂枝15g，干姜6g，天花粉12g，黄芩10g，炙甘草6g，煅牡蛎30g，茯苓15g，猪苓15g，泽泻24g，生白术15g。7剂，颗粒剂，每日1剂，分2次早晚饭后冲服。

6月12日，患者反馈：从昨天下午感觉出汗比以前少了，并且自我感觉汗走到脖子往下一点了，尽管头脸还是出汗，但头发不再像以前似洗过头那样严重了。嘱继续吃药。

6月15日，7剂药吃完反馈：效果很好，不再出那么多汗了，大便已基本成形，但有点粘马桶，患者自述如果能这样维持下去就很好了。嘱上方继服7剂。

7月11日与患者交流，患者诉目前情况很好，"虽然天气有点热，但也不像以前那样特别容易出汗了，感觉身体也没有以前那么重了"，现在每天早晨都坚持去打太极拳。

按：该患者病情比较复杂，有子宫肌瘤病史、子宫出血史、高血压、窦性心动过速、总胆固醇偏高等，但就诊时的主诉是多汗。多汗常见于白虎汤证、补中益气汤证、桂枝汤证等。

若多汗伴多饮、口渴者，属白虎加人参汤证，而患者虽然喜欢喝温热水，但平时无口干、口渴等，故排除此证；多汗伴气虚乏力、少气懒言等，多属气虚自汗，显然患者没有上述表现，也就排除了气虚多汗；多汗伴恶风、发热等，理应属于桂枝汤证，但桂枝汤证不伴有口苦。

从辨证的角度来分析，患者晨起常有口苦，这是柴胡证，柴胡证还伴有"寒热往来"，而"自感忽冷忽热，常有上半身热，下半身冷，既怕冷，又怕热，还怕风"等，这就是"寒热往来"，所以，该患者必用柴胡。究竟是用小柴胡汤、大柴胡汤，还是柴胡桂枝干姜汤呢？患者大便不成形，这是干姜证。由此确定了用柴胡桂枝干姜汤。为了增强渗湿止泻作用，配伍了五苓散改汤以止泻。由于方证对应，用药精当，7剂药基本解决了困扰患者多年的出汗问题。

四、柴胡加龙骨牡蛎汤

【原文】

伤寒八九日，下之，胸满烦惊，小便不利，谵语，一身尽重，不可转侧

者，柴胡加龙骨牡蛎汤主之。（107）

【组成】

柴胡四两，龙骨、黄芩、生姜（切）、铅丹、人参、桂枝（去皮）、茯苓各一两半，半夏二合半（洗），大黄二两，牡蛎一两半（熬），大枣六枚（掰）。

【用法】

上十二味，以水八升，煮取四升，内大黄，切如棋子，更煮一两沸，去滓。温服一升。本云柴胡汤，今加龙骨等。

（一）柴胡加龙骨牡蛎汤中各药的作用

1. 柴胡、黄芩、半夏、人参、生姜、大枣

以上药物的作用见"小柴胡汤"条。

2. 桂枝

桂枝在柴胡加龙骨牡蛎汤中的作用与在柴胡桂枝干姜汤中的作用一致，既能够利小便以治疗"小便不利"，也能够活血以治疗"胸胁满微结"，具体可参见"柴胡桂枝干姜汤"条。

3. 茯苓

（1）利水：茯苓首载于《本经》，能"利小便"，结合其主治"口焦舌干"分析，显然柴胡加龙骨牡蛎汤证有水湿内停。

对于茯苓利水的功效，历代本草多有记载，如《名医别录》主"淋沥……水肿淋结"，《药性论》主治"妇人热淋"，《本草衍义》谓之"行水之功多"，《伤寒明理论》言"渗水缓脾"，《医学启源》谓"利小便……治小便不通，溺黄或赤而不利"，《珍珠囊》云"渗泄……小便多则能止之，涩则能利之"。

为什么说柴胡加龙骨牡蛎汤证是水湿内停所致的小便不利、口焦舌干呢？从"口焦舌干"来分析，患者可能出现脱水，此时患者虽可大量饮水，但津液上不能承于口而表现为口干，下不能输入膀胱而表现为小便不利。所以，患者无论喝多少水也纠正不了全身的脱水状态，因为喝水越多，水饮阻滞就越重，患者就会越渴。

现行教材把茯苓划分为利水渗湿药，的确，茯苓所含的茯苓酸具有利水消肿的作用，它不仅能结合到肾细胞醛固酮受体上，提高尿中钠与钾比值，还

具有剂量依赖关系，也就是说剂量越大，其利水作用越明显。

茯苓能够"利小便"，桂枝能助阳化气以利水，二者的作用机理虽然不同，但都能利水，由茯苓、桂枝组成的苓桂剂往往有利水作用，如《伤寒论》之苓桂术甘汤、苓桂甘枣汤、茯苓甘草汤等。

（2）安神：《本经》载茯苓主"忧恚惊恐……久服安魂养神"，《名医别录》言"保神守中"，《药性论》云"善安心神"，《日华子本草》谓"开心益智，止健忘"，说明本品能够宁心安神。

《伤寒论》第 65 条之苓桂甘枣汤主治"发汗后，其人脐下悸者，欲作奔豚"，第 96 条小柴胡汤方后注云"若心下悸、小便不利者，去黄芩，加茯苓四两"，第 386 条理中丸方后注云"悸者，加茯苓二两"。以上 3 条均说明，患者出现"悸"，可以用茯苓。悸，即心悸，属于心神不安的范畴，这与现行教材载茯苓能够宁心安神相符。

药理研究证实，茯苓所含的茯苓酸有镇静作用。这就能够解释为什么茯苓可以治疗痰饮病患者出现的眩、悸等心神不安的症状。因茯苓所含的茯苓酸同时具有利水与镇静作用，所以，苓桂术甘汤主治"欲作奔豚"时，茯苓用量达半斤之多。

当然，茯苓小剂量应用，也有安神作用，如《金匮要略》之酸枣仁汤含茯苓，但剂量相对小些，仅二两。不过，方中起安神作用的主药不是茯苓，而是酸枣仁，用量达二升之多，主治"虚劳虚烦不得眠"。

柴胡加龙骨牡蛎汤主治的"胸满烦惊"与"谵语"，均属于心神不安的范围，茯苓对心神不安具有辅助治疗作用。虽然现行中药学教材认为茯神的作用偏于安神，但是目前药理实验尚未证实茯神的安神作用比茯苓强。

4. 龙骨与牡蛎

从《伤寒杂病论》应用龙骨与牡蛎的规律来看，二者都能安神，用于心神不安时，是一对孪生兄弟。

（1）龙骨：首载于《本经》"主心腹鬼疰，精物老魅"，《名医别录》谓之"主治心腹烦满……夜卧自惊，恚怒……养精神，定魂魄"，《药性论》"安心神……（治疗女子）夜梦鬼交"，《本草纲目》谓之能"益肾镇惊"，以上古籍都记载了龙骨安神的功效。

《伤寒杂病论》用龙骨时，必用牡蛎，二者同用的经方有：桂枝甘草龙骨牡蛎汤，主治"火逆下之，因烧针烦躁者"；桂枝去芍药加蜀漆牡蛎龙骨救逆汤，主治"伤寒，脉浮，医以火迫劫之，亡阳，必惊狂，卧起不安"；桂枝加龙骨牡蛎汤，主治"男子失精，女子梦交"。以上三方都有龙骨与牡蛎的配伍，主治都是神志病。而柴胡加龙骨牡蛎汤主治的"胸满烦惊"与"谵语"，属于神经错乱。

实验室多选用含龙骨的汤剂或是龙骨水煎液进行实验，其药理作用主要有镇静安神、抗抑郁等。

（2）牡蛎：《本经》以之为上品，言其"主伤寒寒热，温疟洒洒，惊恚怒气，除拘缓，鼠瘘，女子带下赤白。久服强骨节，杀邪鬼，延年"。"惊恚怒气"与"杀邪鬼"都是对神志不安的不同描述。

《名医别录》主"烦闷"，《海药本草》"去烦热"，并能"补养安神"，《得配本草》云"凡肝虚魂升于顶者，得此降之，而魂自归也"，这些都是对牡蛎安神作用的具体描述。

龙骨与牡蛎均含大量碳酸钙，易于被人体消化吸收，对于小儿发育过快所致的缺钙有显著的补充作用，二者还能改善患儿的体质与情绪。中成药龙牡壮骨颗粒即含龙骨与牡蛎。

结合中药药性理论研究和临床实际应用，龙骨与牡蛎的性、味、归经相近，功效相似。现代药化、药理研究比较表明，龙骨与牡蛎不仅在化学成分上近似，而且都具有镇静、催眠、抗惊厥等药理作用。

牡蛎易得，而龙骨难求，二者的价格相差很大。鉴于二者药化、药理性质极其相近，有人建议以牡蛎代替龙骨来使用。笔者认为，张仲景时代的龙骨与牡蛎价格极有可能不同，如果二者的功效相同，那为何张仲景不单用龙骨，或者单用牡蛎呢？但究竟二者有何不同，目前尚未将二者区分开来。所以，笔者认为，不可轻易将牡蛎代替龙骨来使用。

5. 大黄

大黄首载于《本经》，主"留饮宿食，荡涤肠胃，推陈致新，通利水谷，调中化食，安和五脏"，其基本作用是泄热通便，历代古籍对此作用均有记载。"六腑以通为用"，胃肠道的基本特点就是"通"，"不通"则便闭、腹胀，甚至烦躁不安，重者神昏、谵语。

无论是小儿，还是成人，吃饭过多引起食积，夜间则不能安睡，或腹胀，或腹痛，或便秘，这可能属于"胃不和则卧不安"。大黄能够"通利水谷，调中化食，安和五脏"，此刻给予大黄一味，研粉冲下，大泻 2～3 次，夜间则可安然入梦。此处的大黄并非有安神之功，而是发挥通腑之能，"治病必求于本"，正如此也。

肠粘连、肠套叠等急腹症患者可出现便闭、腹胀腹痛，可因肠内毒素（如氨类）的吸收，随着血液循环影响到大脑，从而出现神昏、谵语等，用大剂量大黄通腑泄热，可解决上述问题。

所以，大黄能够解决胃肠道问题所导致的情志病变，笔者认为柴胡加龙骨牡蛎汤之所以用大黄，其功效大概就在于此。

6. 铅丹

铅丹首载于《本经》，主"惊痫癫疾"，《药性论》言之"治惊悸狂走"，《日华子本草》《本草正》均谓之能"镇心安神"，《本草纲目》认为其能"去怯，除忤恶"，其镇惊安神的作用妙不可言。

然铅丹是铅制剂，属于重金属，为多亲和性毒物，能作用于全身各系统，主要损害神经、造血、消化及心血管系统。铅一旦进入人体，与人体蛋白质结合得非常牢固，排出异常困难，极易造成蓄积性中毒。

鉴于铅制剂容易中毒，所以临床上一般不主张内服。笔者运用柴胡加龙骨牡蛎汤时，有时去之，有时以磁石代之，均有良好疗效。

（二）柴胡加龙骨牡蛎汤的作用

1. 调畅情志

本方由小柴胡汤去甘草加龙骨、牡蛎、桂枝等药组成，既然含小柴胡汤（去甘草），那必定有小柴胡汤的作用，此内容可参见"小柴胡汤"。

2. 安神

龙骨、牡蛎是安神的"孪生兄弟"，铅丹能够镇惊安神，茯苓能够安神，大黄能够泻下"和胃"以安神。所以，本方的安神作用比较确切。

3. 其他作用

桂枝能够助阳化气以利水，茯苓能够利水渗湿，二者合用能够利水，治疗"小便不利"；大黄能够泄热通便，可治疗便结。

所以，柴胡加龙骨牡蛎汤的作用是调畅情志，安神，并能通利大小便。

（三）柴胡加龙骨牡蛎汤的应用

柴胡加龙骨牡蛎汤是治疗情志病的专方，从西医角度讲，本方是治疗抑郁证的专方，从中医角度而言，本方是治疗伤寒少阳病之抑郁、失眠的专方。

抑郁症是以显著而持久的心情低落为主要临床特征，是情感障碍的主要类型。主要表现有：①意志消沉：轻者闷闷不乐，唉声叹气，对周围毫无兴趣，抑郁悲观，重者悲痛欲绝，甚至有自杀倾向。②思维迟缓：患者联想思维反应迟钝，言语减少，语速明显减慢，声音低沉，对答困难，严重者无法交流，思路闭塞，自觉"脑子好像生锈"。③大多伴有严重的躯体症状：主要有睡眠障碍、乏力、食欲减退、体重下降等。一般每次发作持续至少2周以上，长者达数年，多数病例有反复发作的倾向，每次发作大多数可以缓解。

首先，要解决患者的情感问题。患者唉声叹气、闷闷不乐，有的可能会伴的胸胁胀痛、口苦等，这是肝气郁滞的表现。食欲减退、恶心等均属于伤寒少阳病的表现。所以患者需要调畅情志，给予小柴胡汤治疗。

其次，要解决患者的睡眠问题，因为抑郁症患者的早期症状就是失眠，早期解决失眠有助于阻止抑郁症的发展，柴胡加龙骨牡蛎汤最擅长治疗的病证就是失眠。

抑郁症是比较顽固的，不仅需要中药进行调治，关键还要有心理疏导。所以面对抑郁症的治疗，我们不仅仅是一名中医，还需要我们成为患者的心理辅导师。

临床上，笔者最擅长使用柴胡加龙骨牡蛎汤治疗少阳病之失眠，那些失眠患者大多有情志不遂，或家庭矛盾，或工作压力，或社会关系，不一而足。由于情志不遂，常生闷气，时感胸胁胀痛，女子容易乳腺增生，口苦、咽干等，这些都是伤寒少阳病的表现，应该用柴胡剂。

失眠加龙骨、牡蛎，这就是柴胡加龙骨牡蛎汤。

（四）柴胡加龙骨牡蛎汤的使用注意

1. 原方即效，勿需加减

柴胡加龙骨牡蛎汤仅12味药，就时方而言，属于小方，但就经方而言，属于大方，组方非常严谨，原方即效，一般不需要加减。由于铅丹的主要成分

Pb_3O_4 为重金属制剂，口服容易中毒，故临床一般不用。

2. 减轻压力，勿戴高帽

轻型抑郁症的诊断，没有一个严格的标准，随意性较大。面对神情默默、郁郁寡欢、食少消瘦、失眠而初次就诊的患者，不可轻易冠以"抑郁症"的帽子，而应该耐心开导，尽量减轻思想压力。思想压力减轻了，患者的不适立马减去了一半。再辅以中药的调理，往往具有明显的疗效。

对于重症抑郁且已经服用了西药（如氟西汀、舍曲林等）的患者，其诊断已经非常明确对患者的心理暗示非常重要。心理暗示要向好的方面来暗示，而不能向坏的方面去引导。

3. 柴胡加龙骨牡蛎汤为什么不用甘草

柴胡加龙骨牡蛎汤是由小柴胡汤去甘草加龙骨、牡蛎、桂枝等组成，柴胡桂枝干姜汤、四逆散均是柴胡剂，亦含甘草，柴胡加龙骨牡蛎汤为什么不用甘草呢？

方中不含甘草的原因，推测可能与铅丹有关，甘草有可能促进铅丹的吸收而引起中毒。

（五）医案举例

柴胡加龙骨牡蛎汤治疗重症失眠案

石某，女，51 岁，面色白润，说话慢声细语，看上去很安静，身高 161cm，体重 52kg。2016 年 12 月 12 日以重症失眠而来诊。

刻诊：失眠 20 余年，严重失眠数月。开始时服用安定能入睡，以后逐渐加量，安定每晚服用 8 片时疗效亦不显，遂改用舒乐安定（艾司唑仑），服用大约 2 年后，舒乐安定亦不起效，现每晚必须服用阿普唑仑 2 片才能入睡 3～4 小时，而且睡眠质量特别差，稍有动静就睡不着，与其夫分床睡已经多年。伴头昏沉，胃部发热，大便易稀，有点黏，心下按之不适，现月经已不调，无痛经。职业为教师，无咽炎、无咽喉异物感，经前无乳房胀痛，舌脉无明显异常。

据证给予黄连温胆汤，并重用姜半夏：黄连 5g，姜半夏 40g，陈皮 15g，茯苓 15g，甘草 15g，枳壳 15g，竹茹 15g。6 剂，煎服，每日 1 剂。

12 月 26 日二诊：患者述药后疗效几乎不显，且生完孩子 3 年之后患抑郁症。遂改方柴胡加龙骨牡蛎汤：柴胡 12g，黄芩 6g，姜半夏 12g，党参 12g，干姜 10g，大枣 10g，茯神 10g，桂枝 10g，生龙骨 15g，生牡蛎 15g，制大黄 5g，磁石 20g。6 剂，煎服，每日 1 剂。

患者连服了 12 剂，并于 2017 年 3 月 12 日反馈，起初疗效不太满意，但服完 6 剂后，能睡 5 ～ 6 个小时，服完 12 剂后，阿普唑仑开始减量为 1 片，睡眠亦明显好转。服上方 12 剂后，阿普唑仑完全减停，现在已经不再服用阿普唑仑，每晚能睡 6 ～ 7 小时，睡眠质量大为改善，对疗效极为满意。

按：患者严重失眠达 20 余年，每晚服用阿普唑仑 2 片才能入睡 3 ～ 4 小时，而且睡眠质量特别差，稍有动静则睡不着，与其夫分床睡已经多年。而其面色白润，根据身高与其体重，不像痰湿体质，但其胃部发热，心下按之不适，有点儿像黄连温胆汤证，投之以试，果然不效。患者口不苦，手不冷，无寒热往来，无胸胁苦满，遂一诊时未考虑柴胡加龙骨牡蛎汤证。

二次来诊时，患者追加病史，诉生完孩子 3 年之后患抑郁症，这一点提示患者使用柴胡加龙骨牡蛎汤的机会较大，遂二诊予之，患者坚持服药，最终睡眠质量大为改善。

随访该患者至 2017 年 8 月 29 日，其睡眠已基本正常。

五、四逆散

【原文】

少阴病，四逆，其人或咳，或悸，或小便不利，或腹中痛，或泄利下重者，四逆散主之。（318）

【组成】

甘草（炙），枳实（破，水渍，炙干），柴胡，芍药各十分。

【用法】

上四味，捣筛，白饮和服方寸匕，日三服。咳者，加五味子、干姜各五分，并主下利；悸者，加桂枝五分；小便不利者，加茯苓五分；腹中痛者，加附子一枚，炮令坼；泄利下重者，先以水五升，煮薤白三升，煮取三升，去滓，以散三方寸匕，内汤中，煮取一升半，分温再服。

（一）四逆散中各药的作用

1. 柴胡

柴胡在本方中的作用，可以参考本章内容柴胡类方之"柴胡"。需要说明的是，柴胡能够消除头颈两侧及胸胁部位的炎症，比如上至扁桃体炎、甲状腺疾病，中至乳腺类疾病，下至肝、胆、胰等部位的炎症，都在"柴胡带"上。柴胡发挥的就是疏肝解郁作用。

柴胡是治疗肝气郁滞证的要药，适用于肝郁体质，表现为郁郁寡欢，与医生对话交流时没有或少有笑容，或急躁，或抑郁，或食欲减退，常有甲状腺结节，女性常有乳腺小叶增生，或月经周期不准等。

2. 枳实

中医认为枳实具有行气、化痰作用，一般当作理气药来使用。枳实虽然首载于《本经》，但《本经》所载作用与行气无关。《名医别录》载之"除胸胁痰癖，逐停水，破结实，消胀满，心下急痞痛，逆气，胁风痛，安胃气"，在此基础上，历代本草多有发挥，但其作用不外乎三个方面：一是用于消化道疾病，取其行气作用，用于治疗脘腹胀满疼痛等，如治疗胃肠积滞之大承气汤，《伤寒论》第79条之栀子厚朴汤主治"伤寒下后，心烦腹满，卧起不安者"，皆取其行气作用，常与厚朴同用。《金匮要略》之枳术汤主治"心下坚，大如盘，边如旋盘，水饮所作用"。虽然《名医别录》载本品能够"逐停水"，但枳实的作用主要是行气，而非"逐水"，枳术汤所逐之水也是胃肠道之水。二是用于循环系统疾病，如《金匮要略》之枳实薤白桂枝汤主治"胸痹，心中痞，留气结在胸，胸闷，胁下逆抢心"。三是用于呼吸系统疾病，如《金匮要略》之橘枳姜汤、桂枝生姜枳实汤，均可用于呼吸系统之痰稠难咯者。

推测枳实在四逆散中的作用是预防消化道积气的产生，从而截断疾病传变。因为，容易生气（即肝郁）的人，很容易出现食欲不振，也就是《伤寒论》之"嘿嘿不欲饮食"，这是少阳病的特点。

枳实含挥发油及黄酮苷类，黄酮苷类主要有橙皮苷、新橙皮苷等。药理研究认为，枳实对胃肠道平滑肌呈双相调节作用，小剂量时能兴奋胃肠，使蠕动增强，大剂量时能降低平滑肌张力而呈解痉作用。基于枳实对胃肠平滑肌的兴奋作用，临床用其治疗胃扩张、胃下垂、消化不良、肠梗阻等。

3. 芍药

芍药，即白芍，其作用首先是止痛，广泛用于平滑肌、骨骼肌痉挛性疼痛，当然也可用于肝郁气滞之胸胁乳房胀痛、肝区疼痛、胆囊炎疼痛、胰腺炎腹痛等。这些疾病的产生，从五脏的观点来看，其病位在肝；从发病机制来看，属于气滞。虽然芍药不能理气，但它能够减缓疼痛。

疼痛能够带给人不愉快的情绪，心情不畅又可加重疼痛，二者互为因果。所以，芍药减轻了机体的痛感，患者感到有效，心情自然好转，也就是能够起到疏肝作用。所以，中药学教材认为白芍能够柔肝养阴，有一定道理。

4. 甘草

《本经》记载甘草"主五脏六腑寒热邪气"，人有"五脏六腑"以概全身，说明其普适性强，适应范围极广，故中医称之为"调和药"。

实际上，甘草所含的甘草酸、甘草次酸等具有糖皮质激素样作用，就是人们通常所说的激素。笔者称甘草为天然激素，因为甘草属于天然药物。

甘草除了应用于感染性疾病如消化道感染、呼吸道感染、外伤感染外，也常用于非感染性炎症如关节炎、皮炎、胁间神经炎、乳腺炎等，当然"柴胡带"上所表现出的炎症（包括感染性炎症和非感染性炎症）如甲状腺疾病、乳腺疾病、肝炎、胆囊炎等都可以用。

（二）四逆散的作用

中医认为四逆散能够疏肝理脾，其着眼点有二：肝与脾。疏肝是四逆散的主要作用，而理脾是四逆散的截断作用。

1. 抗炎

现代研究认为，四逆散主要具有抗炎作用，尤其是治疗"柴胡带"的炎症，包括感染性炎症（如肝炎、胰腺炎等）与非感染性炎症（如桥本病、乳腺增生等）。方中起抗炎作用的药物主要是柴胡与甘草。

2. 止痛

四逆散能够止痛，除白芍具有缓急止痛外，柴胡、甘草通过其抗炎作用，也能够起到一定的止痛作用。

3. 增强消化道平滑肌蠕动

四逆散能够增强消化道平滑肌蠕动，抑制或阻止腹胀的产生，属于预防性用药或截断性用药。

用药好比下棋，同样的棋子，为什么有胜有负？因为高手看得长远，而初学者仅能看一二步。

众所周知，四逆散是疏肝的方，然而有不少中医人不明白为什么方中用枳实？有人认为不用也可能行吧，所以就去掉枳实。他们不明白其中的道理，等到出现胃肠道症状时，再用枳实，未免有"亡羊补牢"之嫌。

（三）四逆散的应用

四逆散的主要作用是疏肝理脾，能够消除"柴胡带"的炎症，也就是治疗心情不畅所带来的一组全身综合征，也就是肝郁气滞，具体表现如下。

1. 体质状态

患者大多为年轻人，以30多岁的女性居多，一般不超过50岁，其人并不肥胖，或者偏瘦，性格多急躁易怒，多疑多虑，易患扁桃体炎，易于生气上火，易于乳房胀痛，食欲容易受情绪影响等。总之，患者情绪极不稳定，处于剧烈波动状态。

2. "四逆"症

四逆散主治"四逆"症，也就是四肢发冷，因为这样的患者易精神紧张，紧张时全身肌肉都有可能出现轻度痉挛，四肢容易缺血，循环不良则四肢发冷。而精神紧张属于肝气郁滞的范围。

3. 口苦

现代研究认为，口苦的原因主要有胆汁反流与血中胆红素升高。易于精神紧张的患者，胆小管、肝内胆管等均易痉挛，从而影响胆汁的分泌与排泄，胆汁溢于血中，胆红素升高，故口苦。所以，口苦总与情志不畅有很大关系。

4. 胁肋胀痛

胁肋，包括胸胁与两肋。胀痛可分为胀与痛。

胸胁胀痛可见于乳腺小叶增生、肋间神经炎、胆囊炎、肝炎、胰腺炎等，其范围上可至颈部两侧如甲状腺疾病，下可至月经病变、泌尿系感染等。凡属于"柴胡带"上的病证，无论是胀，还是痛，都可以用四逆散进行加减治疗。

（四）四逆散的使用注意

1. 为什么用散剂，而不用汤剂

四逆散的剂型为散剂，故名四逆散。当然，临床实际应用时，可以以汤代散，但也不能称为四逆汤，因四逆汤由附子、干姜、甘草组成，主治伤寒少阴病。

有学者研究表明，四逆散散剂的疗效优于汤剂，而散剂难以下咽，故在四逆散的基础上，去掉枳实，加入当归、茯苓、白术等而成逍遥散，现有成药逍遥丸可用，类似于散剂。

2. 原方加减

（1）"咳者，加五味子、干姜各五分，并主下利"：小柴胡汤方后注云"若咳者，去人参、大枣、生姜，加五味子半升，干姜二两"，本方后注亦有类似的记载。不难看出，咳嗽加五味子、干姜是张仲景的习惯用法，而《本经》记载五味子、干姜二药均有治"咳"功效，这是其使用依据。

（2）"悸者，加桂枝五分"：因桂枝能够平冲定"悸"，"悸"即心慌，所以"悸"者加桂枝。

（3）"小便不利者，加茯苓五分"：因《本经》载茯苓能"利小便"，所以治疗小便不利者，加茯苓。

（4）"腹中痛者，加附子一枚，炮令坼"：腹痛，一般加芍药，这是张仲景的用药定例。但四逆散证见腹中痛，不加芍药，而加附子者，是因四逆散方中原本有芍药。芍药缓急止痛而"腹痛"不止的话，就应该加麻醉止痛药了，比如附子就具有麻醉止痛作用。

（5）"泄利下重者，先以水五升，煮薤白三升，煮取三升，去滓，以散三方寸匕，内汤中，煮取一升半，分温再服"：这个方的剂型实际上是煮散剂，是煎剂与煮散剂的结合。先"煮薤白三升"，这是煎剂。后"以散三方寸匕，内汤中"，这就是煮散剂。因为薤白有温里行气作用，既能够治疗"泄利"，也能够改善"里急后重"。

（五）医案举例

1. 猪苓汤合四逆散加味治疗泌尿系感染反复发作案

刘某，女，48岁，身高160cm，体重65kg。以泌尿系感染反复发作于2017年3月25日而网诊。

患者自述近十多年来，经常出现泌尿系感染，发则尿频、尿急、尿痛，去医院多次做尿化验检查，均正常。但经常发作，最近两年特别频繁。

刻诊：小便次数偏多，小便时有涩痛感，尿热烫，尿色淡黄，已十多天，2月尿液检查仍正常。伴腰膝酸软，患者为商场服务员，站立久特别容易发作。口渴想喝大量温水，嘴唇干燥，胃口一般，反酸，睡觉有时易醒，有时梦多，精神疲倦，怕冷怕风明显，平时易于汗出。舌质淡，苔薄少。

疏猪苓汤合四逆散加桔梗：猪苓15g，茯苓15g，泽泻15g，阿胶15g，滑石15g，柴胡10g，枳实10g，白芍10g，炙甘草10g，桔梗3g。颗粒剂，每日1剂，分2次冲服，15剂。

2017年4月18日二诊：患者述已经没有明显症状，小便正常，无尿频、尿急，也无尿痛。嘱再进15剂，以巩固疗效，至今没有复发。

按：习惯使用经方的医者都知道，猪苓汤是治疗泌尿系感染反复发作的有效"秘方"，这是千古不变的真理。那此时为什么会配伍四逆散呢？试想一下，患者反复发作的泌尿系感染该有多么痛苦！精神不仅疲惫，而且可能有抑郁的存在，用四逆散是为了疏肝解郁，为了减轻患者的精神压力。白芍还能够缓解泌尿道平滑肌的痉挛而起止痛作用，配伍小剂量的桔梗，能够达到宣肺利小便的目的，即提壶揭盖。

2. 半夏泻心汤合四逆散治疗胃炎案

徐某，女，46岁，身高163cm，体重58kg，2017年7月1日面诊。

自述患胃病10多年，2015年5月去医院做胃镜，提示慢性胃炎，给予西药治疗，有所好转。自今年3月以来，胃脘部常隐隐作痛，饭后堵塞感明显，现吃饭多则胃胀。

刻诊：胃脘部疼痛，有明显压痛，纳食减少，大便溏薄，晨起口苦明显，月经周期较准，痛经不明显，但乳房胀痛明显，冬天四肢常冷，自述容易生闷气，舌苔薄黄而腻，脉无明显异常。

处以半夏泻心汤合四逆散：姜半夏 10g，黄芩 9g，黄连 3g，干姜 9g，大枣 9g，党参 15g，炙甘草 10g，柴胡 10g，生白芍 10g，枳壳 10g。10 剂，每日 1 剂，颗粒剂，温开水饭后送服。

7 月 12 日反馈，药后胃痛消失，压痛亦不明显，多年胃病 1 剂药即愈，患者对疗效相当满意。还有，乳房胀痛已不明显。嘱继服 10 剂，以巩固疗效。

按：半夏泻心汤来源于《伤寒论》，"但满而不痛，此为痞，柴胡不中与之，宜半夏泻心汤"，在《金匮要略》中主治"呕而肠鸣，心下痞者"。"满而不痛"与"心下痞"都属于痞满的范畴，本例患者胃脘部常隐隐作痛，故可诊断为痞满，其舌象尤为典型，薄黄而腻，正是半夏泻心汤的最佳适应证。

又因其乳房胀痛，冬天四肢常冷，自述容易生闷气，属于典型的"四逆"，符合四逆散证。故予半夏泻心汤合四逆散，方证对应，效如桴鼓。

第四章　黄连类方

第一节　黄连

一、概说

黄连为毛茛科植物黄连、三角叶黄连、云连的根茎，四川、云南产者质量较佳，有川连、云连之称，均为道地药材。因其根茎多分枝，常 3～6 支成束，呈稍弯曲状，形如鸡爪、鹰爪，又有"鸡爪连""鹰爪连"之称。《本草纲目》记载"其根连珠而色黄，故名"黄连。

黄连首载于《本经》，为上品药："味苦寒。主热气，目痛，眦伤泣出，明目，肠澼，腹痛下利，妇人阴中肿痛。久服令人不忘。"所载病证乃一派热象也。

黄连的用法有 3 种，生用、姜汁炒用、吴茱萸水炒用。临床上生用最多；姜汁炒用，可缓和黄连的苦寒之性，减轻对脾胃的损伤；吴茱萸水炒用，既能缓和黄连的苦寒之性，还偏于走肝经，善清肝经郁火。

二、作用

中医认为，黄连味极苦，"哑巴吃黄连，有苦说不出"，看似戏言，实乃真情。黄连性大寒，具有较强的清热燥湿、泻火解毒之功，主要用于肝火犯胃之呕吐、吞酸，寒热互结之心下痞满，湿热阻滞之泻痢，胃火炽盛之消渴等。

黄连主含盐酸小檗碱、黄连碱、甲基黄连碱、药根碱等，其中盐酸小檗碱为代表性成分。药理研究发现，盐酸小檗碱具有广谱抗菌作用，尤其对于肠道易感菌（志贺菌，又称痢疾杆菌）的抑制作用较强，而且小檗碱不易被病变的肠黏膜充分吸收，生物利用度不高；大量小檗碱通过肠道排出体外，在一定程度上起到"外用药"的治疗作用。但对于功能正常的肠黏膜，盐酸小檗碱可以被吸收入血，从而发挥抗炎、镇静、降血糖等作用。

（一）抑制炎症、止痢

细菌性痢疾是由痢疾杆菌感染引起的一种肠道传染病。痢疾杆菌经消化道感染人体后，首先侵入小肠，在小肠中增殖，但不引起侵袭性病变，所产生的肠毒素可引起水样泻；若进一步入侵结肠，则引起结肠黏膜的炎症、坏死、溃疡，并释放毒素入血，主要表现为发热、腹痛、腹泻、里急后重、黏液脓血便等。

《本经》载黄连主"肠澼腹痛下利"，肠澼是痢疾的最早提法。《名医别录》谓黄连主"久下泄澼脓血"，也是对黄连治疗痢疾的形象描述。临床以湿热痢疾最为常见。黄连苦寒，能够清热燥湿止利，最为对证，被历代医家称为治痢要药。

痢疾等首先表现为肠道感染，而小檗碱等生物碱在感染的空、结肠难以吸收，使其在肠道内保持有效浓度，对痢疾杆菌、伤寒杆菌等细菌具有杀灭作用，是其抗肠道感染的关键所在，这可能就是黄连的"清热"作用，此为其一；其二，小檗碱能够抑制胃肠黏液分泌，减少渗出，从而起到止泻作用，这应该是黄连"燥湿止痢"作用的表述；其三，小檗碱还能保护胃肠黏膜的天然屏障，阻止细菌侵入肠黏膜下层；其四，痢疾可表现为过度腹泻，导致丢失大量的碱性肠液，所以容易引起代谢性酸中毒，从药理的角度讲，小檗碱可以少量吸收，进入机体后能够中和多余的酸，从而纠正代谢性酸中毒。可见，黄连不仅对痢疾杆菌具有杀灭作用，对痢疾的治疗也具有多方面作用机制。

需要强调的是，用于湿热泄泻或痢疾时，黄连的用量一定要足，《伤寒杂病论》用黄连治痞证（即胃的慢性炎症）一般用一两，而治疗湿热泄泻的经方葛根黄芩黄连汤则用黄连三两，因为只有量大，才能将肠道致病菌充分杀灭。白头翁汤主治"热利下重"，由白头翁、黄连、黄柏、秦皮组成，其中黄连的用量亦为三两。

夏、秋季，西医院大多设有肠道门诊，患者出现腹痛、腹泻等，会立马到肠道门诊就诊，确诊痢疾后的患者，一般给予抗感染治疗，中医很少有介入的机会。有些急性痢疾可能会转变为慢性，这是中医治疗的优势病种，《伤寒论》之乌梅丸的应用概率较大，因为乌梅丸亦"主久利"，其组成中即含黄连。

（二）健胃、抑制炎症

黄连虽然首载于《本经》，但对于健胃、抑制炎症作用及类似的说法却未提及，"主热气"之功勉强与之相关。《名医别录》提出黄连"调胃"，如何调？推测可能与其"主热气"有关。《医学启源》明确提出黄连治"心下痞满"，《药品化义》言之主"中焦郁热，呕吐，痞满"。现一般认为黄连量大清热，量小则除痞，实际上是指黄连的抑制炎症作用。

心下痞，即胃脘部不适，按之不适感加重，或有轻微疼痛。为什么？因为局部（即胃脘部，也就是胃黏膜）有炎症，黄连能够消除局部的炎症，所以《本草通玄》谓黄连"除痞满"。

黄连苦寒，大剂量败胃，但小剂量应用却有健胃之功。《伤寒论》之半夏泻心汤乃寒热互结之慢性胃炎（相当于心下痞）专方，由半夏、黄芩、干姜、人参、炙甘草、黄连、大枣组成，方中黄芩与黄连的用量之比为3：1，黄连的用量较小。黄连主含小檗碱等生物碱，能够直接消除炎症，由此保护了胃黏膜，从而削弱了攻击因子的攻击力量，而人参、大枣、炙甘草等能够增强胃黏膜的防御机制，保持了攻击因子与防御因子的动态平衡，恢复胃黏膜的正常生理功能。

与半夏泻心汤组成相似的经方还有甘草泻心汤、生姜泻心汤等诸方，诸方黄连的用量亦不能大，仅用一两，黄芩与黄连的用量之比始终为3：1。主治"心下痞"的大黄黄连泻心汤、附子泻心汤等方中，黄连的用量也不大，仅为一两。

（三）清热镇静

《本经》并未提及黄连的镇静作用，只言黄连"主热气……久服令人不忘"，这提示"热气"与"令人不忘"之间有着必然的联系。《名医别录》谓之主"大惊"，说明黄连具有镇静安神之功。而《日华子本草》认为本品主"惊悸烦躁"，《医学启源》言之"治烦躁"。"大惊""惊悸""烦躁"等都是心神不安，推测与黄连的清热作用有关。

火热体质的患者除了具有颜面易生疮疖、眼屎黏多、口苦口臭、纳多易饥、大便干结，烦躁易怒、头脑昏沉、记忆力下降、汗多乏力等也常常是患者就诊时经常提到的苦恼，说明"热气"可以导致"令人忘"。此时，患者服用黄连配方三五剂之后，常常感觉口中清爽、头目清晰、心中敞亮，说明黄连"主热气……久服令人不忘"是有道理的。

《伤寒论》之黄连阿胶汤主治"少阴病，得之二三日以上，心中烦，不得卧"。"心中烦"，表现为心烦易怒、头脑昏沉、注意力无法集中、记忆力下降、学习工作效率低下等；"不得卧"，即睡眠不佳，表现为心烦意乱，难以入睡，或者入睡后易醒，醒后再次入睡困难，可伴有心火上炎的表现如面红、唇红、口舌生疮等，治以清热泻火，黄连阿胶汤最宜，方中的黄连可谓量大，用至四两，是汤剂经方用量中最大的黄连类方。

为什么黄连具有清热安神作用？因为黄连味苦，能够泻火，火性躁动，而清热泻火则可以安神，即火去则神安。为什么黄连味苦？就是因为它含有盐酸小檗碱、黄连碱、药根碱等多种成分，其中盐酸小檗碱具有明显的苦味。

黄连用于镇静时必须量大方能发挥作用，如黄连阿胶汤用黄连四两，在《伤寒杂病论》中属于最大量。苦味药量小能够健胃，药量大则败胃，就会影响食欲，摄入食物的量必然减少（当然也包括脂肪），黄连素能抑制糖类转化为脂肪，大脑细胞周围的脂肪受到抑制后，可能会表现为记忆力增强，也就是《本经》所讲的"久服……令人不忘"。当然，也不能排除盐酸小檗碱对大脑细胞的直接作用。

药理研究发现，盐酸小檗碱可明显提高阿尔茨海默病模型鼠的学习记忆能力，改善认知功能障碍，当然黄连用于阿尔茨海默病离不开中医理论的指导。阿尔茨海默病的第二阶段常表现为烦躁不安（《医学启源》谓黄连"治烦躁"），整个病情向失忆、失认等方向发展（《本经》载"久服"黄连"令人不忘"）。黄连味苦性寒，可用于阿尔茨海默病属于热证或湿热证者。

（四）降低血糖

《名医别录》用黄连"止消渴"，可以说是黄连治消渴的最早记载，《本草经集注》也说"俗方多用黄连治痢及渴"，《新修本草》载黄连"蜀道者粗大，味极浓苦，疗渴为最"，《本草纲目》有"治消渴，用酒蒸黄连"之记载。可见，古人早已认识到黄连能够治疗消渴。何为消渴？消，即消耗，也就是消谷善饥；渴，即口渴、烦渴，相当于多食易饥、多饮、多尿之糖尿病。

那么黄连治疗什么样的糖尿病？是已经化验出有血糖升高而没有任何症状的糖尿病，还是多食易饥之症状明显的糖尿病？显然，中医用黄连治疗的糖尿病是指后者，现代人们因为肥胖而查体见血糖升高者，使用黄连的概率并不大。

多食易饥的患者大多胃火炽盛，而中医认为黄连能够清胃泻火，用量宜大，而易于败胃，患者胃口骤降，纳食减少，其消渴症状可明显减轻，乃至消失，这就是用黄连治疗的结果。

黄连所含盐酸小檗碱能够阻滞胃肠道对脂肪、糖的吸收，直接调节 2 型糖尿病患者体内的糖与脂肪代谢，这是其降糖作用的机理之一；其二，由于黄连能够阻止脂肪的吸收，可以减轻脂肪对胰岛素作用靶点的"包埋"，进而改善患者的胰岛素抵抗，这是黄连宜适用于肥胖型糖尿病患者的机理所在，因为肥胖型糖尿病患者的重要发病机理就是胰岛素抵抗。

三、用量

煎服，黄连的常用量为 2 ~ 15g。用于胃炎之痞证时，多在 3 ~ 6g，《伤寒论》中常用一两；用于肠道感染性疾病如痢疾时，则须大剂量应用，10 ~ 15g，《伤寒论》中常用三两；用于火热亢盛之神志病时，亦可大剂量应用，30g 以上，《伤寒论》常用四两。听闻中国中医科学院的仝小林教授以大剂量的黄连（120g）治疗糖尿病疗效颇佳。

研末装胶囊服用，每次 1 ~ 2 粒（每粒重 0.4g 左右）。

黄连味极苦，煎服时用量不能大，否则容易败胃。笔者使用黄连时，多配伍 3 ~ 4 倍量的大枣和生姜，不仅能够固护胃气，还能够缓和黄连的苦寒之性。

四、使用注意

黄连苦寒败胃，多数医家都有深刻的体会，对于脾胃虚寒者，宜慎用。

第二节 类方

以黄连为主组成的经方就是黄连类方，如葛根黄芩黄连汤、黄连阿胶汤、黄连汤、小陷胸汤、白头翁汤、大黄黄连泻心汤等。其中，我们要讨论的经方有葛根黄芩黄连汤、白头翁汤、黄连阿胶汤、小陷胸汤。

一、葛根黄芩黄连汤

【原文】

太阳病，桂枝证，医反下之，利遂不止，脉促者，表未解也。喘而汗出者，葛根黄芩黄连汤主之。（34）

【组成】

葛根半斤，甘草二两（炙），黄芩三两，黄连三两。

【用法】

上四味，以水八升，先煮葛根，减二升，内诸药，煮取二升，去滓，分温再服。

（一）葛根黄芩黄连汤中各药的作用

1. 葛根

葛根的作用比较多，能发表解肌、升阳止泻、生津止渴。

原文冠以"太阳病"，说明葛根黄芩黄连汤的主治应该有太阳病，而黄芩、黄连、甘草均不具有解表作用，难道葛根在该方的作用是解表或解热？

（1）解热：葛根在现行中药学教材中有解肌退热之功，但其退热的作用机理是什么？是通过抗病毒感染，具有直接解热作用，还是提高机体的免疫力而发挥作用的？目前还没有研究，但古籍本草对于其"解热"作用确有相关的记载：如《本经》载其主"身大热"；《名医别录》谓之"疗伤寒中风头痛，解肌发表出汗"，似乎其解热作用与抗病毒感染有关；《本草经集注》云"生者捣取汁饮之，解温病发热"；《药性论》言之"能治天行"；《医学启源》谓之"发散表邪"以散热外出；《滇南本草》言其治"伤风，伤暑，伤寒，解表邪"。以上本草书籍的记载均指向本品具有抗病毒感染作用，但药理验究并未证实，所以，其解热的作用机理比较复杂。可以肯定的是，配伍柴胡、黄芩等药而成的柴葛解肌汤能够退热。

（2）止泻："桂枝证"以夏秋季比较多见，"下利不止"即急性胃肠道感染，而胃肠道感染常见于夏秋季，说明桂枝汤证与葛根黄芩黄连汤证的发病季节相符。

无论是病毒感染，还是细菌感染，其毒素均可入血，表现为发热、恶风等，所以此处的"桂枝证"是桂枝的类似证，而不是真正的"桂枝证"。既然是胃肠道感染，那就得抗感染治疗，再辅以补液、止泻等治疗。

《伤寒论》第32条言葛根汤主治"太阳与阳明合病者，必自下利"，其下利不甚，故葛根用至四两；而本条主治"利遂不止"，下利较重，葛根用至半斤。故推测葛根具有止泻作用。

然葛根止泻的机理颇为复杂。首先，葛根能够对抗组胺受体，抑制肠道分泌，使肠道分泌减少，从而减轻腹泻，这可能是葛根止泻的机理所在。其次，药理研究发现，葛根含大豆苷类成分，对肠管有解痉作用，类似于罂粟的止痛作用，能够治疗肠痉挛所致的腹部绞痛。其止痛机理，类似于《本经》之葛根主"诸痹"，因为"痹"一定有疼痛。

西医对于腹泻较剧者，多给予输液治疗，以保障能量（即葡萄糖）的供应，没有输液条件者，往往建议口服糖盐水以纠正水、电解质的紊乱。众所周知，葛根含大量的淀粉，经水解后可产生大量的糖，这些糖能够带给患者足够的热量供应。

（3）抗心律失常："心律失常"属于西医名词，反映于中医的脉象方面为促、结、代脉等，其轻者可没有任何不适，严重者可表现为胸闷、胸痛、心慌、气短等，但这些临床表现均未见于本草古籍对葛根的记载。药理研究发现，葛根具有抗心律失常作用，其机制可能与减慢窦性心律有关，可用于治疗快速型心律失常，即相当于原文中的"脉促"。

当然葛根对心脏的作用是多方面的，如葛根煎剂、葛根素等均能对抗垂体后叶素引起的急性心肌缺血，葛根总黄酮还能扩张冠脉血管，降低心肌耗氧量等。这些药理作用均有利于心律失常的恢复。

（4）共煎促溶：采用大鼠在体肠回流法，测定回流液在肠道中循环前后药量的变化。结果显示，葛根所含葛根素对黄连所含盐酸小檗碱的肠吸收影响不明显，而盐酸小檗碱对葛根素肠吸收有促进作用，所以葛根配伍黄连可有助于葛根素吸收量的提高，从而发挥葛根素应有的作用。

2. 黄芩

中医认为，黄芩能够清热，这在古籍本草中多有记载。如《本经》谓"主诸热"，说明黄芩可用于多种热证，《名医别录》谓之"疗痰热，胃中热"，《药性论》言之"能治热毒"，《日华子本草》谓之"主天行热疾"，《本草纲目》用之"治风热湿热头疼，奔豚热痛，火咳肺痿喉腥，诸失血"，《雷公炮制药性解》载之"主崩淋热疸"。

药理研究发现，黄芩主含黄芩苷，具有广谱抗菌作用，广泛用于痢疾杆菌、伤寒杆菌、金黄色葡萄球菌、肺炎双球菌、溶血性链球菌等细菌的感染。药理研究还发现，黄芩煎剂在试管内对流感病毒、亚洲甲型流感病毒有抑制作用，含黄芩的小柴胡汤对流感病毒具有较强的抑制作用。

肠道感染一般有腹泻，而《本经》载黄芩主"肠澼泄利"，《名医别录》用之疗"小腹绞痛"，《药性论》谓之能治"肠胃不利"。纵观其应用，《伤寒论》第 172 条："太阳与少阳合病，自下利者，与黄芩汤。"黄芩汤由黄芩三两、芍药二两、炙甘草二两、大枣十二枚组成，方中黄芩能够抗菌抑制炎症止痢，芍药能够缓急止痛，主治湿热下利之轻证，汪昂在《医方集解》中称此方为"万世治痢之祖方"。

葛根黄芩黄连汤主治的"利遂不止"，属于急性胃肠炎之重症，需用大剂量抗生素治疗，所以黄芩用至三两，再配伍三两黄连，其抗菌抑制炎症作用更强大。

实际上，半夏泻心汤、甘草泻心汤、生姜泻心汤、干姜黄芩黄连人参汤中均含黄芩三两，其作用都是抗胃肠道感染，只不过，它与人参、大枣、干姜等同用后，对胃肠道的菌群具有调节作用，而不是单纯的杀菌作用。

3. 黄连

黄连在本方中的作用也是多样的，主要有：

（1）抑制炎症止痢：具体可参见第四章"黄连"之"抑制炎症、止痢"。

（2）抗心律失常：药理研究发现，黄连所含小檗碱对乌头碱所致大鼠心室纤颤以及氯仿引起的小鼠心室纤颤有对抗作用；小檗碱 4mg/kg 静脉注射对氯化钙诱发小鼠室性心动过速和室性纤颤的发生率明显减少；黄连所含药根碱10mg/kg 静注对大鼠心肌缺血和复灌所致的心律失常均有显著对抗作用。

促脉是指脉来急数而又有不规则的间歇，多见于邪热亢盛所致的心律失常。而黄连苦寒，清热之力强，所治脉律失常当以快速型心律失常为主，不仅与药理研究一致，而且与原文中的"脉促"相吻合。

（3）共煎促溶：黄连的主要成分为小檗碱，而黄芩的主要成分为黄芩苷。药理研究表明，小檗碱和黄芩苷在黄连与黄芩（1∶1）共煎物中的含量比单味药水煎物高，说明二者配伍能够相互促进有效成分溶出，从而提高药物的疗效。另有研究表明，小檗碱和黄芩苷等成分在水中的溶解度较差，而且两类成分相互作用后形成沉淀物，其沉淀物能够在人工胃肠液中溶解，释放出有效成分黄芩苷和小檗碱，从而发挥作用。

4. 甘草

甘草具有激素样作用，在本方中可发挥以下三种作用。

（1）抗炎作用：甘草酸的糖皮质激素样作用，能够发挥强大的抗炎功效，但前提是要有足量的抗生素，而葛根黄芩黄连汤中的黄连、黄芩恰恰是广谱抗菌药，大剂量使用能够产生良好的抗菌效果，这为甘草发挥糖皮质激素样作用提供了基础。

（2）抗过敏作用：糖皮质激素具有抗过敏作用，甘草酸能对抗肠道炎症反应带来的肠道应激变化，抑制胃肠道黏膜的渗出，减轻腹泻。

（3）盐皮质激素样作用：盐皮质激素的最主要作用是保钠排钾，其作用机制是促进肾小管重吸收钠而保留水，并排泄钾。盐皮质激素的这种作用还表现在唾液腺、汗腺及胃肠道，而甘草酸能够阻滞胃肠道中"水"的丢失，从而减轻腹泻。

（二）葛根黄芩黄连汤的作用

葛根黄芩黄连汤的功效为清热燥湿，解表止利。而现代研究发现，葛根黄芩黄连汤具有抗菌抑制炎症、止泻止利、抗心律失常等多种作用。

1. 抗菌抑制炎症

黄芩、黄连各三两，可谓量大，二者不仅具有广谱抗菌性，而且抗菌抑制炎症作用强大，是葛根黄芩黄连汤中抗菌抑制炎症的中坚力量。

2. 止泻

腹泻剧烈者容易脱水，止泻补水为第一要务。葛根不仅具有止泻作用，所含大量淀粉还能起到一定的补水、补液作用。黄连含小檗碱，能够抑制胃肠黏液分泌，减轻渗出而止泻。甘草具有卓越的抗过敏作用而能止泻。此三者可发挥本方的止泻作用。

3. 抗心律失常

葛根具有抗心律失常作用，黄连可用于快速型心律失常，二者配伍，可用于快速型心律失常，即原文中的"脉促"，胃肠道病毒感染所致的心律失常见此症。

（三）葛根黄芩黄连汤的应用

1. 感染性腹泻

急性感染性腹泻是由病毒、细菌、真菌、原虫等多种病原体感染引起的腹泻，多发生于夏秋季，腹泻通常表现为每天排未成形大便3次或以上，多为稀便、黏稠样便、黏液便、脓血便或血样便，同时可伴有腹痛、恶心、呕吐、食欲不振、腹胀、发热及周身不适等。病情严重者，可以因大量丢失水、电解质而引起脱水、电解质紊乱甚至休克。根据发病机制分为分泌性腹泻与炎症性腹泻。

而葛根黄芩黄连汤主要用于分泌性腹泻，主要表现为黏稠样便（一般不呈水样便、脓血便），腹泻多不剧烈，臭秽难闻，或有里急后重，肛门多有灼热感，可伴有发热、汗出、周身不适、腹痛、纳差等，也可伴有恶心、呕吐，舌质多红，苔黄腻。根据以上症状，中医辨证为热性腹泻，也就是葛根黄芩黄连汤治疗的湿热泄泻。

2. 湿热型糖尿病

鉴于西医的普及与抗生素的广泛运用，本方用于胃肠道感染的机会并不多。相反，在糖尿病、高血压病等非感染性疾病中却大有用武之地。药理研究发现葛根有降血糖作用，《本经》谓其"主消渴"，而且列为第一个功效；黄连也可治疗糖尿病，《名医别录》言之"止消渴"，《本草经集注》也说"俗方多用黄连治痢及渴"。

临床所见，今日糖尿病已并非昨日的"消渴病"，卫生健康的普及使得人们更加关注自己的身体状况，高血糖患者绝大部分能够早期发现，这些人的血脂、血糖代谢紊乱，形体大多肥胖，体态臃肿，"三多一少"的症状很少出现，大多处于亚健康状态，时时头昏，头脑不清晰，记忆力下降，浑身懒惰，疲乏无力，或有口苦，大便黏滞不爽，舌苔黄腻等。这是典型的湿热证，是湿热型糖尿病，可以用葛根黄芩黄连汤进行治疗。

3. 湿热型高血压病

《本经》记载葛根主"诸痹"，药理研究发现它能扩张脑血管，解除高血压造成的脑部小动脉痉挛，改善脑部的血液供应，缓解头痛，这是对其主"诸痹"作用的佐证。

高血压患者大多具有头痛头昏、面红目赤、多汗、头重脚轻等火热上攻的表现，而《本经》载黄连的第一个作用是"主热气"，《药性论》谓其"去热毒"，《日华子本草》言其能治"天行热疾"，《医学启源》谓之"泻心火，除脾胃中湿热"，以上典籍均载黄连能泻火。再者，黄连泻火已经成为民间的一个共识。黄连通过其泻火作用除热降压，疗效可靠。与之有类似清热作用的还有黄芩。《本经》载黄芩"主诸热"，《名医别录》言其主"胃中热"，《药性论》谓之能"治热毒，骨蒸……解热渴"，《日华子本草》言之"主天行热疾"，《滇南本草》云"所谓实火可泻，黄芩是也，热症多用之"。

通过葛根、黄连、黄芩的共同作用，葛根黄芩黄连汤可用于湿热证之高血压病，患者除了具有高血压病的表现外，必定具有湿热阻滞胃肠症状，如口苦、口黏、大便黏滞、溏而不爽等。

4. 病毒性心肌炎

多种病毒可以引起心肌炎，其中以胃肠道病毒感染和上呼吸道病毒感染导致的心肌炎最为多见，葛根黄芩黄连汤所治的病毒性心肌炎属肠道病毒感染。

胃肠道病毒感染导致的心肌炎，一方面出现胃肠道症状如腹泻、腹痛、发热，或伴恶心、呕吐等，另一方面会出现心律失常。

胃肠道病毒感染，往往要继发细菌感染，这才是葛根黄芩黄连汤的用药目标，因为葛根黄芩黄连汤中的黄连、黄芩具有强大的抗菌作用。

病毒及其代谢产物进入血液循环，到达心脏，不仅产生胃肠道症状与中毒症状，还会对心脏造成直接损伤，从而影响心脏的节律性；胃肠道感染的细菌大多是革兰阴性菌，如大肠杆菌、痢疾杆菌等，菌体裂解后释出的毒素，即为内毒素，又被称为热原。所以，胃肠道细菌感染后，会出现胃肠道症状及中毒症状。

既然病毒性胃肠道感染可继发细菌性胃肠道感染，同时出现心肌炎。而目前病毒性心肌炎尚无特效治疗，以营养支持为主，那么细菌性胃肠道感染的治疗就成了重中之重，葛根黄芩黄连汤就是针对细菌感染而进行的有效组方。

（四）葛根黄芩黄连汤的使用注意

1. 发病季节

葛根黄芩黄连汤的适用季节多为夏秋节。夏秋气温高，细菌繁殖迅速，食物容易变质，吃了变质的食物易发生胃肠道感染。冬春季偶尔也能见到湿热泄泻。

2. 禁用病证

葛根黄芩黄连汤一般用于湿热泄泻，寒性泄泻则禁用，特别是急性寒泻。那么急性寒泻的表现是什么呢？

急性寒泻以夏秋季节多见，常因饮食不洁而发，起病急骤，泻下急迫，常呈水泻，一般不伴腹痛，常有怕冷、怕风、发热等，头晕明显，或有头痛。此即外寒内湿证，最佳选方是藿香正气散。临床上有成药藿香正气水、藿香正气丸、藿香正气软胶囊可供选用，起效最快的，非藿香正气水莫属。

藿香正气水有两种，一种含乙醇，另一种无醇，乙醇型的效果最好。因为乙醇型的酒精浓度很高，再加上藿香、陈皮等所含挥发油的作用，对肠道细菌具有强大的杀灭作用，起效迅速，往往一日即愈，前提是量大方能发挥更好的作用。

没有藿香正气水怎么办？高度白酒也可以，高度白酒不仅能够温里，而且具有抑菌作用。如果选用配方的话，附子理中丸亦可。

其实除了藿香正气散以外，最佳配方当属五苓散，但遗憾的是国内五苓散没有成药。

夏秋季的寒性腹泻与热性腹泻均属于急性胃肠道感染，西医都可以给予抗生素治疗，而中医必须辨证清楚，"寒者热之，热者寒之"是中医治病必须遵循的永恒法则。

（五）医案举例

葛根黄芩黄连汤合四逆散加味治疗头昏、头痛案

赵某，女，39岁，身高165cm，体重52kg，2018年9月15日以头昏、头痛1个月余，加重数天为主诉而网诊。

患者自述：平时容易疲倦无力，气短，晨起经常眼肿。半年前开始皮肤黄暗，面颊部出现片状色斑。刻诊：几天前由于天气降温，感到颈椎及肩背部疼痛，项背部拘急，每天下午三点多开始，头脑发昏、胀痛，感觉像要昏死过去一样，平躺半小时左右，症状自行消失。平时贪食辛辣，喝水少，嘴唇干燥，口中发黏，胃口一般，晨起口中发涩，容易烦躁。大便黏马桶，小便淡黄。有痛经，但不甚，月经色暗，经前乳房肿胀。舌质红，苔薄少。

处以葛根黄芩黄连汤合四逆散加熟大黄治之：葛根30g，黄芩10g，黄连3g，柴胡12g，白芍12g，炒枳实12g，炙甘草10g，熟大黄10g。10剂，颗粒剂，温开水饭后冲服，每日1剂，每日2次。嘱忌食辛辣。

2018年9月29日，患者反馈，头昏感完全消失，疲惫感也消失，言："1年前头昏，吃您一个疗程的药就调理好了。这次又头昏，吃了一个疗程的药又完全好了。真是药到病除，妙手回春。"

按：患者于1年前因低血压、头昏为主诉而网诊，笔者诊为阳虚寒盛、水湿内停，给予真武汤加味治愈，并嘱平时可多食辛辣、羊肉等进行食疗。1年后，该患者又以头昏、头痛为主诉而网诊，理应继续给予真武汤治之。但通过四诊发现，患者不属阳虚湿停，而是湿热内蕴，其具体的表现有口中发黏、大便黏马桶、小便淡黄等，此皆系过食辛辣所致。平时容易疲倦无力、气短等，也是湿热阻滞所致。治疗湿热阻滞，用三黄泻心汤。又因患者颈椎及肩背部疼痛、项背部拘急，故用葛根。因患者平时容易烦躁、经前乳房肿胀，说明肝郁气滞明显，故合用四逆散。综前所述，方选葛根黄芩黄连汤合四逆散加熟大黄，方药对证，故收效显著。

二、白头翁汤

【原文】

1. 热利下重者，白头翁汤主之。（371）

2. 下利，欲饮水者，以有热故也，白头翁汤主之。（373）

【组成】

白头翁二两，黄柏三两，黄连三两，秦皮三两。

【用法】

上四味，以水七升，煮取二升，去滓，温服一升。不愈，更服一升。

（一）白头翁汤中各药的作用

1. 白头翁

白头翁首载于《本经》："味苦温，无毒。主温疟，狂易，寒热，癥瘕积聚，瘿气，逐血止痛，疗金疮。"《本草经集注》以之"疗毒痢"，《药性论》用之"止腹痛及赤毒痢"，《伤寒蕴要》认为"热毒下利，紫血鲜血者宜之"，《本草汇言》用之"凉血消瘀，解湿毒"，《本草汇纂》言之"泻肠胃热毒"，《本草拾遗》谓之"去肠垢，消积滞"。

《本经》未记载白头翁能治热毒痢，仅谓之"苦温"。《名医别录》云白头翁"有毒"，《药性论》言其"味甘苦，有小毒"，两书未对其寒热之性进行结论性描述。自《伤寒论》用白头翁汤治疗"热利"以来，各医家纷纷倒戈，谓之性寒，如《汤液本草》言其"气寒，味辛苦"，《本经逢原》谓"苦，微寒"等，白头翁苦寒之说影响中医界至今，现行教材谓之"苦寒，归胃、大肠经"。

从古籍记载来看，白头翁不仅能治热痢，还可以用于休息痢、虚劳冷痢等，如《太平圣惠方》白头翁丸"治休息痢，日夜不止，腹内冷痛：白头翁一两，黄丹二两（并白头翁入瓶内烧令通赤），干姜一两（炮裂、锉），莨菪子半升（以水淘去浮者，煮令芽出，曝干，炒令黄黑色），白矾二两（烧令汁尽）。上件药，捣罗为末，以醋煮面糊和丸，如梧桐子大。每服食前，以粥饮下十丸。"《圣济总录》载："治冷劳泄痢，产后带下：白头翁（去芦头）半两、艾叶（微炒）二两，为末，以醋一升，入药一半先熬成煎，复入余药，为丸如梧子大。每服三十丸，空腹米饮送下。"

王剑宾在《国药诠证》中说："诸家以其能治热痢而谓其苦寒，余据《本经》苦温之说，用治寒痢，亦颇有效。可知白头翁之治痢，其效在燥不在温或寒。凡利由肠必夹湿而失其收缩之力，故不问寒热，凡湿重皆当用燥湿收缩之药。白头翁以燥肠湿见长，故为治痢之要药，寒者可与温药同用，热者可与清药同用。凡温性药之可以两用者不乏其例，明乎此则可以免寒温之惑矣。"

笔者与王剑宾老先生的观点相同，白头翁治痢不辨寒与热，均为要药。热痢可用，虚寒痢也可用。

药理研究发现，白头翁主要含皂苷，其煎剂对金黄色葡萄球菌、铜绿假单胞菌、痢疾杆菌、枯草杆菌、伤寒杆菌、沙门杆菌等均有明显的抑制作用，对阿米巴原虫也有抵抗作用。药理实验还表明，白头翁能够减轻机体过度的炎症反应和全身性损伤，有助于治疗内毒素血症。

而笔者认为，这只是比较粗略的药理实验，对痢疾腹泻更多的药理机制还有待于研究。

2. 黄柏

黄柏首载于《本经》："主五脏肠胃中结热，黄疸，肠痔，止泻痢。""热"与"泻痢"结合，则为热痢也。《药性论》用之"治下血如鸡鸭肝片"，《本草拾遗》言之"主热疮……痢，下血"，《日华子本草》言其主"肠风，泻血"，《长沙药解》谓之"调热痢下重"，均说明黄柏能够治疗热痢或者血痢。

研究发现，黄柏的主要成分为生物碱类和黄酮类，其中生物碱是黄柏的主要有效成分且含量最高。此外，生物碱类含有小檗碱、药根碱等多种生物碱。药理研究发现，黄柏煎剂对铜绿假单胞菌、霍乱弧菌、伤寒及副伤寒杆菌等均有不同程度的抑菌作用，而对痢疾杆菌有较强的杀菌作用，对福氏、宋内、志贺痢疾杆菌均有较强的抑制作用。黄柏的主要成分小檗碱对痢疾杆菌、金黄色葡萄球菌、霍乱弧菌等有抗菌作用。此外，所含小檗碱能够抑制胃肠黏液分泌，减少渗出，从而起到止泻作用。

黄柏含小檗碱，与黄连相似。既然二者的药理成分相似，那为什么不直接加大黄连的用量，以代替黄柏的配伍？

其一，黄柏含较多的黏液质，能够保护胃肠道黏膜，这是其作用机制之一，也是黄连所无法比拟的。

其二，黄柏含有的成分还没被研究清楚，极有可能含有能够修复胃肠黏膜的成分，或者有其他的作用机理。

其三，《济生续方》载赴筵散："治毒热上攻，口中生疮。黄柏（蜜炙），细辛（洗去土、叶）。上等分，为细末，每服少许，掺于舌上，有涎吐出，以愈为度。"说明黄柏能够修复口腔黏膜，笔者推测黄柏也能修复胃肠道黏膜。

其四，《兰室秘藏》载芍药柏皮丸："治湿热恶痢、血痢，频并窘痛，无问脓血，并皆治之。芍药、黄柏各一两，当归、黄连各五钱。上为末，饭为丸，如鸡头大，每服五七十丸，食前米饮汤下，忌油腻酒湿面等物。"《卫生易简方》治血痢："黄柏、黄连各四两。苦酒五升，煎二升半，温分服无时。"从以上记载来看，古方治疗血痢，多以黄连、黄柏同用，而治疗久利的《伤寒论》之乌梅丸也是黄连、黄柏同用。

3. 黄连

黄连在本方的作用是"抑制炎症、止痢"，具体可参见第四章。

4. 秦皮

秦皮首载于《本经》："味苦，微寒。主风寒湿痹，洗洗寒气，除热，目中青翳，白膜，久服头不白，轻身。"可见《本经》未曾记载秦皮能够疗热痢，《名医别录》言之"主身热"，是因为其性寒。至明代《汤液本草》始载秦皮"主热痢下重"，后世本草多有此种说法，如《本草汇言》言"止痢"，《成方便读》言"主少阳协热之痢疾"。这些说法都有可能受到《伤寒论》之白头翁汤的影响，但除此之外，《伤寒杂病论》的其他治"利"方剂，并不含秦皮。

现行教材也受到白头翁汤的影响，认为秦皮具有清热燥湿、收涩止利、止带明目等功效。药理研究发现，秦皮所含秦皮乙素、七叶苷及秦皮苷均有抗炎作用；其煎剂对痢疾志贺菌、福氏志贺菌、宋内志贺菌等均有抑制作用。在中国，痢疾的致病菌以福氏志贺菌和宋内志贺菌为主，所以，秦皮在我国肠道病的治疗中有重要的临床价值。

（二）白头翁汤的作用

中医认为白头翁汤具有清热解毒、燥湿止利等作用，而西医认为白头翁汤主要具有抗胃肠道感染、抑制炎症、修复肠黏膜等作用。

1. 抗菌抑制炎症

白头翁汤组成共有四味药，除白头翁二两外，其余药物均用至三两，尤其是黄连，在《伤寒杂病论》中的用量已经算得上比较大的剂量（最大量用至四两），这四味药的药理作用都有强大的抗菌抑制炎症作用，尤其是对痢疾志贺菌、宋氏志贺菌以及福氏志贺菌，具有明显的抑制作用。因为痢疾是由志贺菌引起的，所以，抗菌就是治本，本方四味药均具有治本作用。

2. 止泻

本方的止泻成分主要是小檗碱，它能够抑制胃肠黏液分泌，减少渗出，含小檗碱的药物是黄连与黄柏。

3. 修复肠黏膜

志贺菌侵袭肠黏膜上皮细胞，经基底膜进入固有层，在其中繁殖并释放毒素，从而引起炎症反应和小血管循环障碍，炎性介质与志贺菌进一步入侵，可加重炎症反应，出现肠黏膜炎症、坏死、脱落，从而表现为脓血便。所以，志贺菌的入侵是引起肠黏膜坏死的关键因素，杀死或清除志贺菌能够间接修复肠黏膜，而白头翁汤中的四味药物均对志贺菌有抑制作用，这是其一。其二，黄柏能够治疗口腔溃疡，据此推测，黄柏对痢疾所表现出的黏膜损伤具有修复、保护作用，至于其他药物对肠黏膜损伤有没有修复作用，目前的研究结果还不明朗。

（三）白头翁汤的应用

1. 急性细菌性痢疾

从原文来看，白头翁汤主"热利下重者"与"下利，欲饮水者"。"热"是疾病的性质，"利"（即痢疾）及"下重"（即里急后重）是疾病的临床表现。白头翁汤主治热毒血痢，相当于急性细菌性痢疾。

急性细菌性痢疾往往起病急骤，志贺菌侵肠入血，引起毒血症状，出现怕冷或寒战，高热，体温可达39℃以上，常有明显的头晕、头痛、乏力，大多数有食欲不振。随后出现腹痛、腹泻，怕冷减轻甚至消失，但仍发热。初起多为水样便，1～2天后由于志贺菌侵犯肠黏膜并引起肠黏膜脱落、坏死、溃疡，从而出现黏液脓血便，大便量很少，此时里急后重明显，常伴有肠鸣音亢进。因主要病理变化为直肠、乙状结肠的炎症与溃疡，所以左下腹往往有明显的压痛。中医通常辨证为热毒血痢。

2. 溃疡性结肠炎

由于西医院肠道门诊的开诊与抗生素的大量应用，白头翁汤已经失去了昔日的"抗利"辉煌，现今中医临床主要用于以便脓血为主的肠道非感染性疾病如溃疡性结肠炎等。

溃疡性结肠炎是发生于结肠和直肠的慢性非特异性炎症性疾病，病变局限于大肠黏膜层及黏膜下层，反复发作后可有假性息肉形成。病变位于乙状结肠和直肠，重者可延伸至整个结肠。顽固难愈，病程漫长，常反复发作。本病见于任何年龄，但 20 ～ 40 岁的青壮年最为常见。

溃疡性结肠炎起病较缓慢，病情轻重不一，不同于细菌性痢疾，容易鉴别诊断。临床表现以腹泻为主，有黏液脓血便，常伴有阵发性痉挛性腹痛，并里急后重，排便后可获缓解。轻型患者症状较轻微，轻度腹泻，或有轻度脓血便，每日腹泻不足 5 次，可有轻度腹痛，但一般不伴里急后重。重型每日腹泻在 5 次以上，表现为大量脓血便，腹痛较重，时常伴有里急后重，可有明显发热，体温可超过 38.5℃。疾病发作日久不愈，常因过度消耗而出现消瘦、倦怠乏力、贫血等。

诸多研究发现，白头翁汤对人体免疫具有调节作用，对细胞因子、T 淋巴细胞、免疫球蛋白等均有影响，这为本方治疗溃疡性结肠炎提供了依据。

笔者认为，若想使白头翁汤在治疗溃疡性结肠炎方面取得重大突破性进展，有必要用原方用量，汉代一两等于 15.625g，据此，白头翁汤中的白头翁用量为 30g，其余各药的用量为 45g。如此大的剂量，恐不易为一般中医接受。而大量的临床事实证明，白头翁汤诸药以常用量入药治疗痢疾所起的作用不大。还有，溃疡性结肠炎与人体免疫密切相关，需要久服才能起效，疗程按月算起。那些吃个十几剂中药看不到疗效就性急的患者，应该先了解一下溃疡性结肠炎是多么顽固。

（四）白头翁汤与葛根黄芩黄连汤的不同

1. 黄芩与黄柏之异

白头翁汤与葛根黄芩黄连汤均使用黄连，所不同的是，一个配伍黄柏，一个配伍黄芩，这其中的原因是什么？

细菌性食物中毒的病变部位主要在小肠，可波及胃，所以细菌性食物中毒除了腹泻之外，还常伴有恶心、呕吐。当然，小肠的病变也可反射性地引起呕吐。《伤寒论》治疗胃的病变，常用黄芩而不用黄柏，如半夏泻心汤、生姜泻心汤、干姜黄芩黄连人参汤等，都是治疗胃的病变。所以，葛根黄芩黄连汤只用了黄芩，而没有用黄柏。

而痢疾的病变部位在结肠及直肠，离胃的部位较远，所以一般不会出现恶心、呕吐。《伤寒论》治疗结肠及直肠的病变，一般用黄柏，而不用黄芩，不仅白头翁汤如此配伍，治疗"久利"的乌梅丸也是如此。

2. 甘草之异

为什么葛根黄芩黄连汤用甘草，而白头翁汤不用甘草？

《伤寒论》治疗中焦病变（包括胃与小肠）一般选用甘草，如理中丸、半夏泻心汤、小建中汤等都含甘草，而治疗大肠病变一般不选用甘草，不仅白头翁汤不选用甘草，乌梅丸也不用甘草。

分析其中的原因，可能与甘草含激素样成分有关。甘草次酸能够抗过敏，抑制小肠腺体的分泌，减轻腹泻。而细菌性食物中毒的病变部位主要在小肠。

甘草对大肠有没有作用呢？理论上讲，甘草是有作用的。因为西医治疗溃疡性结肠炎，也会用激素如强的松或地塞米松，在急性发作期应用激素治疗的价值是肯定的，但在慢性期是否应持续使用激素则尚有分歧，由于它有一定副作用，故多数不主张长期使用。

西医用药如果有分歧，不妨参考一下中医，根据《伤寒论》的用药经验来看，激素类药物不太适用于溃疡性结肠炎。

三、黄连阿胶汤

【原文】

少阴病，得之二三日以上，心中烦，不得卧，黄连阿胶汤主之。（303）

【组成】

黄连四两，黄芩二两，芍药二两，鸡子黄二枚，阿胶三两。

【用法】

上五味，以水六升，先煮三物，取二升，去滓，内胶烊尽，小冷，内鸡子黄，搅令相得。温服七合，日三服。

（一）黄连阿胶汤中各药的作用

1. 黄连

黄连阿胶汤用黄连四两，是《伤寒论》中用量最大的经方，如此大的剂量能够发挥强大的清热作用。《本经》记载黄连"主热气……久服令人不忘"，《药性论》"去热毒"，《医学启源》用之"治烦躁"。上火了，就连普通老百姓都了解可以吃点黄连上清丸。

火热体质的患者常常以头脑昏沉、记忆力下降等为主诉，检查见血黏度增高、血脂偏高，常伴有面红目赤、易生疮疖、眼屎黏多、口干口苦、纳多易饥、大便干结、舌苔黄厚等。此类患者服用黄连类方三五剂之后，常常感觉口中清爽、头目清晰、身体轻松。

《伤寒论》第281条："少阴之为病，脉微细，但欲寐也。"此条是少阴病的提纲证，少阴病的特点有两个，即"脉微细""但欲寐"。中医认为，"脉微细"而迟，辨证为虚寒；"脉微细"而数，提示虚热。不管是虚寒，还是虚热，"虚"是少阴病的特点。

结合"心不烦，不得卧"分析，此由阴虚火旺所致，并以火旺为主，阴虚为根，治以黄连四两清热是比较合适的。

后世黄连类方如黄连解毒汤主治烦躁、错语不眠，李东垣之朱砂安神丸主治"气浮心乱"，交泰丸由黄连五钱、肉桂心五分组成，主治"心肾不交，怔忡无寐"。以上三方都含黄连，均可用于邪热亢盛所致的神志病变。

经方中的黄连用量常有大、小两种。小量（一两）能够清热除痞，如半夏泻心汤、大黄黄连泻心汤、小陷胸汤等；大量（多为三两或四两）常用于胃肠道感染性疾病或火热亢盛所致的舌炎、烦躁失眠等，如葛根黄芩黄连汤（含黄连三两）、黄连阿胶汤（含黄连四两）。

大剂量黄连主要用于急性感染性疾病，如葛根黄芩黄连汤、白头翁汤、黄连汤等主要用于急性胃肠道感染，而黄连阿胶汤极有可能也是用于急性病如舌炎、失眠重症等。

2. 黄芩

黄芩首载于《本经》主"诸热""火疡"，《名医别录》谓之治"胃中热"，

《药性论》言其"能治热毒",《日华子本草》言之"主天行热疾",从以上本草古籍的记载分析,黄芩主要用于感染性疾病如病毒感染、细菌感染等。当然,非感染性疾病如心烦、失眠等表现为火热证者亦可用。

大量研究表明黄芩素具有较强的神经保护作用,有望成为治疗阿尔茨海默病及帕金森病的理想药物。当然,结合中医理论分析,黄芩适用于心烦、失眠、阿尔茨海默病、帕金森病等证属火热上炎者。

还有,在葛根黄芩黄连汤中已经论述过,黄芩与黄连有共煎促溶作用。

3. 芍药

芍药在本方中的作用,可以参考"桂枝茯苓丸"之"芍药"。需要说明的是,既然芍药含芍药苷,能够缓解平滑肌、骨骼骨的痉挛而起疏通、止痛作用,那么心烦、失眠患者有可能会因脑血管痉挛而缺血、缺氧,阿尔兹海默病、帕金森病等也会因为大脑缺血、缺氧而失去营养供应而发病。所以,芍药在本方中的作用极有可能是缓解大脑血管平滑肌的痉挛。

4. 阿胶

随着生活水平的不断提高,人们普遍重视阿胶的补血作用。尤其是妇女生完小孩之后更加注重补血的调养;妇女月经量少,不加辨证便认为是血虚之故,自行买些阿胶来补血。商家也抓住阿胶补血的特点宣传阿胶块、复方阿胶浆等补血产品。

但阿胶的补血作用在《本经》中未提及,《本草》仅谓之"久服益气",益气与补血相差甚远,可能"赢瘦"才是阿胶的主治所在。唐宋以前,仅认为阿胶能补,但不提补血之功,如《名医别录》谓之主"虚劳赢瘦,阴气不足"。明清以来,医家才逐渐认识到阿胶的补血作用,如《本草纲目》载"阿胶,大要只是补血与液",《本草经疏》认为阿胶"补肝益血"。

药理研究发现,阿胶主要含骨胶原及其水解产生的多种氨基酸,如赖氨酸、精氨酸、组氨酸、胱氨酸等,容易被人体消化吸收,能够全面升高血细胞数量,具有良好的营养作用与补血作用,是治疗贫血的良药,与《名医别录》之"虚劳赢瘦"记载基本相符。

但阿胶并非适用于所有的贫血患者,因阿胶能够升高血细胞数量,故对于缺铁性贫血、失血性贫血、营养不良性贫血较为合适,而对于溶血性贫血恐怕是无效的。

对于那些身体瘦弱、面色萎黄而月经量少的患者来讲，阿胶是对症的，常与人参、大枣、当归等同用，如温经汤，长期坚持服用，不仅能改善体质，还有养颜美容作用。

5. 鸡子黄

《药性论》载鸡子黄"醋煮，治产后虚及痢"，《本草纲目》以之"补阴血"，《本草再新》认为其能"补中益气，养肾益阴，润肺止咳，治虚劳吐血"，以上均认为鸡子黄能补。

鸡子黄富含卵磷脂、胆固醇、维生素以及丰富的钙、磷、铁等矿物质，同时含有丰富的蛋白质，而且是高生物价的蛋白质，可谓营养丰富，高效全面，对于久病、产后及瘦弱者而言，是一味大补良药。

研究表明，蛋黄中的卵磷脂被人体消化后可以释放出胆碱，胆碱通过血液循环到达大脑而具有良好的营养脑细胞作用，增强记忆力，减缓智力衰退。有人说鸡子黄中的卵磷脂为阿尔茨海默病的克星，而笔者认为鸡子黄可能有某些防治作用，若说是克星，未免言过其词。

（二）黄连阿胶汤的作用

1. 抑制炎症

经方中，黄连阿胶汤所用黄连的用量最大，用至四两，黄连主含小檗碱、黄连碱等生物碱，能够发挥强大的抑制炎症作用，也具有镇静安神之功。

（1）降火安神：黄连味特苦，属于大苦大寒之品，在本方中用量特大，能够泻火除烦而安神，对于火热上炎之神志不安，尤其是有失眠、烦躁不安的患者而言，的确是一味"良药苦口"之品。暂且不管黄连有没有安神之功，从病因而言，黄连治失眠、烦躁是找到了失眠的"根"，再加上黄芩的泻火作用，二者配伍，从根本上清除了失眠的"火"。《素问·至真要大论》云："诸躁狂越，皆属于火。"

（2）治疗舌炎：引起舌炎的原因很多，以全身因素较为多见，如营养不良、内分泌失调、机体免疫力低下导致的真菌感染等，而舌炎主要表现为舌体灼痛，进食时疼痛尤为明显，舌光红无苔，呈火红色，并伴有纵横交错的裂纹等。舌炎的病因以营养不良较为多见，通过舌象推测患者胃的功能也受到较为严重的损害，可能有较为严重的胃炎。

长期的胃炎，会影响机体对饮食物的消化，从而影响营养物质的吸收；再者，胃黏膜有壁细胞，能分泌一种叫作"内因子"的糖蛋白，它能促进回肠对维生素 B_{12} 的吸收。重症胃炎的患者，常因内因子缺乏而使维生素吸收障碍，影响骨髓红细胞的生成，从而导致恶性贫血。

黄连阿胶汤中的黄连、黄芩能够不仅能够消除舌部的炎症，也能治疗胃内的炎症。《内经》云"治本必求于本"，这也是从舌炎的"根"进行根本性治疗。

2. 营养支持

黄连阿胶汤中起营养支持作用的药物是阿胶与鸡子黄。阿胶能够补血，可以用于贫血。鸡子黄营养丰富而全面，不仅能够全面提供人体所需要的营养物质，尤其富含维生素 B_2，是防治舌炎、口角炎、唇炎、眼结膜炎的药食两用之品，也是治疗贫血的重要药物；再者，鸡子黄富含卵磷脂，能够营养脑细胞，改善记忆力，对记忆力下降、烦躁不安等具有一定的防治作用。

（三）黄连阿胶汤的应用

《伤寒论》载黄连阿胶汤主治"心中烦，不得卧"，结合药物分析，黄连阿胶汤适用于火盛阴亏证。

"心中烦"，即烦躁不安，表现为心胸烦闷，注意力不集中，记忆力衰退等，并伴有心火上炎的症状，如舌红、唇红、口舌生疮、舌苔黄、舌质红绛等。

"不得卧"，即睡眠不佳，表现为心烦意乱，难以入睡，或者睡后易醒，或醒后不易入睡，伴有唇红、舌红、口舌生疮等火热上炎之象。

综上所述，中医可将"心中烦，不得卧"辨证为火热上炎，兼阴血不足。再考虑到组成中含阿胶、鸡子黄，本方更适用于瘦人。

1. 火盛阴亏之失眠

患者主诉为失眠，常无明显外因，尤其不因外事干扰而失眠，其失眠也非一二日，而是多年失眠，表现为入睡困难，睡后易醒，每日睡眠时间短，不伴口苦，但有口干，其重者或有舌炎、口角糜烂、皲裂或唇红、干燥脱屑，形体往往比较瘦，容易上火，健忘，记忆力衰退明显，时常烦躁。患者多消化不良，常有胃痛，大便或不干或干，但绝对不是稀便，小便黄，舌光红无苔或少苔。胃镜检查可能有糜烂性胃炎或萎缩性胃炎。

患者常因失眠而长期服用镇静催眠药，并逐渐形成依赖，这是失眠不易治愈的重要原因。故患者服用黄连阿胶汤后一旦睡眠明显好转，镇静催眠药就应该逐渐减量，直至完全停用。所以，患者需要做好长期服中药的准备。

2. 火盛阴亏之舌炎

患者就诊时主诉为舌炎，查看其舌，往往光红无苔，裂纹纵横交错，常有渗血，可伴有口角糜烂、皲裂或唇红等，这实际上是炎症的表现。患者舌体麻木，有烧灼痛，进食时常因食物刺激疼痛。有的伴唾液减少而出现口干症状等，病程迁延不愈，加重与缓解常交替出现。大多伴有胃炎，且胃炎不时发作，长此以往，影响到患者的消化与吸收，故形体消瘦。患者胃口一般，多有口干，大便干结或不干，但不溏，小便黄赤。情绪上多急躁易怒，注意力不集中，记忆力减退明显。

（四）黄连阿胶汤的使用注意

少阴病的表现是"脉微细，但欲寐"。"微细"脉即虚性脉，久病多虚，所以少阴病本身就是久病。"但欲寐"说明病情影响情志。而黄连阿胶汤主治"少阴病，得之二三日以上，心中烦，不得卧"，无论是失眠，还是舌炎，患者患病绝非一二日之害，其服药也应该做好长期斗争的准备。

（五）医案举例

黄连阿胶汤治阴虚火旺失眠症

吴某，女，34岁，1974年5月14日来诊。其母代诉患者于20天前顺产第三胎，恶露已净，因缺乳用生黄芪（累计500g）炖鸡，服后心烦失眠，自购"眠尔通"内服不见好转，反见加重。近两日心迷神乱，昼夜翻来覆去，不能寐，烦极时如狂，语无伦次，无端小事亦能发怒。察其舌脉，舌质红，苔少，脉细数。处方：黄连9g，阿胶12g（另炖冲服），白芍9g，黄芩9g，鸡子黄2枚（冲服），试投1剂。次晨来告，服药1剂后，昨晚入睡，今早神清，原方再进2剂而愈。

体会：本方出自《伤寒论》第303条"少阴病，得之二三日以上，心中烦，不得卧，黄连阿胶汤主之"。少阴病的正局为全身性虚寒证，心中烦、不得卧是少阴病变证，为病邪从阳化热，阴虚阳亢所致。不得卧者，不能寐之甚也。心烦和不得寐，又相互影响，因心烦影响了睡眠不得安寐，因不能寐而使心烦益甚。欲求安寐，必先除其心烦。除心烦之法，须滋其肾阴，制其心火。黄连阿胶汤正具有这样的功能，以芩连直折心火，苦能坚阴，用阿胶以滋肾阴，以鸡子黄佐芩连于泻心中补心血，滋离宫之火，芍药佐阿胶于补阴中敛阳气，以致水升火降，心肾交合。全方药味不多，但结构严谨，寓意深远，用以治疗阴虚阳亢心肾不交的心烦不眠有卓越效果。

［本案引自吴菊保．黄连阿胶汤治阴虚火旺失眠症．新中医，1979（5）：16.］

四、小陷胸汤

【原文】

小结胸病，正在心下，按之则痛，脉浮滑者，小陷胸汤主之。（138）

【组成】

黄连一两，半夏半升（洗），栝楼实大者一枚。

【用法】

上三味，以水六升，先煮栝楼，取三升，去滓，内诸药，煮取二升，去滓，分温三服。

（一）小陷胸汤中各药的作用

1. 黄连

黄连在本方中的作用，可以参考"黄连"之作用"健胃、抑制炎症"条。

小陷胸汤主治"小结胸病，正在心下，按之则痛"，从原文来分析，其病位在"心下"，也就是胃的位置。"按之则痛"，说明有炎症，但不是很明显，按压对炎症的部位产生刺激，所以才疼痛。

如果炎症明显，即便不经按压也会疼痛，而且还有可能会剧痛，这种情况一般不宜用小陷胸汤。

黄连在本方中的作用是消除胃部的炎症，也就是"除痞"。其用量仅为一两，用量比较小，量小能够除痞，量大可以泄热。其实，除痞与泄热，仅在抑制炎症力度上有差异，没有本质的区别。

半夏、瓜蒌可以用于消化系统与呼吸系统，更多用于呼吸系统，所以，黄连与半夏、瓜蒌配伍，多用于呼吸系统感染性疾病，如支气管感染、肺炎等，从而发挥其抗菌、抑制炎症作用。

2. 半夏

半夏具有化痰作用，可参见"小青龙汤"之"半夏"条。推测半夏化痰的机理是抑制呼吸道黏膜腺体的分泌，从而减少痰的生成。半夏不仅能够抑制呼吸道黏膜腺体的分泌，也能够抑制胃肠道腺体的分泌，从而减少消化液的分泌。口服半夏后人会口干，这就是半夏抑制唾液腺分泌的结果。

从呼吸道吐出的黏液，我们称之为"痰"。而从胃内呕吐出的黏液样物质，我们也应当称之为"痰"。

《金匮要略》把痰饮分为四类，在胃肠者为痰饮，在胸胁者（即肺）为支饮，在胸膜腔者为悬饮，在四肢者为溢饮。在胃肠者，多经过胃吐之而出，称之为痰饮。

半夏泻心汤、甘草泻心汤、生姜泻心汤等方中，半夏通过其抑制腺体分泌作用，而达到止呕、止酸等目的。小青龙汤中方后注有"若渴，去半夏，加栝楼根三两"，反证半夏具有燥湿伤津的副作用，也就是抑制腺体的分泌。

在小陷胸汤中，半夏不仅能够抑制胃肠道腺体的分泌，而且能够抑制呼吸道腺体的分泌，都表现为祛"痰"作用。

3. 瓜蒌

栝楼，又名瓜蒌，果实入药；根入药者名天花粉。中医历史上把瓜蒌与栝楼根的功效与主治多有混淆，如《名医别录》言"主胸痹"，是指瓜蒌的功效，而《本草图经》言"主消渴"，实际上指的是栝楼根的作用。《滇南本草》谓瓜蒌"治寒嗽，伤寒结胸，解渴止烦"，其中"寒嗽，伤寒结胸"是指瓜蒌的主治，而"解渴，止烦"指的是天花粉的功效。

《本草纲目》载瓜蒌能够"治咳嗽，涤痰结"，《本草新编》谓之"祛痰"，《重庆堂随笔》载之能够"荡热涤痰"，《本草思辨录》云："栝楼实之长，在导痰下行。"现行教材把瓜蒌归为清热化痰药，可以推理，瓜蒌性寒，而有祛痰作用。

药理研究发现，瓜蒌所含的总氨基酸具有良好的祛痰作用，机理是其中的半胱氨酸能裂解痰液中的黏蛋白，使痰的黏稠度降低而易于咳出，理论上属于"黏痰溶解药"。所以，瓜蒌所祛之痰应该是黏痰、难咯之痰。而中医对于此类痰的辨证一般属于热或者燥。临床研究也已证实瓜蒌水煎剂有较为显著的祛痰作用。

在小陷胸汤中，黄连与瓜蒌配伍，很显然治疗的是热痰证。

（二）小陷胸汤的作用

1. 抑制炎症

小陷胸汤能够抑制炎症，主要是因为方中黄连所含的小檗碱不容易被胃肠道吸收，而发挥抗菌抑制炎症作用，而且黄连的用量并不大，仅为一两，量小能够除痞，还能健胃。除痞的作用，实质上就是抑制炎症。其抑制炎症的功效主要作用于胃脘部。"小结胸病，正在心下"，"心下"也就是胃脘。

此外，黄连消除胃脘部的炎症，也有利于肺部炎症的康复，从临床上来分析，小陷胸汤不仅可以用于胃部的炎症，也可以用于肺部炎症，如肺炎、支气管炎等。

2. 祛痰

小陷胸汤能够祛痰，取决于半夏与瓜蒌这两味药。半夏不仅能够抑制胃肠道腺体的分泌，也能够抑制呼吸道的分泌，对于这两个部位的炎症性疾病，半夏都是常用药；而瓜蒌的主要作用是使痰的黏稠度降低而易于咳出，表现为祛痰作用。

（三）小陷胸汤的应用

中医认为，小陷胸汤适用于痰热之小结胸病，那什么是结胸病？

结胸病是水热互结于胸、膈、胃脘乃至少腹部的一类病证，表现为胸膈、胃脘部硬满，疼痛而拒按，根据疼痛的程度一般有大结胸证与小结胸证之分。大结胸证疼痛剧烈，而小结胸证则略有疼痛，按之疼痛加剧等。

小结胸证主要表现在两个部位的炎症，胃部炎症与肺部的感染性病变。

1. 胃部炎症

胃部炎症包括胃炎、贲门炎、幽门的慢性炎症等病证，主要表现为胃脘部不适、按之疼痛、呕吐黄色涎沫、食欲不振、大便偏干、小便黄、苔黄腻、脉浮滑等，中医辨证为痰热内阻。

2. 肺部感染

肺部感染主要包括气管炎、支气管炎、肺炎等感染性疾病，主要表现为咳嗽、咯吐黄色黏稠样痰、不易咯出，或伴胸闷、胃脘部不适、按之疼痛、大便偏干或不畅、小便黄、舌苔黄腻、脉浮滑等。

结合《伤寒论》原文，小陷胸汤主治疾病的部位是"正在心下"，推测肺部感染的部位偏下。

当然，肺部感染的部位在中、在上者，也可以应用小陷胸汤。

（四）小陷胸汤的使用注意

1. 瓜蒌的用量

原方用瓜蒌 1 枚，实称重约 50g。如此大的剂量，恐遭业医者所诟病，药典规定其用量最大不过 15g。然而细细想来，瓜蒌没有毒性，用量大些又何妨。既然张仲景用量 50g，说明这个用量还是比较安全的。

2. 宜合方使用

小陷胸汤方小量少，属于小方，临床一般配合他方使用。

如治疗胃部炎症，一般与半夏泻心汤同用。半夏泻心汤本身含半夏、黄连，在半夏泻心汤的基础上加一味瓜蒌，即为半夏泻心汤合小陷胸汤。

治疗肺部感染性疾病，常与大柴胡汤、千金苇茎汤或麻黄杏仁甘草石膏汤配伍使用。

（五）医案举例

1. 小陷胸汤加生姜治疗冠心病案

王某，女，62 岁，身高 153cm，体重 70kg，颊面无斑，肤白体胖。2020年 7 月 25 日以冠心病来诊。患者本人为退休西医，非常喜欢中医也非常信任中医，近几年来自学中医。现在家开诊所，兼营中药颗粒剂。

患者自述大约 10 年前发现血糖偏高，空腹血糖经常 7 ~ 8mmol/L，一直未吃药。5 年前因冠心病发作去北京住院，植入支架 2 个，可能因手术应激，空腹血糖升高较多，常在 20mmol/L 以上，医院给予口服西药控制血糖，血糖控制尚可。2 年前，因血糖控制不佳而入院治疗，住院十几天，血糖丝毫未降，患者心急气躁，自行出院。经过自身摸索经验，口服优降糖及注射胰岛素，现在血糖控制尚可。因体重超标常吃立普妥以降血脂，服硝苯地平缓释片以扩张血管、控制血压。2019 年 9 月 27 日以胸闷不适半年多来诊。一诊据证予枳实薤白桂枝汤加减，有效但不持久；二诊予大柴胡汤原方治疗，服药 10 剂，疗效满意。嘱以后每个月服大柴胡汤 10 剂，可以长期服用。2020 年 2 月患者服用大柴胡汤已无效，经常胸闷，想复诊，但因受新冠疫情的影响一直未如其愿。

刻诊：患者胸闷、憋气已经连续发作 8 天，常于晚上 7 ～ 8 点发作，持续 10 ～ 20 分钟，其他时间则几乎没有症状。发作时偶尔胸痛，心悸偶作，患者知道是冠心病发作，已经没有了初次发作时的恐慌。患者家住 3 楼，爬楼费劲，爬楼时常觉胸闷憋气、气喘急促，走平路则无明显不适。现精神状态良好，无口苦、口干、口渴，无痰，不咳嗽，食欲一般，按压其胃脘部即感轻微疼痛不适，大便每日 1 次，偏干。近几个月来，睡眠不佳，昨晚睡了大约 2 小时。睡不着就跑厕所，差不多半小时就得 1 次，但每次尿量不多。舌体不胖大，无瘀斑，舌底静脉无迂曲，苔薄黄，脉滑数有力。

处小陷胸汤加生姜：姜半夏 40g，黄连 6g，瓜蒌 50g，生姜 10g。7 剂，颗粒剂，早晚饭后半小时冲服。

8 月 5 日患者反馈，服药后心脏已无任何不适，嗓子有痰，今早血糖 6.8mmol/L，血压 151/88mmHg。嘱上方 7 剂继续巩固疗效。

按："小结胸病，正在心下，按之则痛，脉浮滑者，小陷胸汤主之。"（《伤寒论》第 138 条）该患者发作时胸闷憋气，按压胃脘部即感较轻的疼痛不适，与"小结胸病，正在心下，按之则痛"相符；患者的脉滑数有力，属于"脉浮滑者"。患者所具症状，正与《伤寒论》原文相对应，理应给予小陷胸汤。

该患者肤白体胖，属于痰湿体质，这是用半夏的指征；失眠严重，属于痰湿体质的失眠，应重用半夏，半夏是笔者治疗痰湿体质失眠的主药。该冠心病患者常觉胸闷、憋气，用瓜蒌不仅能够清热化痰，而且能够宽胸理气。现代药理研究发现，瓜蒌对心血管系统的作用较为全面：扩张冠状动脉，改善微循环；降低血清胆固醇，防止动脉粥样硬化；抗血小板聚集，防止血栓形成；保护缺血心肌等。综上所述，瓜蒌确为治疗胸痹之要药，尤其在冠心病合并高血压、糖尿病、胃炎，或有咳嗽咳痰时，治疗效果显著。精神状态良好、舌苔薄黄、睡眠不佳，说明里有内热，故予黄连。药理研究发现，黄连对于心血管系统具有一定的影响，例如正性肌力作用、负性频率作用、抗心律失常、降压以及抗心肌缺血作用；基于黄连良好的降血糖作用，其被广泛用于糖尿病的治疗；黄连所含叔胺类生物碱对于中枢的抑制作用相对较好，对患者镇静和催眠的效果也就更好。该患者以冠心病为主诉，有糖尿病，还经常失眠，对该患者而言，使用黄连有一箭三雕之妙也。

配伍生姜的目的有二：一是缓和黄连的苦寒之性；二是患者食欲一般，用生姜可以开胃。

这是笔者当时的诊治思路。

反观现在冠心病的临床诊治思路，动辄活血化瘀、益气养阴，不是血府逐瘀汤，便是生脉饮，瓜蒌薤白方也很少应用。笔者喜用经方，该例患者取得良好的效果，取决于笔者对经典（也就是《伤寒论》）的熟知。

2. 大柴胡汤合小陷胸汤加减治疗心脏供血不足案

尹某，女，49 岁，身高 160cm，体重 62kg，面色红润，雀斑满布，形体壮实。2020 年 8 月 10 日以心慌作为主诉而网诊。

患者于 2018 年 5 月体检，心电图提示心脏供血不足，因无症状而没有治疗，近半年来时常心慌。有颈椎病史 6 年左右；高血压病史 10 多年，现服用苯磺酸氨氯地平片以控制血压；糖尿病史 6 年，现服二甲双胍缓释片以控制血糖。患者母亲有高血压与糖尿病病史，其弟为糖尿病患者。

刻诊：心慌时有发作，每日发作十余次，每次发作数分钟，这种情况已经持续 3 个多月。患者平素喜欢喝热水，晨起口苦，入睡困难，睡眠较浅，夜醒常在 1 ～ 5 点，半小时醒一次，有时梦多，时有眩晕感，视物常觉模糊，自觉身体沉重，每日头晕 8 ～ 10 次，每次持续数秒钟。大便呈细条状，小便淡黄，晚上喝水多，夜尿 3 次左右。舌质淡红，苔黄腻，舌底无静脉迂曲。

据证给予大柴胡汤合小陷胸汤加减：柴胡 15g，黄芩 10g，姜半夏 10g，生姜 15g，麸炒枳实 12g，大枣 3g，桂枝 12g，茯苓 20g，黄连 3g，瓜蒌 15g。7 剂，颗粒剂，每日 1 剂，饭后分冲。

8 月 19 日二诊：药后心慌几无，舌苔仍黄腻，要求巩固。上方去大枣，改生姜为 30g，加熟大黄 3g。继服 7 剂。

8月28日三诊：患者心慌已愈，本次以小便不禁而来诊。患者自述走路时间超过半小时，或者咳嗽，或者打喷嚏，或者大笑，都会有小便流出。患者口苦，有时口干，眩晕仍有，脖子转动时有响声，怀疑是颈椎病；睡眠仍浅，偶尔有乏力感，食欲可，不胸闷，无寒热，大便如常，舌质略红，苔薄白而润。据证给予葛根芩连汤加味：葛根60g，黄芩10g，黄连5g，生甘草10g，党参10g，丹参15g，全蝎6g。7剂，颗粒剂，每日1剂，饭后分冲。

为了观察该方的降糖作用，嘱患者每天早晨测血糖并记录。患者测血糖如表4-1。

表4-1　血糖记录

时间（2020年）	血糖值（mmol/L）
8月28日	7.7
8月29日	8.8
8月30日	8.3
8月31日	7.8
9月1日	8.9
9月2日	7.6
9月3日	7.6
9月4日	8.4

9月6日四诊：患者血糖基本平稳，但9月1日这天比较高，问其原因。患者笑着说：8月31日这天特别想吃月饼，禁不住诱惑，吃了1个，没想到血糖立马就升高了。患者自述心脏问题已经解决了，颈椎病也有好转，小便不禁好转比较明显，能够持续走路半小时以上而无小便流出。

上方加黄连至10g，开方7剂以巩固治疗。嘱患者每日可做颈椎操以缓解颈椎病；停用降压药，但每日必须定时测量血压并记录。

9月12日五诊：患者反馈，自9月7日至12日，连续测血压，已经基本正常，但血糖值仍在8mmol/L左右。嘱停降压药，但降糖药必须继服。

血压情况如表4-2。

表 4-2　血压记录

时间（2020 年）	血压值（mmHg）
9 月 7 日	119/85
9 月 8 日	117/86
9 月 9 日	122/89
9 月 10 日	125/89
9 月 11 日	127/92
9 月 12 日	134/93

按：患者有高血压、糖尿病，现仍服降压药、降糖药，所以，笔者看到患者面部的第一反应就是大柴胡汤证，只因患者形体壮实之故也。

但是，笔者的判断是否正确呢？

患者晨起口苦，再加上眩晕，符合伤寒少阳病的特点，即"少阳之为病，口苦，咽干，目眩也"，故必用柴胡剂；虽然大便不黏而成形，但患者舌苔黄腻，湿热证也。柴胡类方中，只有大柴胡汤能够除湿热，所以用大柴胡汤。因患者大便正常，故去大黄。

患者的主诉是心慌，即心悸，检查示心脏供血不足，因患者舌底无静脉迂曲，排除了瘀血的可能。因瓜蒌能够扩张冠状动脉，改善心肌缺血，故加用之；因黄连也能够清热燥湿，可以加强大柴胡汤清除湿热作用。瓜蒌、黄连、半夏三药组方小陷胸汤。

所以，一诊时给予大柴胡汤合小陷胸汤去大黄治之。

二诊时，考虑到患者舌苔仍黄腻，去腻滞之大枣，而加用熟大黄，并加大生姜用量。

三诊时患者心慌已愈，口苦已除，但颈椎有问题，故予葛根黄芩黄连汤，治疗颈椎病的同时，也能够清湿热。因黄连、葛根都对血糖有控制作用，故嘱每日测血糖，患者药后血糖比较稳定。

四诊时患者心慌已无，颈椎病有好转，血糖稳定，专治其血压，嘱服中药期间停服降压药，以观察中药对血压的影响。事实证明，中药控制血压的疗效比较可靠。

第五章　大黄类方

第一节　大黄

一、概说

大黄为蓼科多年生草本植物掌叶大黄、唐古特大黄或药用大黄的干燥根及根茎。因个大而色黄故名之为大黄。因其泻下峻猛，推陈致新，如戡定祸乱，有过关斩将之功，故名"将军"，正如陶弘景所云"大黄，其色也。将军之号，当取其峻快也"；因其切断面呈现美丽花纹，故又名"锦纹"或"锦纹大黄"。

大黄有生大黄、熟大黄、酒大黄、大黄炭等不同规格，一般认为生大黄泻下力峻，熟大黄泻下力缓而具清热之功，酒大黄活血力胜，大黄炭具有止血、止泻作用。

大黄始载于《本经》，被列为下品，历代本草均有收载，为临床常用药。《本经》云："主下瘀血，血闭寒热，破癥瘕积聚，留饮宿食，荡涤肠胃，推陈致新，通利水谷，调中化食，安和五脏。"

二、作用

大黄苦寒，归脾、胃、大肠、肝经，具有泻下攻积、凉血解毒、利湿退黄、活血化瘀等作用，主要用于大便干结难下，血热之吐血、衄血，湿热黄疸，瘀血诸证等。

大黄的主要成分蒽醌衍生物，又称大黄泻素，主要包括大黄酸、大黄素、番泻苷等，具有较强的通便作用。此外，大黄尚含大黄酚、大黄素甲醚，主要具有止血作用。

（一）泻下通便

《本经》对大黄的泻下作用虽未作具体描述，但言其有"留饮宿食，荡涤肠胃，推陈致新，通利水谷"等功效，可以理解为大黄具有较强的通便作用。《名医别录》载其"肠间结热，心腹胀满，"《药性论》谓之"能破实痰冷热积聚，宿食，利大小肠"，《日华子本草》以之"利大小便"，《本草纲目》言其主"实热燥结"，这些均是对大黄泻下作用的形象描述。

大黄是"下法"中最常用的中药，常用于胃肠积滞之大便干结等，因其性寒，故最宜于热结便秘见便干、便硬者。大黄用于泻下时，以生用泻下力最强，且宜后下。

大黄泻下的主要成分为蒽醌类衍生物，其中以番泻苷的作用最强，游离型蒽醌类衍生物的泻下作用较弱。药理研究发现，番泻苷水解后生成大黄酸蒽酮，其药理作用首先是对肠道平滑肌上的 M 受体产生兴奋作用，使肠蠕动增加而促进排便；其次大黄还能对肠细胞膜上的 $Na^+–K^+–ATP$ 酶产生抑制作用，阻碍 Na^+ 转运吸收，使肠内渗透压增高，保留大量水分，促进肠蠕动而排便。

笔者认为，大黄的作用靶点在小肠与大肠，对小肠与大肠的肠黏膜都能够产生刺激作用，增强肠蠕动，产生排便。大黄能够作用于整个肠道而产生泻下作用，可以说是对整个肠道起"冲刷"作用，能够把肠道的"污垢"冲洗干净，也就是《本经》所言的"荡涤肠胃"。

首先，大黄能够作用于小肠，影响营养物质的吸收，某些含大黄的减肥药的作用机理大概在于此。

其次，大黄能够促进胆盐的排泄，减少脂肪的吸收。西医认为，胆汁是含胆盐、胆固醇、卵磷脂、胆色素、钠、钾等物质的混合液体，能够促进消化，但胆汁中无消化酶，与消化有关的物质是胆盐、胆固醇、卵磷脂等，它们都可作为乳化剂，能够降低脂肪的表面张力，使脂肪乳化成微滴而分散于小肠液中，可大大增加胰脂肪酶的作用面积，促进脂肪的分解与消化。其中，胆盐经胆总管排入小肠后，绝大部分仍可由小肠黏膜吸收入血液，再入肝脏组成胆汁，这叫胆盐的肠肝循环。胆盐每循环一次约损失 5%，每餐后可循环 2 ~ 3 次。大黄通过其泻下作用，切断了胆盐的肠肝循环，促进胆盐的排泄，使机体的消化能力下降，对脂肪的消化能力下降尤其明显，进入胃肠道的脂肪不经过消化而直接排出体外，从而表现出减肥作用。

最后，大黄能够作用于大肠，通过其刺激作用，明显增强大肠的蠕动，使大肠对水的吸收能力下降，肠腔中的水分减少不明显而排出稀便。这是大多数文献的报道。

（二）活血化瘀

《本经》载大黄"主下瘀血，血闭寒热，破癥瘕积聚"，《名医别录》则治疗"女子寒血闭胀……诸老血留结"，《药性论》谓之"破留血"，《日华子本草》用之"调血脉"，从古籍来分析，大黄具有较强的活血作用。

大黄的活血作用在临床中应用的也非常多。如《伤寒论》之抵当汤，由大黄、桃仁、水蛭、虻虫组成，具有破血之功，主治瘀血所致"其人发狂者……少腹当硬满"及"其人喜忘者"；桃核承气汤主治瘀阻下焦之"其人如狂""少腹急结"；时方复元活血汤含大黄、当归等，主"治从高坠下，恶血留于胁下，及疼痛不可忍"；治疗跌打损伤之局部青紫、瘀滞肿痛等，单用生大黄研粉，以米醋调敷患处，能活血消肿，散瘀止痛，疗效亦佳。

一般认为酒大黄偏于活血，临床用于瘀血所致诸证时，多选用之，然而酒大黄活血的成分是什么，无从获取文献支持。笔者推测大黄的作用机理有两个：一是大黄所含的某些"活血"成分能够被机体吸收，如研究发现，大黄酸、大黄素属于游离型的苷元，容易被人体吸收，其活血效价均是阿司匹林活血效价的五倍之多，表明大黄酸、大黄素拮抗体外二磷酸腺苷诱导的血小板聚集作用较强。其他成分如芦荟大黄素、大黄酚、大黄素甲醚也具有类似的作用。二是大黄所含的泻下成分影响肠道对营养物质的吸收，尤其影响脂肪的吸收，从而能够降低血液黏稠度，间接地表现为"活血"作用。

（三）止血

大黄的止血作用，其应用已有悠久的历史，最早记录见于《金匮要略》之泻心汤，由大黄二两、黄芩一两、黄连一两组成，主治"心气不足，吐血衄血"。推测其机理，大黄的止血作用可能是通过其泄热功效来实现的，就此而言，大黄宜生用。

近年来研究发现，大黄常用于消化道出血。对于急性上消化道出血，可用生大黄粉或三七、大黄、白及各等份，研末冲服。口服大黄粉能够治疗消化道出血，推测其作用机理，实际上是通过外用来实现的。

一般认为大黄炒炭后止血作用增强，因为炒炭后，含有的鞣质增多，其收敛、收涩作用增强，其止血、止泻作用自然增强。然而，现今临床上很少有应用大黄炭止血的报道，尤其对于消化道出血，用生大黄居多。

药理研究发现，大黄含大黄酚、大黄素甲醚，主要具有止血作用，这是生用大黄治疗消化道出血的原因。而对于其他部位的出血，如鼻衄、牙龈出血等伴有便干、便秘者，亦有大黄取效的案例。推测其机理是通过减少胃肠道对"毒素"的吸收，减轻了全身或局部的感染因素，而发挥止血作用。

（四）利胆退黄

大黄之名最早见于《本经》，但该书并未对其利胆退黄作用有任何描述。《伤寒论》之茵陈蒿汤主治湿热黄疸，方由茵陈、大黄、栀子组成，一般认为茵陈蒿汤中的三味药物均能够清热利胆退黄。胆囊的收缩功能不良和持久慢性炎症刺激，导致胆汁淤积，久之而成胆囊炎、胆结石，大柴胡汤是治疗急、慢性胆囊炎的专方，方中大黄具有抑制炎症利胆之功。

首先，大黄利胆的成分是什么，至今没有药理依据。然笔者推测，其利胆的机制与泻下的机制应该相同，即大黄所含蒽醌类衍生物刺激肠壁的同时，能够反射性地引起胆囊收缩，从而表现为利胆作用。所以，推测蒽醌类衍生物是大黄利胆作用的有效成分是有一定道理的。

其次，胆红素在肠道内成为粪胆素和粪胆原而排出，也有部分通过肠肝循环而被重新吸收回流至肝脏，成为胆红素后经过胆道再次排泄。大黄的主要作用是泻下通便，能让更多的粪胆素和粪胆原通过肠道而排出体外，从而切断了胆红素的肠肝循环，这是其利胆作用的主要机制。

（五）抗感染

大黄的抗感染、抗炎作用可谓应用广泛，一般用于脘腹部的感染，如胆道感染、肠道感染、泌尿道感染，也可用于胸肺部的感染如肺炎、支气管炎等。药理研究发现，大黄对多种革兰氏阴性菌与革兰氏阳性菌均有抑制作用，其中最敏感的当属链球菌和葡萄球菌。链球菌易感染人体的扁桃体，所以对于急性扁桃体炎、化脓性扁桃体炎，有部分医家用升降散（含大黄）进行治疗。

大柴胡汤是治疗急、慢性胆囊炎，胆结石，胰腺炎的专方。方中的大黄除了能够促进胆囊收缩、促进胆汁排泄、防止脂肪的吸收外，其抗感染、抗炎、清除胃肠道积滞作用也不容忽视。

大陷胸汤由大黄六两、芒硝一升、甘遂一钱匕组成，方中各药的用量相对较大，可见大陷胸汤的泻下之力非常峻猛，现在被认为是治疗急性腹膜炎的专方。试想，在没有手术条件的古代，张仲景创制出治疗急性腹膜炎之名方大陷胸汤，此方毒性非常强，药性非常峻烈，没有十足的经验，是绝对不会也不敢冒险的。众所周知，急性腹膜炎可以保守治疗，其最佳治疗方法是抗感染，大陷胸汤中的大黄有抗感染、抗炎、泻下作用，也是保守治疗的方法之一。但大陷胸汤的作用机理绝不仅限于此。

芍药汤是治疗湿热痢疾的第一名方，方中芍药能够缓急止痛，黄芩、黄连能够抗菌抑制炎症，大黄能够"荡涤肠胃"，发挥"通则不痛"的作用。《本草纲目》明确记载大黄"主治下痢赤白，里急腹痛"。而且大黄进入肠道后，具有显著的抗感染、抗菌抑制炎症作用，这也是其治疗湿热痢疾的机理之一。这种作用不是芒硝、番泻叶等所能够代替的，而是其治疗湿热痢疾的重要机制。

八正散是治疗湿热淋证的效方之一，湿热淋证相当于急性泌尿系感染。由于西医治疗急性泌尿系感染比较容易，所以现今临床一般不再将八正散作为常规方法使用。但大黄在八正散中的作用绝对不是泻下，而是泄热，即抗感染、抑制炎症。

药理研究发现，大黄发挥抗炎、抗感染作用的成分是大黄酸、大黄素等蒽醌衍生物，口服易吸收，分布于体内各脏器而发挥抗炎作用，这是"内服药"的作用；大黄能够清除胃肠道积滞，防止胃肠道吸收"毒素"带来的全身"炎症"反应，实际上是发挥"外用药"的治疗作用。

总之，大黄的作用非常多，但是通过其机理研究不难发现，大黄的作用都或多或少与其"泻下"有关，《本经》对大黄的认识可谓"入木三分"。

三、用量

大黄常用量为 3 ～ 10g，足以引起泻下。而《伤寒论》往往以"两"来计算，最小剂量为一两，如栀子大黄汤，最大量者达六两，如大陷胸汤、厚朴大黄汤等。从以上用药来分析，六两的大黄短时间应用是比较安全的。

大陷胸汤与厚朴大黄汤治的是急病，必须量大，方能发挥力宏的作用，但也应该注意中病即止。

四、使用注意

大黄的泻下力是比较强的，切不可把大黄当作习惯性便秘的常规药来使用。章次公在《药物学》中早有认识："大黄因含有鞣酸收敛之故，故习惯性便秘虽连服有效，废药则病复作。"

研究表明，长期服用大黄制剂者，容易患结肠黑变病。

第二节　类方

以大黄为主组成的经方即为大黄类方，如三承气汤、大黄黄连泻心汤、大黄牡丹皮汤、茵陈蒿汤、抵当汤、大陷胸汤、厚朴大黄汤、大黄附子汤等。在此，我们要讨论的经方有大承气汤、大黄黄连泻心汤、大黄牡丹汤、茵陈蒿汤、抵当汤等。

一、大承气汤

【原文】

条文较多，兹摘录如下：

1.阳明病，谵语，有潮热，反不能食者，胃中必有燥屎五六枚也。若能食者，但硬耳，宜大承气汤下之。(215)

2.二阳并病，太阳证罢，但发潮热，手足絷絷汗出，大便难而谵语者，

下之则愈，宜大承气汤。（220）

3. 大下后，六七日不大便，烦不解，腹满痛者，此有燥屎也。所以然者，本有宿食故也，宜大承气汤。（241）

4. 病人小便不利，大便乍难乍易，时有微热，喘冒不能卧者，有燥屎也，宜大承气汤。（242）

5. 伤寒六七日，目中不了了，睛不和，无表里证，大便难，身微热者，此为实也。急下之，宜大承气汤。（252）

6. 阳明病，发热汗多者，急下之，宜大承气汤。（253）

7. 发汗不解，腹满痛者，急下之，宜大承气汤。（254）

8. 腹满不减，减不足言，当下之，宜大承气汤。（255）

9. 少阴病，得之二三日，口燥咽干者，急下之，宜大承气汤。（320）

10. 少阴病，自利清水，色纯青，心下必痛，口干燥者，可下之，宜大承气汤。（321）

11. 少阴病，六七日，腹胀，不大便者，急下之，宜大承气汤。（322）

【组成】

大黄四两（酒洗），厚朴半斤（炙，去皮），枳实五枚（炙），芒硝三合。

【用法】

上四味，以水一斗，先煮二物，取五升，去滓，内大黄，更煮取二升，去滓，内芒硝，更上一两沸，分温再服。得下，余勿服。

（一）大承气汤中各药的作用

1. 大黄

大黄在大承气汤中的作用为"通便"，是其最根本的作用，可参见"大黄"之作用"通便"条。

大承气汤主治阳明腑实证。腑实证以大便秘结不通为最基本的病理改变，患者表现为三五日不大便，甚至更久。若偶尔排出大便，必然干而硬，艰涩难通。"不通则痛"，故见"腹满痛"（241、254）、"心下必痛"（321），或者大便不通还伴有胀满，如"腹满不减，减不足言"（255）、"腹胀，不大便者"（322）等。

若见到消瘦之人患阳明腑实证，医者腹诊时可摸到腹中干硬的粪块即

"胃中必有燥屎五六枚也"（215）。此处的胃，当指大肠；五六枚，表示虚数。

大便在人体内停留的时间过久，宿便中的有毒成分会被机体吸收，这些有毒成分作用于体温调节中枢，就会引起发热，如"但发潮热，手足漐漐汗出"（220）、"发热汗多"（253）。"但发潮热"就是体温上升；热邪迫津外泄，故表现为"手足漐漐汗出""发热汗多"等。

宿便中的有毒成分会被机体吸收，尤其是蛋白分解成的氨类被吸收后，经过血液循环到达患者的脑部，会影响到患者的判断力与神志，"谵语"（215、220）就是神志不清的主要表现；影响到患者的视力，就会产生"目中不了了，睛不和"（252）。

宿便在体内停留的时间过长，影响到膈肌的下降，进而影响到肺的呼吸功能，表现为"喘冒不能卧"（242）。

有些患者的大便是通的，表现为"自利清水，色纯青"，虽然"通则不痛"，但是患者还表现为"心下必痛"，说明"通"是一种假象，这就是"真实假虚"证，需要"通因通用"。

以上所阐释的种种临床表现，都与大便秘结有关，这是选用大黄的主要依据。

2. 芒硝

芒硝、朴硝、硝石的来源，自古混之，如《本经》云硝石"一名芒硝"，可见古人混之是有渊源的。但现在已经区分清楚。芒硝、朴硝的成分都是 Na_2SO_4，成分差不多；硝石的成分不同，主含硝酸钾（KNO_3）或硝酸钠（$NaNO_3$）。

芒硝最早载于《名医别录》："主五脏积聚，久热胃闭，除邪气，破留血，腹中痰实结搏，通经脉，利大小便及月水，破五淋，推陈致新。"《医学启源》认为芒硝能够"去肠内宿垢"，《本草再新》谓之主"积聚结癖"。以上均记载了芒硝的作用与主治证，都与其通便相关。

药理研究发现，芒硝中的化学成分主要是硫酸钠，因其易溶于水，内服后，在水中可解离成钠离子与硫酸根离子，而硫酸根离子不易被小肠黏膜吸收，在小肠内形成高渗性溶液，肠腔内保持大量水分，肠道被扩张，产生机械性刺激，促进肠蠕动，而导致泻下。此外，硫酸根离子对小肠黏膜有化学性刺激作用，能够直接刺激肠壁而产生泻下作用。

西医多以硫酸镁导泻，导泻的机理与硫酸钠基本相同，都是硫酸根离子发挥了作用，但镁离子对中枢神经系统有抑制作用，而芒硝含镁离子甚少，对神经中枢无抑制作用。故导泻还是芒硝比较好。

3. 枳实

枳实在大承气汤中的作用，可参见"大柴胡汤"之"枳实"条。

在此需要说明的是，阳明腑实证以大便秘结不通为主要表现，宿便在人体内停留过久，毒素便被机体吸收，毒素随着血液循环入脑，对大脑产生刺激或抑制，出现谵语；而毒素入肠，会对肠造成损伤，起初表现为肠的兴奋性增高，直至痉挛，最后则出现抑制。无论是兴奋，还是抑制，都会出现便秘。

而枳实所含的橙皮苷、新橙皮苷等对胃肠平滑肌有兴奋作用，所以，用枳实治疗肠麻痹最为对症。

当无法判断是肠麻痹还是肠痉挛时，理论上平滑肌兴奋药与抑制药一起用有助于肠蠕动的恢复，实际效果仍需验证。

4. 厚朴

厚朴的作用可参见"厚朴麻黄汤"之"厚朴"条。

前文已经说过，厚朴的水提物（主要是厚朴碱）有显著的箭毒样作用，对骨骼肌、心肌、平滑肌均具有松弛作用。

在此需要说明的是，厚朴碱对胃肠道平滑肌有松弛作用。

阳明腑实证患者体内的宿便停留过久，毒素被吸收入血，刺激胃肠平滑肌而出现兴奋，乃至痉挛，此时厚朴可发挥其箭毒样作用，对平滑肌进行松弛。

总之，枳实兴奋肠道，厚朴抑制肠道，一个兴奋一个抑制，看似矛盾，实则调节，二者同用，可恢复肠道的正常蠕动。

兴奋（阳）与抑制（阴）的配伍，体现了中医用药的大智慧。

（二）大承气汤的作用

大承气汤的作用为峻下热结。"峻"说明其作用峻猛；"下"，说明本方具有攻下之力；"热结"，说明肠腑中有结块，而且表现为"热"象，也就是说有热实阻滞于肠腑，从而也带来一系列的继发症，如谵语、喘息等。从西医的观点来看，有以下作用。

1. 通便抑制炎症

（1）通便：大承气汤中大黄与芒硝都具有泻下作用，但作用机理不同。大黄属于刺激性泻药，它是通过大黄泻素等对结肠的刺激，使结肠的蠕动增强而产生的；而芒硝属于容积性泻药，所含的硫酸根离子不溶于水，使肠内容物渗透压增高，从而产生更多的水分，使大便变稀而容易排出。

可见，大黄与芒硝的作用机制不同，无法比较二者泻下力量的强弱。

（2）抑制炎症：肠道积滞的产生对肠道菌群的影响至关重要，它能够引起肠道菌群的失调，进而引发局部炎症病变，再由局部炎症病变发展为全身的反应，如发热、烦躁等。其病变的源头在哪里？在肠道积滞，所以，清除胃肠道积滞是治病之本。不仅大黄能够清除肠道积滞，芒硝也可以。

除此之外，消除局部的炎症也是必要的，而大黄除了能够泻下，也具有消除局部炎症与全身炎症的作用。

2. 行气消胀

肠道的过度紧张或过度抑制，都可影响到肠道的正常蠕动，从而导致便秘。便秘会导致肠道产气过度，从而引发腹胀。大承气汤中具有行气消胀作用的药物是枳实与厚朴，枳实能够促进肠道平滑肌的收缩，而厚朴能够抑制肠道平滑肌的收缩。二者配伍，一个促进，一个抑制，共同恢复肠道的正常蠕动功能。

还需要一提的是，肠道正常蠕动功能的恢复有利于排便，所以枳实、厚朴的行气作用有助于大黄、芒硝发挥泻下通便作用，两组药物的配伍对"热结里实证"的治疗可谓主辅分明、配伍科学而严谨。

（三）大承气汤的应用

中医认为大承气汤用于"阳明腑实证"，主要见于西医的肠梗阻、肠粘连、肠套叠等病。

肠梗阻属于西医四大急腹症之一，其典型的临床表现是痛、吐、胀、闭。

痛，就是腹痛难忍，或绞痛，或胀痛，痛势急迫，如果治疗不及时，常呈进行性加重，"腹满痛"（241、254）是肠梗阻的主要表现。随着疾病的进展，肠内毒素被吸收，毒素随着血液循环到达患者脑部，对脑细胞产生毒害作用。患者初期可表现为兴奋，如呼吸加快、谵语、烦躁等，后期可表现为呼吸表浅、表情淡漠、反应迟钝等，此即"少阴病"。"少阴之为病，脉微细，但欲寐也"（281），"但欲寐"就是表情淡漠，反应迟钝。患者的反应性降低，对痛觉的感受也降低，甚者消失，表现为腹胀如鼓，即"腹胀，不大便者"（322），此即为"少阴病"。

吐，即呕吐，因肠梗阻致肠内高压，上迫于胃，故见呕吐，但呕吐也并非肠梗阻必见症。

胀，即腹胀，既可以是症状，又可以是体征。患者诉说腹胀难受，不能排气，这是症状；医者行腹诊检查时，患者腹胀如鼓，胀气明显，这是体征。

闭，即大便闭结不通，也就是便秘。肠梗阻较急者，除有较严重的腹痛外，必伴有大便不通，或一二日，慢性肠梗阻患者的便闭时间可能会更长。而且便秘是疾病发生的根本原因，可以引起腹胀，可以引起腹痛，还可以引起呕吐。所以，治疗肠梗阻应当先通便，只要大便一通，其他的症状随之而解。

除了能够治疗肠梗阻，肺炎、急性胆囊炎、呃逆、脑血管病变等见有便闭（即阳明腑实）者，也可以使用大承气汤泄热通便以有效缓解病情。

（四）大承气汤的使用注意

1. 大承气汤用量

大承气汤药仅四味，用量单位有四个，即两、斤、枚、合。

"两"与"斤"是统一剂量单位，容易换算。

枳实一枚约重 15g，五枚约重 75g；芒硝三合约重 60g。原方剂量为大黄 60g，厚朴 120g，枳实 75g，芒硝 60g。现在临床应用大承气汤时，可酌减药量。

2. 大承气汤煎法

从大承气汤的煎法来看，枳实与厚朴同煮，即将煎好时，后下大黄，滤出药滓，再溶化芒硝，分两次服。

3. 特殊煎法

（1）大黄后下：药理研究发现，大黄所含的有效成分是蒽醌类衍生物，受热后容易破坏，其泻下力减弱，所以，临床上大黄用于泻下时不宜久煎或同下，宜在其他药物煎好前 5 分钟左右再放入大黄。

（2）芒硝溶化服：芒硝的成分是 $Na_2SO_4 \cdot 10H_2O$，易溶于水，冲服即可，不必煎服。遵从原方煎法，待芒硝溶解后，再架火上烧沸一两次以杀菌。

4. 不可久服

服大承气汤后，大便一旦畅通，病情便可缓解，即刻停用大承气汤，不能以巩固为由继续服用，此即中医的"中病即止，勿使过剂"。

二、大黄黄连泻心汤

【原文】

心下痞，按之濡，其脉关上浮者，大黄黄连泻心汤主之。（154）

【组成】

大黄二两，黄连一两。

【用法】

上二味，以麻沸汤二升渍之，须臾，绞去滓，分温再服。

（一）大黄黄连泻心汤中各药的作用

1. 大黄

大黄在大黄黄连泻心汤中的作用，可以参考第五章"大黄"条之"通便"与"抗感染"。

在此需要强调的是，大黄不仅能够清除肠道的积滞、抗感染，还可用于胃部的炎症性疾病如胃炎，胃炎大多有"心下痞"的表现。

大黄所含的大黄酸、大黄素等蒽醌衍生物口服易吸收，分布于体内各脏器而发挥抗炎、抗感染等作用，可用于上半身的感染性疾病如牙龈肿痛、痤疮等。

2. 黄连

黄连在大黄黄连汤中的作用可以参考第四章"黄连"。

从历代本草文献来看，黄连"除痞"的疗效是肯定的，小剂量应用即可，《伤寒论》一般用一两，相当于15g，如半夏泻心汤、甘草泻心汤、生姜泻心汤等都能治痞，方中黄连的用量均为一两。

痞证的产生实际上是胃部炎症的表现，胃炎患者容易出现胃脘部的不适感、堵塞感，按之不适感加剧，或有轻微疼痛，此之谓"心下痞，按之濡"。如果胃部没有炎症，按压便不会疼痛。而黄连所含的小檗碱具有抑制炎症作用，能够消除胃部的炎症，减轻胃脘部的疼痛，这就是其消"痞"作用。

但切不可认为大黄具有止痛作用。

（二）大黄黄连泻心汤的作用

大黄黄连泻心汤的作用为泄热除痞，西医认为其具有抗菌抑制炎症、通便、降血压等作用，具体如下。

1. 抑制炎症除痞

大黄、黄连作用于胃黏膜，都能抑制胃部炎症，治疗胃炎，发挥其"外用药"的治疗作用，这是治"痞"的关键。胃部炎症轻微，只产生不适或轻微疼痛等症状，即痞证；如果胃炎较重，产生疼痛或剧痛，这就不能诊断为痞证，可能是结胸。

2. 抑制炎症治痘

进入青春期后的男女，体内分泌大量的雄性激素，以促进皮脂腺发育并产生大量皮脂。同时毛囊皮脂腺导管的角化异常堵塞导管，使皮脂的排出产生障碍，形成角质栓，也就是粉刺。毛囊中多种致病微生物大量繁殖，最终诱导或加重炎症反应，从而表现为脓头或脓栓。所以，痤疮发生的根本原因是雄性激素分泌过多，导致皮脂分泌旺盛、毛囊皮脂腺导管堵塞，以及多种细菌感染，最终导致炎症反应等。

治疗痤疮的关键是如何降低患者体内的雄性激素，或者增加雌性激素以对抗雄性激素。

从表现来看，雄性激素表现为阳刚之美，雌性激素表现为阴柔之妙。从大黄、黄连的作用机制来看，二者对体内激素的多少没有多大的影响；从中药药性来讲，大黄、黄连属于苦寒之品，能够抑制阳证，虽然不能降低体内的雄性激素，但能够治疗雄性激素表现出来的阳性症状。也就是说，这两味药均能够抗菌、抑制炎症，对抗痤疮形成的炎症反应以及全身反应，这是其作用机制之一。作用机制之二，大黄、黄连均能够作用于胃肠道，使胃肠道内的"毒素"不被吸收，不仅减轻了局部（如面部）的炎症，还能减轻全身的炎症反应。

3. 抑制炎症降压

大黄与黄连的抑制炎症作用已经被普遍认知，它们能够消除胃肠道炎症，从而阻断了胃肠道对毒素的吸收；它们减少了炎症物质对血管的刺激，从而发挥降压作用。

药理研究发现，小檗碱给麻醉犬、猫等动物静脉注射均有明显的降压作用，据此推测黄连的降压成分是盐酸小檗碱等，盐酸小檗碱进入血液循环后，直接对抗炎症因子对血管的刺激作用而呈降压作用。

大黄的有效成分也可以被吸收，进入血液循环后发挥其抗炎作用，能够对抗炎症因子引起的血压升高。

（三）大黄黄连泻心汤的应用

大黄黄连泻心汤证的经典表现为"心下痞，按之濡"，相当于浅表型胃炎。随着临床的发展，大黄黄连泻心汤的应用不断扩展，一般用于"上火"病证，如牙龈出血、痤疮、高血压等。

1. 胃炎

慢性浅表性胃炎是胃黏膜的慢性浅表性炎症，发病率非常高，为消化系统常见病。"十人九胃"就是指浅表性胃炎，其发病可因嗜酒、喝浓咖啡、饮食不节、胆汁反流、感染幽门螺杆菌等引起，患者通常表现为进食后上腹部不适，或隐痛，伴嗳气、恶心、泛酸，偶有呕吐，但一般症状较轻，此为中医之"痞"证。

2. 牙龈肿痛

此即上火牙痛，表现为牙痛、牙龈肿痛、牙龈出血等，吃羊肉、辛辣食物等加重，发病急，正如俗话说"牙痛不是病，疼起来可要命"。患者常伴有便秘便干，或时常胃脘部不适，尤其食辛辣之后，患者舌质多红，舌苔多黄。西医检查发现患者牙龈发炎，予抗感染、抗炎治疗，而大黄黄连泻心汤正有抗感染、抗炎作用。

3. 痤疮

痤疮在青少年中的发病率极高，无论男女，均可发作，对青少年的心理和社交影响很大，严重者因此导致心理疾患。痤疮一般分为普通型、脓头型、瘢痕型。普通型、脓头型痤疮比较容易治，瘢痕型痤疮最严重，也最难治，除了对抗雄性激素，抗感染的治疗也是必不可少的。而大黄黄连泻心汤就是抗炎、抗感染的一首良方。

4. 高血压病

高血压病多表现为头痛、头胀、头晕，一般与情绪有关，情绪急躁发怒时症状加重，情绪稳定时则诸症好转，多伴有记忆力下降、头昏沉、面红目赤、唇红、舌红等，脉滑实有力。患者多认为这是气出来的病，家人也说这是"上火"上出来的。

不管是胃炎，还是牙龈肿痛、痤疮、高血压病，其表现可能复杂多样，但只要有"痞"的表现，就可以大胆应用大黄黄连泻心汤。

（四）大黄黄连泻心汤的使用注意

1. 注意用法

大黄黄连泻心汤不能煎煮，原方用法是"上二味，以麻沸汤二升渍之"，也就是用沸水浸泡；"须臾，绞去滓"，泡一会儿，大约 2 分钟，滤出，就可以"分温再服"，即分成 2 次服。

黄连煎煮与沸水浸泡有什么区别，尚没有实验数据证明，但药液中大黄的有效成分肯定会受到影响。久煎后，大黄所含的泻下成分能够分解析出更多的鞣质，不仅不能清热，也不能泻下，反而起到止泻作用。所以，本方泡服是有一定道理的。

2. 配伍使用

（1）配伍黄芩：大黄黄连泻心汤配伍黄芩，即组方《金匮要略》之泻心汤（又叫三黄泻心汤），治"心气不足，吐血，衄血""上三味，以水三升，煮取一升，顿服之"，煎煮用水不多，煮取量亦少，而且要"顿服之"，说明患者病势急，出血量大，病情较重。大黄、黄连、黄芩三药均为苦寒之品，直折其火热之势，对抗其火盛之力，属于典型的对抗疗法。这样的疗法，宜中病即止，勿使过剂。

三黄泻心汤泻火通便的效果很好，鼻翼部疖肿、腹痛伴便秘者、腹泻便溏而不爽者，三黄片（即三黄泻心汤制成的片剂），每次 8 片，每日 3 次，一般服 1 日即愈。

（2）与大柴胡汤合方：大柴胡汤含大黄、黄芩，再合大黄黄连泻心汤，即在大柴胡汤的基础上加黄连，适用于少阳阳明合病之火热较盛者，即急性胆囊炎、急性胰腺炎等火热上炎显著者。

（五）医案举例

泻心汤治疗遗精医话二则

泻心汤即三黄泻心汤，出自《金匮要略》，原方主治"心气不足，吐血，衄血"，可以看作是大黄黄连泻心汤加黄芩组成，而大黄黄连泻心汤出自《伤寒论》第 154 条，主治"心下痞，按之濡，其脉关上浮者"。两方的用法不同，大黄黄连泻心汤是"以麻沸汤二升渍之"，也就是泡服，而泻心汤则需要"以水三升，煮取一升"，即煎服。

不管是泡服，还是煎服，其作用大致相当，都能够发挥泄热通便的作用。相比较而言，泻心汤加用了黄芩，其清热之力则相应增强。

年轻人遗精，大多为火热亢盛所致，苦寒折其热，泻火抑其亢，便能奏效。一般无须固精，无须涩精，无须止遗，更无须益肾，否则越补越遗，甚至导致滑精。

王某，男，22 岁，身高 175cm，体重 75kg，2020 年 7 月 25 日以"遗精数月，加重 1 周"而网诊。

自述 1 周来，差不多隔 1 天就会遗精 1 次，甚为苦恼。平时感到口黏，入睡困难，睡眠浅，每次睡觉都做梦，精神疲倦，易怒、易烦躁，怕热，手脚偏冷，手足心出汗明显，晨勃消失，大便粘马桶，小便黄，次数少，舌质暗红，苔薄少。曾有频繁手淫史。

笔者辨为肝气不疏之四逆散证与火热亢盛之泻心汤证，但是考虑到患者"急则治其标"，而直接疏泻心汤：熟大黄 5g，黄芩 10g，黄连 5g。6 剂，颗粒剂，饭后分 2 次冲服。并嘱不要看淫秽音像制品。

8 月 2 日复诊：患者服药后基本痊愈，而笔者建议不用巩固。患者于 10 月 7 日遗精再次发作，并说这次烦躁得厉害，什么事都抗不住，遇到事就发慌，坐立不安，晚上睡觉也不踏实。要求疏方，据证再次给予泻心汤合栀子豉汤：熟大黄 5g，黄芩 15g，黄连 5g，生栀子 15g，淡豆豉 12g，生姜 5g，大枣 5g。10 剂，颗粒剂，饭后分 2 次冲服。

10 月 19 日，患者反馈，这期间只遗精 1 次，感觉已经恢复正常了。心里不再那么烦躁，心态也好转了很多。

年轻人精力旺盛，出现遗精的频率较高。有许多老年人出现遗精，按照老年人容易虚的观点，大都补肾多能取效，但笔者遇到过一例老年遗精改变了看法。

　　患者是笔者的一位老友，66岁，有抑郁病史6年多。2020年9月9日早晨，他发信息说："真是难以开口，人上了年纪，真是身体什么毛病都会有，这不，我出现了遗精现象，很是烦人！最近我去医院进行了体检，前列腺肥大。当然上了年纪的老人会这样。请你为我看看该用点什么药，最好是用点中成药，因为服用中成药比较方便。"

　　我让他把舌苔的图片发过来，舌苔黄厚而腻，遂问其他情况如何。患者说有高血压病，现口服降压药以控制。口不苦，大便黏腻不爽。

　　湿热证也，遂告诉他买点三黄片，每次4片，每日2次，先服5天试试。

　　9月16日，患者反馈："现在已经喝药6天，在这6天中出现过腹泻，但不厉害，遗精已经治愈了，觉得口中也清爽了些。"嘱停药观察。

　　至2020年11月16日，患者未再来诊。

　　三黄片由大黄、盐酸小檗碱、黄芩浸膏组成，这3种物质分别是大黄、黄连、黄芩的主要成分，与三黄泻心汤具有类似的清热泻火通便作用。三黄泻心汤治疗遗精有效，三黄片理当有效，事实证明笔者的判断正确。

　　老年人多虚，这只是一般规律。究竟是虚还是实，还需要进行辨证。该患者以遗精为主诉而就诊，若医生不问青红皂白，一律给予补法，不是六味地黄丸、肾气丸，就是金锁固精丸，那就难免犯"虚虚实实"之戒。

三、大黄牡丹汤

【原文】

　　肠痈者，少腹肿痞，按之即痛如淋，小便自调，时时发热，自汗出，复恶寒。其脉迟紧者，脓未成，可下之，当有血。脉洪数者，脓已成，不可下也。大黄牡丹汤主之。（《金匮要略·妇人妊娠病脉证并治第二十》）

【组成】

　　大黄四两，牡丹一两，桃仁五十个，瓜子半升，芒硝三合。

【用法】

　　上五味，以水六升，煮取一升，去滓，内芒硝，再煎沸，顿服之。有脓当下，如无脓，当下血。

（一）大黄牡丹汤中各药的作用

1. 大黄

大黄在大黄牡丹汤中的作用可参考第五章"大黄"，具体来讲，其作用大致有三个，即泻下、活血、抗感染。

（1）泻下：肠痈，相当于阑尾炎。特别是急性阑尾炎属于四大急腹症之一，典型表现为痛、吐、胀、闭，所以，通大便为当务之急，大黄含蒽醌类衍生物，对肠黏膜具有较强的刺激作用，能使小肠的分泌增多，使大肠的蠕动增强，从而产生泻下作用。

（2）活血：大黄所含的某些"活血"成分能够被机体吸收，抑制血小板聚集，起到"活血"作用，也能够改善阑尾的血液循环，使发炎初期的阑尾获得血液供应，重新迸发出健康的活力而不至于坏死。但已经化脓坏死的阑尾，恐怕就没那么幸运了，为了防止肠穿孔，建议手术治疗。

（3）抗感染：阑尾炎，即阑尾发生化脓性感染，感染的细菌及其代谢产物即炎症因子通过血液循环播散至全身，引起全身的中毒反应，如《金匮要略》原文所述的"时时发热，自汗出，复恶寒"等。药理研究发现，大黄发挥抗炎、抗感染作用的成分是大黄酸、大黄素等蒽醌衍生物，口服易吸收，输布于体内各脏器而发挥抗炎作用，也能作用于阑尾，这是"内服药"的作用，此为其一；其二，大黄能够清除胃肠道积滞，防止胃肠道吸收"毒素"所带来的全身"炎症"反应，实际上是发挥"外用药"的作用；其三，大黄的有效成分能够直接作用于阑尾，也能够发挥"外用药"的抗炎、抗感染作用。

2. 牡丹皮

牡丹皮在大黄牡丹汤中的作用可参考第一章之"桂枝茯苓丸""牡丹皮"。

在此需要指出的是，牡丹皮能够改善全身的血液循环，因此能够改善阑尾的血液循环，使阑尾获得足够的血和氧的供应，不至于发炎坏死。

需要强调的是，牡丹皮不仅具有活血作用，还有清热作用，与其发挥抗炎作用有关。《本经》载之"主寒热"，《名医别录》用之"除时气头痛，客热"，《珍珠囊》治"无汗骨蒸"，《滇南本草》用于"除血分之热"，《本草纲目》以之"治血中伏火，除烦热"。凡是与热有关，都有可能是感染性疾病的表现。

药理研究发现，牡丹皮在试管内对痢疾杆菌、大肠杆菌、金黄色葡萄球菌、溶血性链球菌等多种细菌均有不同程度的抑制作用。牡丹皮煎液在大肠内发挥其"外用药"作用，对这些细菌的感染有治疗作用。牡丹皮的主要成分牡丹酚也可以被消化道吸收而发挥抗炎作用，推测其抗炎作用的机制可能是多方面的，如抑制炎症因子的释放、直接对抗炎症介质、抑制白细胞游走、抑制前列腺素的生物合成等。

3. 桃仁

桃仁在大黄牡丹汤中的作用可参考第一章之"桂枝茯苓丸"之"桃仁"。

桃仁能够活血化瘀，可广泛用于全身的血瘀证，当然也包括阑尾在内，《本经》载牡丹皮主"瘀血留舍肠胃"，阑尾就是位于肠胃。在阑尾炎初期，阑尾的血液供应尚在，但有可能因血液循环不良而坏死，此时应用桃仁能够改善局部的血液循环，恢复阑尾的正常功能。而在阑尾炎晚期，阑尾已经出现坏死，血供也已经切断，疗效再好的活血药恐怕也"回天乏术"。

4. 瓜子

关于方中的瓜子究竟是何物，历代医家认识不一。清代徐彬认为瓜子是冬瓜子，而清代程林则认为是甜瓜子。《成方便读》载"瓜子润肺行痰"，张秉成认为"瓜子"当是瓜蒌子。现代医家多用冬瓜子，可取得满意的疗效。

冬瓜子，甘而微寒，能够清热、消痈、排脓，主治肺痈、肠痈等。《滇南本草图说》用之"治肠痈"，《长沙药解》以之"排脓决瘀"，《本草撮要》谓"肠胃内壅，最为要药"。这些本草古籍所记载的瓜子都与肠痈有关。

药理研究发现，冬瓜子甲醇提取物能显著抑制角叉菜胶所致的大鼠足趾肿胀，冬瓜子乙醇提取物也具有良好的外周镇痛作用及解热作用。至少动物实验说明冬瓜子具有抗炎、镇痛及解热等作用。

5. 芒硝

芒硝的作用可参考"大承气汤"之"芒硝"条。简言之，芒硝在大黄牡丹汤中的作用首先是通便。

其次，芒硝具有软坚散结之功，推测其机理是芒硝进入肠道后，作用于阑尾，使发炎肿大的阑尾脱水，缓解局部受压迫的血管使之畅通，以恢复血液供应。

据临床报道，芒硝外敷麦氏点治疗急性阑尾炎疗效确切，推测其机理是从皮肤渗入将发炎肿大的阑尾中的水分"夺"出来，其机理同内服芒硝是相同的。

笔者临床发现，治疗甲沟炎初期，肿大而未成脓者，可以外敷芒硝以消肿，一夜肿消，两夜痊愈，屡试不爽，就是取芒硝脱水之功。

（二）大黄牡丹汤的作用

阑尾炎的治疗首先要抗感染，控制住炎症，阑尾炎就能好转，这是西医治疗的手段。

中医认为，既然大便不通，首先要通便，其次要抑制炎症、活血、消肿等，从多角度、多方位、靶点治疗阑尾炎。可见中医的认识、治疗手段还是比较全面的。

1. 通便

急性阑尾炎属于急腹症之一，痛、吐、胀、闭是其四大临床表现，通常以"痛"为主要症状，以"闭"为根本病理改变。所以，无论患者的表现是什么，通常以"通便"为治疗的第一要招。

虽然患者腹痛较剧，但大黄牡丹汤不是"缺少"止痛药，而是"不用"止痛之品，以免掩盖疾病的本质，影响医者的诊断。即便诊断明确，也不应该使用止痛药，以免使胃肠道平滑肌松弛，影响胃肠道的正常蠕动，从而使病情加重。

大黄、芒硝的作用机理虽然不同，但都有泻下通便作用；桃仁属于润滑性泻药，虽然通便作用较弱，但也具有润肠通便之力。大黄四两、芒硝三合，再加桃仁五十个，足以使阑尾炎患者产生泻下作用。

2. 抑制炎症

急性阑尾炎在初期一定有热的表现，也就是炎症，如"少腹肿痞，按之即痛如淋""时时发热，自汗出"、便秘等。

这种热，是里热，虽然有"复恶寒"，但也不能理解为太阳表证，也就不能用麻黄、桂枝来发表。

这里的热，需要清，需要泄。大黄、芒硝不仅能通便，而且能泻火；牡丹皮不仅能活血，而且能清热；冬瓜子也能清热排脓。

可以看到，大黄牡丹汤当中共有五味药，其中四味能够清热泻火。虽然大黄牡丹汤谈不上有多么强大的泻火作用，但对于"痛、吐、胀、闭"的急腹症而言，通便泄热为第一要务，的确抓住了治疗的关键。

因为阑尾炎尚未表现出全身的感染重症，如大汗、大热、大渴等，所以不用石膏、知母；因为金银花、连翘等虽然具有较好的清热泻火解毒作用，但不能通便，所以也不能用；患者体内虽然有热，但尚未出现热扰心神之心烦等，所以栀子类方也不能用。

仲师用药严谨如是，远非今人所能理解也。

3. 活血

急性阑尾炎为什么会化脓、坏死？

除了感染因素导致化脓外，血液循环障碍是坏死的主要原因，所以如何改善血液循环是保证阑尾不会发生坏死的前提。

大黄牡丹汤中有桃仁、牡丹皮，这是两味具有较强活血作用的药物。此外，大黄也能够活血。值得一提的是，芒硝能够使肿大的阑尾脱水，从而改善肿大阑尾的血液循环，具有间接的活血作用。

总之，大黄牡丹汤的组成共有五味药物，其中三味药物具有直接的活血作用，一味药物具有间接活血作用。

4. 消肿

消肿的机理有三：一是通过脱水直接消肿，这是芒硝的作用；二是通过消除炎症达到消肿之目的，这是大黄、牡丹皮、冬瓜子的作用机理；三是通过改善阑尾局部的血液循环以达到消肿作用，这是大黄、牡丹皮、桃仁的作用机制。

通过以上分析，大黄牡丹汤消肿的机理是多方面的。

（三）大黄牡丹汤的应用

本方适用于急性阑尾炎，也就是中医的"肠痈"，治疗越早，疗效越好。急性阑尾炎的表现如下。

1. 腹痛

急性阑尾炎早期的临床表现缺乏特异性，可表现为脐周痛，也可能表现为上腹痛，但一般不是右下腹痛，数小时后腹痛转移并固定于右下腹。

就在这"数小时"的诊断比较困难，必须与急性肠炎、胃炎、泌尿系感染等相鉴别，但原文只对泌尿系感染进行了鉴别，即"肠痈者，少腹肿痞，按之即痛如淋，小便自调"。膀胱、输尿管走行于少腹部，虽然"按之即痛如淋"，但是"小便自调"，从而排除了泌尿系感染。

"数小时"后腹痛转移并固定至右下腹，因为是炎症性腹痛，所以麦氏点局部压痛明显，疼痛拒按，属于实证，此时比较容易确诊。

2. 发热

《金匮要略》明确记载："时时发热，自汗出，复恶寒。"这是因为急性阑尾炎初期，细菌内毒素入血引起全身中毒反应，切不可认为这是感冒表证而发表。

急性阑尾炎初期的发热，一般是中等度的发热，其热势不高，可伴有白细胞计数增多，一般为（10～15）×10⁹/L，是临床诊断的重要依据。

3. 便闭

急性阑尾炎是急腹症之一，其临床表现之一是大便秘结不通。再结合转移性右下腹痛、发热等临床表现，诊断并不困难。

还有的患者表现为腹泻，但是往往泻而不畅，或泻而不多，这种腹泻并非肠道感染性腹泻，而是阑尾炎疼痛刺激产生的肛门下坠感，属于"不通则痛"的范畴，所以仍然要用"通"法。

（四）大黄牡丹汤的使用注意

1. 用量

大黄牡丹汤的药物组成虽然不多，仅有五味，但其剂量较为复杂，有用"两"者如大黄、牡丹皮，有用"个"者如桃仁，有用"升"者如瓜子，有用"合"者如芒硝。

汉代一两等于15.625g。大黄四两，约60g；牡丹皮一两，约15g；桃仁五十个，相当于15g；冬瓜子半升，约为45g；芒硝三合，相当于60g。现在临床应用大黄牡丹汤时，可酌情加减。

2. 应用时机

大黄牡丹汤是治疗急性阑尾炎初期的最佳方剂，但是一定要掌握好应用时机，即急性阑尾炎初期。如果病情迁延一二日，已经形成化脓性感染，甚至出现感染性腹膜炎，就不要再考虑用大黄牡丹汤了。

若由于种种原因，患者坚持非手术治疗，医者应告之利害关系；感染较重者，可考虑配伍金银花、连翘、蒲公英等抗感染治疗。

若阑尾炎时间较久，发展成慢性阑尾炎者，则应该选用薏苡附子败酱散。

（五）医案举例

大黄牡丹汤治疗肠痈案

陆左，初诊：痛在脐右斜下一寸，西医所谓盲肠炎也，脉大而实，当下之，用仲景法。生军五钱，芒硝三钱，桃仁五钱，冬瓜仁一两，丹皮一两。

二诊：痛已略缓，右足拘急，不得屈伸，伸则牵腹中痛，宜芍药甘草汤。赤白芍各五钱，生甘草三钱，炙乳没各三钱。

按：俗所谓缩脚肠痈者，此也。吾师移伤寒之方，治要略之病，神乎技矣！

三诊：右足已伸，腹中剧痛如故。仍宜大黄牡丹汤以下之。生川军一两，芒硝七钱冲，桃仁五钱，冬瓜仁一两，丹皮一两。

拙巢注：愈。

［本案引自曹颖甫.经方实验录.上海：上海科学技术出版社，1978：92.］

四、茵陈蒿汤

【原文】

1.阳明病，发热汗出者，此为热越，不能发黄也。但头汗出，身无汗，剂颈而还，小便不利，渴饮水浆者，此为瘀热在里，身必发黄，茵陈蒿汤主之。（236）

2.伤寒七八日，身黄如橘子色，小便不利，腹微满者，茵陈蒿汤主之。（260）

【组成】

茵陈蒿六两，栀子十四枚（擘），大黄二两（去皮）

【用法】

上三味，以水一斗二升，先煮茵陈，减六升，内二味，煮取三升，去滓。分三服。小便当利，尿如皂荚汁状，色正赤，一宿腹减，黄从小便去也。

（一）茵陈蒿汤中各药的作用

1. 茵陈蒿

茵陈蒿首载于《本经》："味苦平，主风湿寒热邪气，热结黄疸……"明确记载茵陈蒿能够治疗"热结黄疸"，《名医别录》言其主"通身发黄"。此后，诸多历史上有名的医家都对茵陈蒿的退黄作用进行了较为明确的论述，如《药义明辨》载本品"为治黄疸之君药"，清代名医张锡纯称本品为"退黄之圣药，活肝之要药"。

药理研究表明，茵陈蒿利胆退黄的作用机理大致有两个方面：一是利胆作用，不管是茵陈蒿的煎剂、水浸剂，还是挥发油等，均能够促进胆汁分泌与排泄；二是受伤的肝细胞所产生的胆红素可以不经过正常排泄途径而直接入血，从而产生黄疸，而茵陈蒿具有保肝作用，能使肝细胞的细胞膜保持相对完整，并可以使损伤的肝细胞及时修复和再生。

目前茵陈蒿汤主要用于病毒性黄疸型肝炎，至于茵陈蒿能不能抗肝炎病毒，没有直接的证据。

2. 大黄

大黄在茵陈蒿汤中的作用，可参考本章"大黄"之"通便"。

简言之，大黄在本方中的作用有二：一是能够刺激胆囊，增强其分泌，表现为利胆退黄作用；二是切断了粪胆素与粪胆原的肠肝循环，使粪胆素与粪胆原不能被吸收入血，直接通过大便排出体外。

简言之，大黄能够使"黄"通过大便排出体外。

3. 栀子

栀子，首载于《本经》"主五内邪气"，"五"为虚数，泛指多种邪气，而肝炎病毒感染出现毒血症，表现为发热、怕冷等，当属邪气。

《药性论》载栀子"解五种黄病"，《食疗本草》主"黄疸"，《本草新编》谓之"消五瘅黄病"，《本草思辨录》载其"善治心烦与黄疸耳"，可见本草古籍对于栀子治疗黄疸的记载比较丰富。

对于栀子利胆退黄的作用机理，古人认为是通过"利五淋……通小便"（《药性论》）实现的。药理研究认为，栀子具有利胆、保肝、抗感染等作用，这些作用机制都有利于黄疸的消退。

（1）利尿：现行教材认为栀子能够清热利湿，虽然现代药理研究没有报道栀子的利尿作用，但古人的应用能说明这一点。如《普济方》治小便不通，用"栀子仁二七枚，盐花少许，独颗蒜一枚，上捣烂，摊纸花上，贴脐，良久即通，或涂阴囊"；《丹溪心法》治热水肿，用"山栀子五钱，木香一钱半，白术二钱半，㕮咀，取急流顺水煎服"，治妇人子肿湿多，"山栀子炒用，一合，为末，米饮吞下，或丸服"。上述文献中的"血淋""小便不通""热水肿""妇人子肿湿多"，都以湿热内停为患，治以清热利湿，证实栀子具有清热利尿作用。《局方》八正散善于抗感染而利尿，以治疗泌尿系感染证属湿热淋者为长，方中含栀子，也取其清热利尿之功。

一部分胆红素进入大循环最后从肾经尿排出，这是胆红素的正常排泄。但肝炎患者的胆红素经肾脏排泄过多，而表现为尿黄，这是黄疸型肝炎的三黄（身黄、目黄、小便黄）之一。栀子具有明显的利尿作用，通过利小便而排泄体内过多的胆红素，这是其退黄作用的重要机制。

（2）利胆：药理研究发现，栀子煎剂及其所含的环烯醚萜苷均能够促进胆汁的分泌与排泄，这是治疗淤胆型肝炎的主要手段；此外，栀子还具有抗病毒、抗炎等作用，能够保护肝细胞免受肝炎病毒的攻击，这是治疗肝细胞性黄疸的主要手段。

综上所述，茵陈蒿的主要作用是保护肝细胞，促进胆汁的分泌与排泄，大黄的主要作用是促进胃肠道排出更多的胆红素，而栀子则通过利尿作用将血中的胆红素排出体外。所以，三药的作用机理各不相同，但相互配合，共同发挥清热利湿退黄作用。

（二）茵陈蒿汤的作用

茵陈蒿汤组方简单，仅有三味药物，这三味药决定了茵陈蒿汤的功效。中医认为茵陈能够清热利湿退黄，是治疗黄疸的要药，其性寒，尤适宜湿热黄疸；大黄苦寒，功善清热，能够清热攻下退黄，也是治疗湿热黄疸的常用药；栀子苦寒，能够通泻三焦之火，利湿退黄。三药合用，茵陈蒿汤善于治疗湿热黄疸，也就是阳黄。

根据茵陈、大黄、栀子的作用机理，我们分析茵陈蒿汤的作用机制可以从"源"与"流"来分析。

茵陈蒿不仅能够促进胆汁的分泌与排泄，而且能够保护肝细胞，使肝细胞保持相对完整，使胆汁的产生、分泌、排泄步入正常"轨道"，梳理了黄疸的"源头"。

大黄则是通过"通大便"作用，切断了粪胆素与粪胆原的肠肝循环，使胆红素顺着"肠道"这一途径排出体外，属于"流"的治理。

栀子则是通过"利尿"作用，使流入血循环的胆红素更加畅快地从"小便"排出体外，也属于"流"的治理。

古人没有仪器设备，不知道药理、药化，也没有孙悟空的"火眼金睛"，那是如何发明带有现代科学性配伍的茵陈蒿汤的呢？这样的谜，想解开它，恐怕很难。

（三）茵陈蒿汤的应用

茵陈蒿汤适用于湿热黄疸，相当于急性黄疸型肝炎、急性淤胆型肝炎，但并非所有的急性黄疸型肝炎与急性淤胆型肝炎都适合用茵陈蒿汤，还必须对证。

1. 急性黄疸型肝炎

"伤寒七八日，身黄如橘子色，小便不利，腹微满者，茵陈蒿汤主之。"（260）

西医对急性黄疸型肝炎已经研究的比较清楚，将其分为黄疸前期（前驱期）、黄疸期、恢复期。

所谓的黄疸前期指肝炎已经发作，但黄疸尚未出现，起病急，大多有怕冷、发热等，发热并不高，多在38℃左右，但全身症状比较明显，如乏力、食欲缺乏、厌油腻、恶心甚至呕吐，上腹部饱胀不适。此期一般持续5～7天。

随着尿色加深，进入黄疸期。此时患者在热退的同时，其他症状有所减轻，除了黄疸加重外，乏力、厌油等症状渐减，患者也感觉一天天的轻松。此期持续2～6周。

结合《伤寒论》原文来分析，急性黄疸型肝炎的初期表现为怕冷、发热等，这是"伤寒"的表现，黄疸前期一般持续5～7天，与《伤寒论》记载的"伤寒七八日"（260）基本吻合。七八天之后，患者出现"身黄如橘子色"，用茵陈来清热利湿退黄；"小便不利"，用栀子以清热利尿退黄；大便阻滞之便干、"腹微满"等，用大黄泄热通便。所以，茵陈蒿汤适用于急性黄疸型肝炎之黄疸期，而对于前驱期是不合适的。

由此也可以看出，《伤寒论》用药简单，紧扣主症。

2. 急性淤胆型肝炎

从原文来分析，茵陈蒿汤证的临床表现为"阳明病"。阳明病的外在表现是"身热，汗自出，不恶寒，反恶热也"（182），内在表现可能有便干、便秘等。"但头汗出，身无汗，剂颈而还，小便不利，渴饮水浆者"（236）用茵陈蒿汤。

此条的表现与急性淤胆型肝炎极为相似。

西医认为，急性淤胆型肝炎的特点是肝内胆汁淤积时间较久，黄疸较深，且不易消退，消化道症状较轻，患者常感右胁胀痛，乏力稍有，但口咽干燥明显，常大量饮水，而小便依然色黄且深，并且多有皮肤瘙痒及粪色变浅。与"小便不利，渴饮水浆"（236）何其相似。

"阳明病"之"身必发黄"，用茵陈蒿；"小便不利，渴饮水浆"用栀子；便干、便秘，用大黄。三药各司其职，共同发挥"清热利湿退黄"的"团队"作用。

（四）茵陈蒿汤的使用注意

1. 茵陈蒿汤的用量

茵陈蒿汤原方用量为茵陈蒿六两、栀子十四枚、大黄二两。从用量来分析，栀子十四枚，每枚栀子重 1.5g，十四枚大约重 20g，用量并不大。大黄用量为二两，与承气汤（承气汤用大黄四两）相比，用量也不大。但茵陈蒿的用量为六两，是大还是不大？

笔者认为很大，茵陈蒿质地疏松，体积很大，用量六两，恐怕一般的煎药锅盛不下，所以，必须用大锅，加大量的水，"以水一斗二升，先煮茵陈，减六升，内二味"，笔者认为在"内二味"之前落下了两个字"去滓"。如果不及时去掉经过煎煮的茵陈，那么体积庞大的茵陈就会把药液吸收掉，不利于后面两味药物的煎煮。

2. 三个"治黄方"

先看条文：

伤寒七八日，身黄如橘子色，小便不利，腹微满者，茵陈蒿汤主之。（260）

伤寒，身黄，发热，栀子柏皮汤主之。（261）

伤寒，瘀热在里，身必黄，麻黄连轺赤小豆汤主之。（262）

《伤寒论》把这三条列在一起并举，而且均冠以"伤寒"二字，实际上是指感染型肝炎。

前面已经论述，茵陈蒿汤适用于急性黄疸型肝炎之黄疸期，兹不重述。但需要指出的是，之所以把茵陈蒿汤写在这三方之首，是因为茵陈蒿汤治疗的黄疸病情最重，它也是最重要、最常用的处方。

栀子柏皮汤的组成为栀子、黄柏、甘草，里面有甘草而没有大黄，更没有茵陈，所以即使栀子柏皮汤的主治证中出现黄疸，症状也不重，尚未出现"腹微满"，本方的使用期限也很短，仅有一二日可用，这"一二日"是在急性黄疸型肝炎的黄疸前期与黄疸期之间，至于该叫什么期，西医未界定。

前面也说过，急性黄疸型肝炎分为三期，其中，黄疸前期是不会出现黄疸的，所以不需要退黄，但是随着病情的进展，一定会出现黄疸，此为"身必黄"，而麻黄连轺赤小豆汤没有退黄的作用，仅适用于急性黄疸型肝炎黄疸前期。现在一般用于治疗过敏性皮炎、皮肤瘙痒等，而且荨麻疹可见于黄疸前期，患者体内的胆红素升高会出现皮肤瘙痒。

综上所述，麻黄连轺赤小豆汤适用于急性黄疸型肝炎的前驱期，茵陈蒿汤适用于黄疸期，而栀子柏皮汤适用于这两期之间短短的"一二日"。这是笔者对这三个"治黄方"的认识。

（五）医案举例

目前，全国各地市均已成立传染病医院，所收治的患者有一半以上为肝炎。传染病的西医防治不仅为中国大众所接受，面对急性肝炎患者，中医从业者也纷纷给予转诊。所以，现在急性肝炎而就诊中医者，可谓凤毛麟角。兹摘取1957年的医案一则。

袁某，男，23岁，已婚。因黄疸8天而入院。患者于入院前12天开始畏寒发热，伴有上呼吸道感染，疲乏，食欲不振。曾在联合诊所服消化药片，无任何进步。4天后热退，巩膜及皮肤随即出现黄疸，小便深黄，乃入院求治。

体检：神志清楚，发育营养中等，体温 36.5℃，脉搏 72 次 / 分，呼吸 20 次 / 分，血压 110/60mmHg；巩膜及皮肤有轻度黄染，心肺未见异常，腹软、无压痛，肝脾未触及。

患者于入院后第 2 天开始服茵陈蒿汤，每日 1 剂。服药 1 周后黄疸显著减退，一般情况亦见进步，黄疸指数降至 8 单位，胆红素 0.8 毫克 %，马尿酸试验 3.1g。服药第 3 周末，临床上黄疸已不可见，黄疸指数 10 单位，胆红素 0.5 毫克 %，马尿酸试验 3.16g，胆红素指标亦有改善。患者情况良好，食欲增加，于住院第 25 天出院。

［本案引自黄伟康，巢亚丰.茵陈蒿汤加减治疗传染性肝炎 20 例初步观察.上海中医药杂志，1957；（8）：19-24.］

笔者按：这篇文章的原文比较长，所包含的内容较为丰富。原文中提道"20 例中主要症状与体征，以发热、黄疸、食欲不振、疲乏、上腹不适、小便深黄、肝脏肿大及压痛等为最多，余为寒意、头痛、上腹痛、恶心、呕吐、皮痒等"。其中"寒意、头痛……皮痒"等属于"伤寒"的范畴，所以茵陈蒿汤、栀子柏皮汤、麻黄连轺赤小豆汤均冠以"伤寒"。但此处的"伤寒"绝对不是上呼吸道感染，因上呼吸道感染必伴有卡他症状，而肝炎患者不会伴有卡他症状。

原文还提到"平均黄疸持续天数为 18 天"，与《金匮要略》之"黄疸之病，当以十八日为期，治之十日以上瘥，反极难治"相符，也就是说超过 18 天黄疸还不退者，属于难治性黄疸，与原文"重症及疗养不当者，可持续 3 ～ 6 个月"相符。

五、抵当汤

【原文】

1. 太阳病六七日，表证仍在，脉微而沉，反不结胸，其人发狂者，以热在下焦，少腹当硬满，小便自利者，下血乃愈。所以然者，以太阳随经，瘀热在里故也。抵当汤主之。（124）

2. 太阳病身黄，脉沉结，少腹硬，小便不利者，为无血也。小便自利，其人如狂者，血证谛也，抵当汤主之。（125）

3. 阳明证，其人喜忘者，必有蓄血。所以然者，本有久瘀血，故令喜忘，屎虽硬，大便反易，其色必黑者，宜抵当汤下之。（237）

【组成】

水蛭（熬），虻虫（去翅足，熬）各三十个，桃仁二十个（去皮尖），大黄三两（酒洗）。

【用法】

上四味，以水五升，煮取三升，去滓。温服一升。不下，更服。

（一）抵当汤中各药的作用

1. 水蛭

水蛭，俗称蚂蝗，为水生软体动物，以吸人畜血液为生，故又称吸血蚂蝗。人们发现水蛭吸血后造成的伤口往往渗血不止，故认为水蛭具有活血化瘀作用，这可能是我国古人对水蛭活血作用的最早认识。

研究发现，水蛭素是存在于活水蛭唾液中的一种抗凝物质，而且含量极微，在干燥时已经破坏，所以，水蛭素不应该是水蛭的有效成分。但水蛭煎服具有较强的活血作用，这是不可否认的事实。

水蛭于每年 9 到 10 月进行捕捉。利用水蛭吸血的特点，用一个丝瓜络蘸上猪血、鸡血等动物血，晾干后放入水中可进行诱捕，2～3 小时后将丝瓜络轻轻提出，可见丝瓜络上已经布满大大小小的水蛭，抖下水蛭，拣大去小。如此反复多次即可将水中大部分成年水蛭捕尽，此法简单可靠易行。

水蛭首载于《本经》："主逐恶血，瘀血，月闭，破血瘕积聚，无子，利水道。""主逐恶血，瘀血，月闭，破血瘕积聚"都是活血作用的描述或应用；血瘀致月经失调或闭经，则"无子"；水蛭的活血作用能够"利水道"而利小便，这也是其活血作用的具体运用。《名医别录》谓本品能够"堕胎"，只因水蛭活血力强，所以能堕胎，故孕妇忌用。《药性论》言其"主破女子月候不通，欲成血劳癥块，能治血积聚"，皆取其活血之功。

中医认为，水蛭活血力强，称为破血。药理研究认为，水蛭饮片主要含蛋白质、抗血栓素等。对于尚未形成凝血者，水蛭具有抗血小板聚集、抗血栓形成与抗凝作用；对于已经形成的血栓，水蛭则具有溶解作用。可见，药理研究也支持水蛭的活血作用。

2. 虻虫

虻虫始载于《本经》，原名蜚虻，具有"主逐瘀血，破下血积，坚痞，癥瘕寒热，通利血脉及九窍"等作用。虽然《本经》用了大篇幅的文字来描述，但关键只有两个字即"活血"。

《本草经集注》记载："此即今啖牛马血者，伺其腹满，掩取干之，方家皆呼为虻虫矣。"因吸牛马血者，只有雌虫，所以入药者是雌虫的虫体。

《名医别录》谓："主女子月水不通，积聚，除贼血在胸腹五脏者及喉痹结塞。"《日华子本草》谓之"破癥结，消积脓，堕胎"。此二书所记载的功效也是只与其活血作用有关。虻虫的活血作用较强，被称为"破血"。《本草从新》载："攻血遍行经络，堕胎只在须臾，非气足之人，实有畜血者，勿轻与。"对虻虫的禁忌证进行了具体论述。

药理研究表明，虻虫可能通过降低血液的"黏、浓、凝、聚"，而发挥活血、逐瘀、破积、通经等作用。

3. 桃仁

在植物类药物中，桃仁算得上是活血作用较强的药物，广泛用于各种血瘀证。具体作用可参考桂枝茯苓丸之"桃仁"条。

4. 大黄

大黄具有较强的活血作用，具体可参考大黄。但在此可作一简短重述，其活血机理有二：一是大黄酸、大黄素属于游离型的苷元，容易被人体吸收，发挥抗血小板聚集作用，这是其直接的活血作用；二是大黄所含的泻下成分影响肠道对营养物质的吸收，尤其影响对脂肪的吸收，从而能够降低血液黏稠度，间接地表现为"活血"作用。

（二）抵当汤的作用

抵当汤由四味药物组成，即水蛭、虻虫、桃仁、大黄，这四药均具有较强的活血作用，称之为"破血"，这些不必细说。

从基源来分析，水蛭在"水"中游，虻虫在"空"中飞，桃仁与大黄均为"陆"上植物，不过桃仁生长在树上，大黄生长于地下，四者的生长或生存方式各不相同。虽然它们的来源不同，但都是为了一个共同目的，即消除瘀血。

从药理研究来分析，抵当汤可以从多靶点、多方位抑制血小板的活性与聚集，抑制纤维蛋白原活性，防止血栓形成；而对于已经形成的血栓，抵当汤能够消除之，可实现血管的再通。

（三）抵当汤的应用

研究抵当汤的应用，要结合《伤寒论》原文来分析，原文主治"其人发狂""其人如狂""其人喜忘"等精神疾病，如精神分裂症、躁狂症以及健忘、失忆等。无论是前者，还是后者，无论治疗正确与否，都可发展成阿尔茨海默病（即老年痴呆），《伤寒论》也总结出了发病原因，即"以太阳随经，瘀热在里故也""血证谛也""本有久瘀血"，为血瘀阻滞所致。结合西医的认识，抵当汤证属于血栓性疾病。而血栓性疾病的范围非常广，分述之。

1. 脑血栓

西医认为，血栓或微血栓阻滞血管，大脑缺血缺氧，久之则影响大脑的感觉功能、记忆功能、语言功能、情绪功能、运动功能等。影响大脑的情绪功能，会出现狂躁不安、焦虑等，即"其人发狂"；影响大脑的记忆功能，会出现记忆力下降，乃至失忆等，即"其人喜忘"；影响大脑的运动功能，会出现偏瘫、失语、口眼㖞斜等。

2. 冠心病

冠心病发生的关键因素是动脉硬化、血栓形成、堵塞血管，或者血管痉挛，心肌缺血、缺氧，最终导致心肌的广泛缺血性坏死。冠心病发作时可有典型的胸痛，多因体力活动、情绪激动、饮食过饱等诱发，胸骨中上部突发性心前区疼痛，多为发作性绞痛、压榨痛、窒息痛，也可表现为憋闷痛。还可伴有恐慌、汗出、乏力、睡眠不佳等表现。

3. 前列腺增生

前列腺增生一般多发生于老年男性，但是近年来，患前列腺增生的年轻人日益增多，可能与不洁性生活及过度手淫有关，长期的慢性刺激使前列腺逐渐肥大。所以，老年人出现前列腺增生是一种正常现象，但年轻人出现则属于异常。

前列腺增生的患者 B 超可见前列腺增大，尿频、夜尿增多、尿频为早期症状。随着病情的进展，患者会逐渐出现尿等待、排尿无力、尿流变细、排尿困难、间断排尿、尿分叉等，也可出现排尿不尽、尿后滴沥等。同时伴有会阴部潮湿、性生活无力、精神萎靡、体倦乏力等。

增生可致组织致密，影响血液循环，进一步加重增生。而前列腺增生的一个典型特征为会阴部潮湿，这是湿邪停聚的一个标志，治疗应以利湿为主。但考虑到增生会影响到血液循环，所以在利湿的同时，辅以活血化瘀，也常常收到良效。

4. 子宫腺肌病

子宫腺肌病为子宫内膜弥漫性、全方位侵入整个子宫肌壁层所形成的以子宫异常增大为特征的疾病。其临床表现复杂多样，痛经为最常见症状，属于继发性痛经，系经期异位内膜水肿、出血，刺激肌壁痉挛性收缩所致；月经过多也较为常见，常淋漓不止，或夹有血块，若流血日久，可见贫血；其他的常见症状还有小便短频、大便次数多等，皆系增大的子宫对膀胱、直肠的压迫所致。

肿大的子宫压迫组织，致使组织充血、水肿，进一步影响到血液循环，所以活血化瘀法治疗子宫腺肌病具有病理依据。

5. 血栓性静脉炎

血栓性静脉炎指静脉腔内发生的炎症，往往伴有血栓形成，是一种较为常见的周围血管性疾病。静脉管壁损伤是血栓性静脉炎的首发因素，而血流滞缓和血液高凝状态则是血栓性静脉炎的继发因素。

血流滞缓和血液高凝状态易形成静脉血栓，血栓一旦形成，会进一步影响血液循环，甚至阻滞血液流动。

血栓性静脉炎主要分为浅、深静脉炎两种。

浅层静脉炎：多发于四肢的浅表静脉，沿浅静脉出现硬条索状肿痛，局部压痛明显，可伴红肿、灼热等急性炎症反应。随着急性症状逐渐减退，局部表现为皮肤呈硬线条状粘连，或有条索状灰褐色素沉着，这是血栓形成的标志。

深部静脉炎：好发于下肢的小腿、股髂静脉，前者表现以小腿肿胀为主，后者表现为大腿肿胀明显。患肢肿胀呈筒状，伴疼痛，行走则加剧，由于缺血、缺氧而皮肤色浅，呈灰紫色，浅静脉扩张较为明显。少数可转为患肢浅静脉曲张、血栓性浅静脉周围炎、淤血性下肢溃疡或伴感染，病情较重。

上述的各种疾病，都可能与瘀血有关，也可能与气滞或湿停有关。若给予抵当汤治疗，则须辨证为血瘀证，这是中医选方用药的前提。

（四）抵当汤的使用注意

1. 水蛭生用还是炙用

《伤寒论》认为水蛭应当"熬"，即"炒"的意思。

现代加工水蛭的方法：将水蛭洗净后，用开水烫死，晒干或低温干燥后即可使用。这种方法，与《伤寒论》之"熬"制基本相当。

目前临床上水蛭还是以炙用为主。

2. 虻虫难得，何药代之

虻虫，多数药房不备，笔者多代之以土鳖虫。能否取得相同的疗效，还有待于进一步的临床观察。从目前的临床代用来看，效果尚可，但是也不能明确是否是水蛭、桃仁、大黄等药所起的作用。

土鳖虫，又名䗪虫，《本经》原名地鳖："主心腹寒热洗洗，血积癥瘕，破坚，下血闭。"《药性论》谓之"治月水不通，破留血积聚"，《本草通玄》以之"破一切血积，跌打重伤，接骨"。以上本草古籍的记载都说明土鳖虫具有较强的活血作用，《金匮要略》之大黄䗪虫丸能够缓中补虚，渐消癥块，䗪虫在该方中的作用就是活血化瘀。

药理研究发现，土鳖虫具有较强的抗凝血作用。所以，临床不备虻虫时，可以䗪虫代之。

（五）医案举例

许多中医不敢用药性峻猛的中药，即便应用，也是小心翼翼，如履薄冰，甚至有的中药店也不再售卖虻虫等破血药。但抵当汤确能治疗沉疴顽疾。

宋某，女，18岁，于1970年8月患癫狂，目光异常，时而若有所思，时而若有所见，时而模仿戏剧人物，独自动作吟唱。入夜尤剧，妄言躁狂欲走。中西医多方治疗未效。病至半月，势渐重笃，卧床不起，饮食不进有数日。衣老诊视，脉之，六部数疾，尺滑有力；按之，少腹上及脐旁坚硬急结。询其经事，家人回答初得病时正值经期。大便周余未解，小溲尚通。舌黯红干燥。乃曰："王氏《脉经》说'尺脉滑，血气实，妇人经水不利……宜……下去经血'。脉证合参，属瘀热发狂，急宜泄热破瘀。"疏抵当汤：桃仁 25g，大黄 10g，水蛭 10g，虻虫 10g。适缺虻虫，嘱先服下看。翌日诊视，药后大便得通，证无进退。曰："证属瘀热发狂无疑，抵当何以不效？殆缺虻虫之故。"仍用前方，亟令觅得虻虫。时值夏月，家人乃自捕虻虫二十余枚合药。服后三时许，果从前阴下瘀血紫黑，夹有血丝血块，大便亦解胶黑之屎。令以冰糖水饮之，沉沉睡去，嘱勿扰唤。翌晨，神清索食，唯觉困乏。疏方生地、白薇、丹参、莲心、荷叶、琥珀调之，竟愈。愈后询之，自言先因郁怒，经期复受惊恐，遂血阻不行，继乃发病。现已婚生子，未再复发。

[本案引自黄晓晔，王淑卿，衣正安.久泻、急痧及瘀血发狂等症治验.上海中医药杂志，1980，26（3）：17.]

第六章　干姜类方

第一节　干姜

一、概说

　　干姜为姜科植物姜的干燥根茎，含姜辣素，具有明显的辛辣刺激感。食用生姜或干姜后，从口腔到食管再到胃脘部会有不同程度的温热感，中医称之为"温热"之性。本品首载于《本经》："主胸满，咳逆上气，温中，止血，出汗，逐风湿痹，肠澼下利，生者尤良。久服去臭气，通神明。"干姜主产于四川、云南等地，四川犍为产者最佳，味辣、粉性足，称为"犍干姜"，为道地药材。

二、作用

　　干姜味辛，性热，归脾、胃、肺经，具有温中回阳、温肺化饮之功，主要用于脾胃虚寒证、亡阳证以及寒饮伏肺证等。下面结合药理研究，谈谈干姜的作用。

（一）止泻

　　《本经》载干姜"味辛、温"，能"温中"，并治疗"肠澼下利"，《名医别录》用之"治寒冷腹痛，中恶，霍乱，胀满"，《药性论》谓之"主温中，霍乱不止，腹痛，消胀满冷痢"，《医学入门》谓炮姜主"下痢肠澼，久疟，霍乱，心腹冷痛胀满"，以上文献均说明干姜以"温"为要，疗"冷"证，能够治疗中焦虚寒所致的腹泻，具体表现为"下利""寒冷腹痛""霍乱"等。

　　《伤寒论》第29条载甘草干姜汤，主治"烦躁吐逆"，《金匮要略》亦载甘草干姜汤，主治"肺痿吐涎沫而不咳者，其人不渴，必遗尿，小便数，所以然者，以上虚不能制下故也。此为肺中冷，必眩，多涎唾"。《金匮要略》所载甘草干姜汤的药物组成、煎服法等与《伤寒论》所载基本相同，唯《伤寒论》用干姜，而《金匮要略》用炮干姜。

结合两条原文不难看出，甘草干姜汤的主治要点包括"吐逆""吐涎沫""不渴，必遗尿，小便数""必眩，多涎唾"等，都为虚寒所致，因干姜能够温中祛寒。

《金匮要略》明确提出"上虚不能制下"是虚寒证的根本发病机制，分泌物增多是以上病证（吐逆、吐涎沫、遗尿、小便数、多涎唾等）的共同特征。虽然言"肺中冷"，但发病部位主要见于消化道，如口腔分泌物增多则见"吐逆""吐涎沫""不渴"；胃分泌物增多则见"吐逆"泛酸、嘈杂、胃脘不适等；大肠、小肠的分泌物增多则见慢性腹泻、肠鸣等。"小便数""遗尿"的发病机制是"肺中冷""上虚不能制下"，但也可以理解为泌尿系统的分泌物增多。

所以，笔者大胆推测干姜有类似于"抑制胃酸分泌药"的作用。

抑制胃酸分泌药主要包括 H_2 受体阻断药、H^+-K^+-ATP 酶抑制药、M胆碱受体阻断药及胃泌素阻断药等。其中，H_2 受体阻断药有西咪替丁，西咪替丁能够抑制胃酸分泌过多，减少胃液分泌，能够治疗胃溃疡，而西咪替丁的副作用是便干、便秘。H^+-K^+-ATP 酶抑制药是目前世界上应用最广的抑制胃酸分泌的药物，代表药为奥美拉唑，它能够直接抑制 H^+-K^+-ATP 酶，是最直接最有效的抑制胃酸分泌的一类药物，但有少量副作用，如便秘。

可见，这些抑制胃酸分泌药的机理与干姜温中止泻的作用机理极为相似，既能够制酸，又能够止泻。

关于甘草干姜汤有一点需要说明，方中干姜用二两，而甘草用四两，与一般方剂相比，方中甘草的量可谓独大，与传统意义上的"调和诸药"的身份甚不相符，那么它起什么作用？肾上腺激素分为糖皮质激素与盐皮质激素。现代药理研究认为，甘草含有皮质激素样作用。糖皮质激素样作用能够抗菌、抑制炎症，抑制肠腔内细菌的滋生，减少胃肠道刺激，间接达到肠腔分泌减少的作用；盐皮质激素样作用能够维持体内水和电解质的平衡而呈现抗利尿作用。中医临床也发现，长期大剂量服用甘草制剂会引起水肿，皆因其抗利尿作用所为，而且还可能导致消化液分泌减少。所以，《伤寒论》用甘草至四两，绝不是随心所欲的，这里甘草起到了协助干姜止泻的作用。

干姜止泻的作用体现在多个经方当中，如甘草干姜汤加人参、白术而成人参汤，也叫理中丸，主治上吐下泻之"霍乱"；人参汤的基础上再加一味桂枝而成桂枝人参汤，主治"利下不止"。临床使用它们的共同症状是腹泻肠鸣、脘腹冷痛、遇寒则泻等。

主治"少阴病，下利，便脓血者"之桃花汤，由赤石脂、干姜、粳米三药组成，固然赤石脂有止泻作用，但干姜的止泻作用也不容忽视。真武汤方后注有"若下利者，去芍药，加干姜二两"，这是干姜能够止泻的直接证据。

乌梅丸"亦主久利"，其中干姜能够疗"肠澼下利"（《本经》）。

栀子干姜汤主治"伤寒，医以丸药大下之，身热不去，微烦者"，虽然条文没有明确栀子干姜汤证有腹泻，但"医以丸药大下之"已蕴含这一症状，而干姜能够治疗虚寒性腹泻，这一点已经非常明确。

《政和本草》引孙真人方："治水泻无度，干姜末，粥饮调一钱服，立效。"这是干姜止泻的直接应用。

（二）化痰止咳

痰与饮，合称为痰饮，其质稀者为饮，稠者为痰。但临床上常常不分。《本经》记载干姜"主胸满，咳逆上气"，《名医别录》言其"止唾血"，《日华子本草》言其"消痰下气"，《金匮要略》用甘草干姜汤治"肺痿吐涎沫而不咳"。现行教材认为干姜能够温肺化饮，治疗寒饮咳嗽。寒饮咳嗽的特点是咯痰、色白而质稀。中医认为，痰饮质稠者为痰，质稀者为饮。干姜所化之饮，其质地一定清稀，也就是呼吸道的分泌物增多。

呼吸道分泌物增加到一定程度，堵塞气道，影响到肺的气体交换，患者会感到胸闷，如慢性支气管炎患者不仅吐痰量多，而且胸闷如窒。因干姜能够清除之，故《本经》将胸闷列为干姜的第一主治。《本经》只观察到干姜"主胸满，咳逆上气"，还没有认识到干姜具有化痰作用。现代药理实验也尚未证实干姜的化痰作用。痰对气管刺激而产生咳嗽，干姜能够化痰，间接达到止咳作用。

结合上文，干姜不仅能够抑制消化道腺体的分泌，也能够减少呼吸道腺体的分泌，而表现为化痰止咳作用，临床上常配伍细辛、五味子、半夏等，即

"祛痰四大金刚"，常用方如小青龙汤、射干麻黄汤等。

鼻腔为呼吸器官，鼻腔分泌物增多，这是"肺中冷"的表现，也是使用干姜的证据，如过敏性鼻炎表现为鼻涕如注、质稀如水者，大多使用小青龙汤有效。《备急千金要方》治鼻衄（即过敏性鼻炎）用"干姜末，蜜和，塞鼻中，吹亦佳"，说明单用干姜治疗过敏性鼻炎有效。药理推测，干姜能够抑制呼吸道及鼻腔黏膜中组胺的释放，加强血管收缩，减轻黏膜水肿，从而减少气管、支气管分泌，减少"痰"的产生，表现出"温肺化饮"作用，类似于 H1 受体阻断药。

（三）止呕

《备急千金要方》云："凡呕吐者多食生姜，此是呕家圣药。"李东垣也说："生姜，呕家之圣药也。"可以看到生姜具有良好的止呕作用得到很多医家认可。现行教材未载干姜能够止呕，历代医家也很少提干姜的止呕作用，而笔者认为，既然干姜由生姜去皮后晒干或炕干而成，如同鲜地黄与生地黄的作用，二者在功效上应该没有本质的差别。干姜虽已晒干，但是其姜辣素仍然存在，故其药理作用应该没有很大的变化。所以，生姜可用于各种呕吐，干姜同样能够止呕。李东垣说："主伤寒头痛鼻塞，咳逆上气，止呕吐，治痰咳嗽，生与干同治。"我的老师黄煌教授临证时多以干姜代生姜，效果也不错。

中医之霍乱表现为上吐下泻，《名医别录》及《药性论》均谓干姜主"霍乱"，与干姜止泻作用有关，但干姜的止呕作用也不可小觑。《日华子本草》载干姜"治转筋吐泻"，虽然直接言明干姜具有止呕作用，但能够治疗"反胃干呕"这是干姜止呕作用的直接证据。

那么干姜的止呕机理是什么？

首先来看呕吐的机制。呕吐分为中枢性呕吐与周围性呕吐，不管是何种呕吐，必然伴随胃肠道平滑肌的强烈收缩，将胃内容物通过口腔排出。中枢性呕吐呈喷射状，而且呕吐前一般无恶心，多见于中枢神经系统病变如脑出血、颅内肿瘤等；周围性呕吐往往先恶心不止，而后呕吐，多见于消化系统病变，如急性胃肠炎、食物中毒、急性胰腺炎等。

中枢性呕吐的治疗，应当找出原发病灶。在找出原发病灶的基础上，降低颅内压是治疗的关键，临床上往往应用脱水剂如 20% 甘露醇静脉滴注，在短时间可降低颅内压。而干姜既无脱水之功，也不能降低颅内压，所以，中枢性呕吐不是干姜的适应证。

如此推测，干姜的适应证是周围性呕吐，如急性与慢性胃肠炎、各种胆囊炎、胰腺炎等所致的呕吐，干姜是治疗上述疾病的常用药。

从理论上来分析，干姜所含的挥发油如姜烯、姜辣素等进入胃肠道后，对胃肠道产生刺激作用而促进腺体的分泌。而实际恰恰相反，干姜所含挥发油不仅不能使腺体的分泌增加，反而抑制其分泌。正常人服用一定的干姜后会感到口干舌燥，甚至大便秘结，这就是明证。

从理论上讲，干姜所含挥发油能够刺激胃肠黏膜而促进胃肠道平滑肌的收缩，实际上它不仅不能促进胃肠道平滑肌的收缩，反而能够舒缓胃肠道平滑肌的痉挛而起止呕作用，因为只有胃肠道平滑肌的强烈收缩才能产生呕吐，笔者推测干姜止呕的机理是阻断了胃肠道平滑肌的 M 受体。

干姜的止呕作用在《金匮要略》中有记载，如半夏干姜散主治"干呕，吐逆，吐涎沫"，干姜人参半夏丸主治"妊娠呕吐不止"。以上诸方都配伍半夏，可以看出二者配伍的止呕作用也非常确切。

三、用量

从《伤寒杂病论》用干姜来分析，甘姜苓术汤、大建中汤用干姜的量最大，用量均为四两，也就是 60g，说明四两的干姜还是比较安全的。

再者，生姜、干姜为药食两用之品，为厨房中的常用调味品，而且无毒，大剂量使用比较安全。

只不过，有的人天生不喜欢姜辣味，这些人不在少数。

四、使用注意

（一）干姜无回阳作用

现行中药学教材认为干姜具有回阳之功，自《中国药典》1963 年版即载干姜能够"回阳通脉"，至今 2020 年版药典，共 10 部药典均认为干姜能够回阳。

《伤寒论》之四逆汤由附子、干姜、甘草组成，大具回阳救逆之功，从未有人怀疑过附子的回阳作用，因为附子具有强大的强心作用，能够挽回机体即将丢失的阳气，此之谓回阳。因方中配伍了干姜，所以有些古人乃至现代学者认为干姜与附子产生协同作用，从而"认定"了干姜也具有回阳之功。如《本经逢原》言："四逆汤用之（干姜），以其回阳也。"《本草求真》言："干姜，大热无毒，守而不走，凡胃中虚冷，元阳欲绝，合以附子同投，则能回阳立效，故书有附子无姜不热之句，仲景四逆、白通、姜附汤皆用之。"可见，干姜回阳之说，古已有之。

附子单煎，服用后没有辛辣刺激感；而服用干姜则具有明显的辛辣刺激温热作用，所以古人认为"附子无姜不热"来自患者服用后的感受。

但认为干姜具有回阳作用则是错误的，因为回阳的基础是强心。

请问：附子单用能够强心，单用干姜能强心吗？显然不能。

请问：附子单用即能回阳，单用干姜能回阳吗？显然不能。

那干姜在四逆汤中的作用究竟是什么？请看后面的"四逆汤"条。

（二）附子回阳时为什么配伍干姜，而不配伍桂枝

《伤寒论》第255条之四逆汤主"下利清谷"，388条之四逆汤主"吐利"，389条之四逆汤主"既吐且利……下利清谷"，314条之白通汤主"下利"，315条之白通加猪胆汁汤主"下利，脉微"，317条通脉四逆汤主"下利清谷"，385条之四逆加人参汤主"恶寒，脉微而复利"。

对上以内容进行总结分析，诸方都是附子类方，都配伍干姜，这是配伍特点，此为其一；其二，所治之症都含"利"或"下利"，由此分析，古代的亡阳证，大多是疾病后期过度下利所致的。

脉微或沉微或微细，四逆厥冷，是附子证；而下利则是干姜证。附子的作用是回阳（即强心），而干姜的作用则是温里（即止泻）。二者所发挥的作用不同，不可同日而语。

桂枝的主要作用是活血通脉，而不能止泻。

由于配伍目的不同，所以，附子回阳时可以配伍干姜，而不配伍桂枝。

第二节 类方

以干姜为主组成的经方即为干姜类方，如理中丸、甘草干姜茯苓白术汤、甘草干姜汤、干姜附子汤、干姜黄芩黄连人参汤等。其中，我们要讨论的经方有理中丸和大建中汤等。

一、理中丸

【原文】

1.霍乱，头痛，发热，身疼痛，热多欲饮水者，五苓散主之。寒多不用水者，理中丸主之。（386）

2.大病瘥后，喜唾，久不了了，胸上有寒，当以丸药温之，宜理中丸。（396）

【组成】

人参、干姜、甘草（炙）、白术各三两。

【用法】

上四味，捣筛，蜜和为丸，如鸡子黄许大。以沸汤数合，和一丸，研碎，温服之，日三四、夜二服。腹中未热，益至三四丸，然不及汤。

汤法：以四物依两数切，用水八升，煮取三升，去滓，温服一升，日三服。若脐上筑者，肾气动也，去术加桂四两。吐多者，去术加生姜三两，下多者还用术。悸者，加茯苓二两。渴欲得水者，加术，足前成四两半。腹中痛者，加人参，足前成四两半。寒者，加干姜，足前成四两半。腹满者，去术，加附子一枚。服汤后，如食顷，饮热粥一升许，微自温，勿发揭衣被。

（一）理中丸中各药的作用

1.人参

人参首载于《本经》："主补五脏，安精神，定魂魄，止惊悸，除邪气，明目，开心益智。"原文描述人参具有扶助正气、"补五脏"的作用。理中丸中人参除了能够直接增强机体的各项功能，还能通过强壮脾胃而增强消化功能。

《名医别录》谓人参"疗肠胃中冷……霍乱吐逆，调中"，《药性论》载人参"主五脏气不足……吐逆不下食，止霍乱……呕逆……保中……冷气逆上，伤寒不下食"，《海药本草》谓之能"消食，益气……止呕逆"，《日华子本草》言之能"调中治气，消食开胃"，《珍珠囊》以之"补胃气"，《医学启源》以之"治脾肺阳气不足……补中缓中"。以上论述，都与脾胃有关，都说明人参能够健补脾胃。

《本草蒙筌》谓人参能"滋补元阳"，《本草纲目》以之"治男妇一切虚证"，而《本草从新》谓之"大补元气"，以上本草书籍虽然没有论述人参对脾胃的调补作用，但"滋补元阳""一切虚证""大补元气"等都是对人参治疗脾胃虚弱证的有力支持。

人参能够增强消化能力，也能够增强吸收能力，服之日久则能使人长"肉"，这是人参的同化作用。从《伤寒论》的应用来看，人参一般用于汗、吐、下之后，此刻患者形体消瘦，急需要补气生津，以恢复身体的功能。

黄煌教授也持这样的观点，他在《张仲景50味药证》中对"人参体质"进行了总结：人参多用于消瘦或枯瘦之人。瘦人腹肌本偏紧张，又兼心下部疼痛不适；瘦人本不干渴，而反见烦渴、舌面干燥；瘦人的脉搏本应浮大，而反沉伏微弱者，当考虑人参证。其人不仅肌肉萎缩，而且肤色干枯、缺乏弹性，没有健康人的红光。若是肥胖体型，舌体大而舌苔厚腻、面色红润或晦暗或腻滞者，虽有心下痞硬、口干渴、脉沉迟者，亦非人参证。

需要强调的是，人参体质是"消瘦或枯瘦之人""其人不仅肌肉萎缩，而且肤色干枯而缺乏弹性"，均说明患者经历过大病、久病（尤其是肿瘤患者经过手术、放疗、化疗等）之后，出现胃肠道消化功能下降、吸收功能不佳的危症。

2. 干姜

干姜在本方中的作用可参考"干姜"之"止泻"条，主要用于虚寒性腹泻。

干姜、黄连虽然都能止泻，但其机理不同，干姜可治疗虚寒性腹泻，而黄连主要用于湿热泻利。虚寒性腹泻的特点是发病较缓，常呈慢性化而病程较长，大便溏薄，便泻次数较少，兼见面色萎黄或萎白，体倦乏力，舌质淡苔薄白，脉细弱等一派虚寒之象；而湿热泻利的特点是泄泻不爽，常有里急后重感，或急迫，或呈慢性化，大便黄褐而黏，气味臭秽，肛门灼热，伴口渴、心烦、尿赤等一派湿热之象。

3. 甘草

虚寒性腹泻，也叫脾胃阳虚之腹泻，脾胃阳虚的前提是气虚，所以治疗虚寒性腹泻除了温阳（如干姜）以外，必须以大队补气药为基础，如人参、甘草、白术等。所以，补虚是甘草在本方中的重要作用。

《本经》载甘草能够"坚筋骨，长肌肉，倍力"，这是对甘草补益作用的最早记录。《药性论》谓之"补益五脏"，《日华子本草》谓之"补五劳七伤，一切虚损……益精养气，壮筋骨"，都是对甘草补益作用的较好发挥。

（1）长"肉"：甘草具有糖皮质激素样作用，能使人体重增加，即长"肉"，这是甘草对机体补益而"长肌肉"的直接证据。

（2）增强免疫：药理研究发现，甘草的不同成分对机体的免疫作用不同，有的表现为增强，有的表现为抑制，这种双向的调节作用，是对甘草"甘缓""调和"作用的最好阐释。那么，甘草进入机体后发挥什么样的作用，取决于患者所处的状态。如免疫低下者，可用炙甘草以增强免疫；免疫亢进者，可用生甘草以抑制免疫。正如《用药心法》所说："热药用之缓其热，寒药用之缓其寒。"这是对甘草调和作用之论述，而甘草在本方中的作用就是增强免疫。

4. 白术

中医认为，白术是健脾要药，其主要作用是补气健脾，还能燥湿止泻。

（1）增强消化：《本经》载白术能够"消食，作煎饵久服，轻身延年不饥"，对于白术能增强消化功能做了最早论述。《名医别录》谓之"暖胃，消谷，嗜食"，《药性论》以之"破消宿食，开胃"，《日华子本草》谓之"长肌"，《医学启源》认为其能"强脾胃，进饮食"，《汤液本草》用之"补胃和中"。以上本草古籍均认为白术能够健脾消食。

现今临床上治疗脾胃气虚的常用方均含白术，如四君子汤、补中益气汤、参苓白术丸等。

由于技术手段的原因，虽然药理研究还不能证实白术能够增强消化、吸收功能，但增强对蛋白质、脂肪、糖类等三大营养物质的消化吸收是不可否认的事实。

（2）止泻：白术的止泻作用在古籍当中也有论述。如《药性论》谓之

"止下泄……吐泻不住及胃气虚冷痢"，《本草求原》对其止泻作用进行了发挥："止虚泻，同白芍、玉蔻（即白豆蔻）；滑泻同苓、淮、参、糯米；久泻，同半夏、丁香，姜汁糊丸；暑湿泻，同车前……"一般认为，土炒白术偏于止泻，现在多用麸炒白术。

古籍当中对于白术的利水作用有较多的记载，如《药性论》用之"治水肿胀满"，《新修本草》及《日华子本草》均谓之"利小便"，《本草衍义补遗》述"除湿之功为胜"，这些都是对白术祛湿作用的描述。车前子利水，可用于泄泻；而白术利水，也可以治疗腹泻，尤其是慢性脾虚腹泻。

（二）理中丸的作用

《伤寒论》第159条指出"理中者，理中焦"，理者，有调理之意；中焦就是脾胃，是机体的能量来源，负责消化与吸收。所以，理中丸具有调理脾胃的作用，而调理一词，含义甚广，结合用药来看，主要作用是温补脾胃。

1. 补脾胃气虚

前文已经论述，理中丸的组成共四味，其中人参、白术、甘草都能够益气健脾，故补脾胃气虚是本方的重要作用。

2. 温脾胃之阳

干姜含姜烯、姜酮、姜辣素等，对胃能够产生温热的刺激感，故能温补脾胃，而且干姜还能止泻。

综上所述，理中丸的主要作用是益气健脾，温中止泻。因为脾胃容易气虚，在气虚的基础上易功能不足，主要表现为阳虚，即中焦虚寒。所以，治疗中焦虚寒证时，必须以补气健脾为基础，再酌情加温里药，而理中丸则是这种治法的典型代表。

（三）理中丸的应用

结合原文来看，《伤寒论》第386条主治"霍乱"，霍乱的主要表现是上吐下泻，当然也可能会伴"头痛，发热，身疼痛"等，也可治疗"大病瘥后，喜唾，久不了了"。前者病情较急，属于肠道感染病，后者为大病之后，属于内伤杂病。可见，理中丸既可以用于"霍乱"等急性病，还可用于"喜唾"等慢性病。

五苓散与理中丸都可以治疗"霍乱",原文就五苓散证与理中丸证进行了鉴别,指出"热多欲饮水者"用五苓散,"寒多不用水者"用理中丸。一个渴,一个不渴,容易鉴别。

1. 霍乱

中医的霍乱与西医之霍乱有所不同。

西医之霍乱是由霍乱弧菌感染引起的一类肠道传染病,传染性强,发病急,腹泻剧烈,多伴呕吐,严重者可发生水电解质平衡紊乱,循环衰竭,甚至死亡。

中医的霍乱不仅包括西医之霍乱,还包括一些普通致病菌引起的肠道感染性疾病,如急性胃肠炎等表现为上吐下泻者,也属于中医霍乱的范围。理中丸可以治疗霍乱,早在《伤寒论》即有记载,只不过要与五苓散鉴别使用。

虽然理中丸可以治疗急性腹泻,但由于肠道门诊的开放,使得大部分患者去看西医,而理中丸在治疗急性腹泻方面很难有用武之地。

2. 虚寒性腹泻

虚寒性腹泻一般在大病、久病之后逐渐形成,《伤寒论》第396条强调的"喜唾"是其主要症状,"胸上有寒"是其主要发病机制,此处的"胸上"当指脾胃。"喜唾"表明分泌液增多,而分泌液过多也可表现为慢性腹泻,患者脘腹常有冷感,恶食冷物,食生冷则腹泻加剧,口中并不干渴,大便常稀而畅通,不成形,舌质淡,舌体胖大,苔薄白。

不管是急性腹泻,还是慢性腹泻,只要辨证属于虚寒性腹泻,就可以用理中丸。

(四)理中丸的使用注意

1. 方后注解

(1)丸剂:理中丸的原剂型为蜜丸,剂量可大可小,可根据病情主动调整,服法相当灵活,"如鸡子黄许大",每次1丸,"日三四,夜二服。腹中未热,益至三四丸,然不及汤"。今天的附子理中丸说明书上写道"1次1丸,1日2～3次",所起作用比较小的原因可能是用量不够吧。

(2)汤剂:汤剂的剂量的确不小,每味药物是三两,相当于45g,按照现在各药的应用剂量来对照,可谓剂量过大,能够发挥强大的温里祛寒止泻作用。

（3）加减法："脐上筑"，即脐上悸，去术加桂四两。心悸不用白术，这是定例，加桂枝四两，因为桂枝具有平冲降逆之功。呕吐，加生姜，因为生姜是呕家圣药。如果腹泻明显的话，还得加白术，因为白术具有祛湿止泻之功。悸者，加茯苓二两，因为茯苓能定悸。口渴欲饮水，加白术至四两半，因为白术主"渴"。腹中痛者，加人参至四两半，可能是因为虚痛。寒者，加干姜至四两半。腹满者，去术，加附子一枚，白术有可能引起腹满，而附子能够增强胃肠动力。

2. 加减使用

（1）桂枝人参汤：来源于《伤寒论》第 163 条。"太阳病，外证未除，而数下之，遂协热而利，利下不止，心下痞硬，表里不解者，桂枝人参汤主之。"本方由人参汤（即理中丸）加桂枝而成，其主要症状是"利下不止，心下痞硬"，患者表现为消瘦、心下痞硬、纳呆、体倦等，"下利"常常是患者的主诉。

（2）附子理中丸：来源于《太平惠民和剂局方》，由理中丸加附子组成，主治虚寒性腹泻之寒重者，因为附子也能够温里祛寒。

（3）四君子汤：来源于《太平惠民和剂局方》，由理中丸去干姜加茯苓组成，四味药作用平和，正如谦谦君子，故名四君子汤。其主要作用是益气健脾，是治疗脾胃气虚证的良方。

（五）医案举例

1. 桂枝人参汤治疗纳呆腹泻案

王某，男，78 岁，古铜面色，身材瘦小，身高 160cm 左右，体弱但无疾，农村退休教师。2016 年 11 月 26 日初诊。

自幼虽然体弱，但尚健康，从来没去过医院，也从未打过针、吃过药，有点感冒什么的，忍忍就过去了。但从半年前开始，无明显原因出现乏力、纳呆、腹泻等，原来体重 50kg 左右，而现在只有 45kg 左右。遂到医院检查，提示有慢性胃炎，结肠镜检查未发现问题。

刻诊：纳少，食量明显减少，而且一吃就饱，平时没有饥饿感。便溏，每日 2～3 次，无腹痛，无肠鸣。乏力明显，感觉体力明显不如以前。穿衣较多，怕冷明显，手足四逆。腹部无压痛，形体消瘦。无口苦口干，无胸闷心慌，无汗出。舌质淡，水滑苔，脉沉迟而弱。

处以桂枝人参汤原方：干姜 20g，炒白术 20g，党参 20g，炙甘草 10g，肉桂 10g。煎服，每日 1 剂，6 剂。嘱 6 剂药后如果见效，就接着服，可连续服用 1 个月。

2016 年 12 月 24 日二诊：患者服药 6 剂，食量较前明显增加，腹泻已止，体力续增，已能正常劳动。笔者以为患者服用了一个月的药，经仔细询问，知其服用 6 剂药后再也没有服药。可见其效之佳也。见其舌苔仍水滑，手足四逆明显，脉象仍弱，嘱原方继服 20 剂。

2017 年 2 月 9 日三诊：患者服药 20 剂后，手足温暖，自觉体力恢复正常，大便正常，脉弦滑有力，笔者认为其有动脉硬化。患者述今年虽未称体重，但感觉体重一定增加了不少，其血压亦有变化，原来舒张压只有 50mmHg 左右，现在能达到 80mmHg 了，收缩压 150～160mmHg。患者还述，其他人说他面色红润，比先前好看了很多。笔者观其面色，的确红润了不少。

按：患者就诊时，以腹泻、纳呆为主诉。临床上急性腹泻，很少中医治疗的。只有那些慢性腹泻，经过西医治疗不愈的，才看中医。这样的腹泻，以寒热错杂、寒湿腹泻最为多见，湿热腹泻者极少见。若见湿热泻，用黄连、大黄，如三黄泻心汤；寒湿泻，用干姜，如理中丸；寒热错杂泻，则黄连与干姜并用，如干姜黄芩黄连人参汤。

初诊时，笔者从患者表现如腹泻半年、便溏、怕冷明显、手足四逆、舌质淡、水滑苔等，判定为中焦虚寒，本想用附子理中丸或汤，但考虑到肉桂的温热之性较附子强，遂改成理中汤加肉桂，即桂枝人参汤也。

《伤寒论》第 163 条："太阳病，外证未除，而数下之，遂协热而利，利下不止，心下痞硬，表里不解者，桂枝人参汤主之。"

原文提及两个症状，其一是"利下不止"，说明下利的程度，频繁而无休止。这是使用干姜的指征，能够抑制胃酸及肠液的分泌，从而起到止泻作用。经过多年战乱的东汉末年，人们的物质生活并不丰富，可以说是极度匮乏，瘦人极多，而且又出现"利下不止"，其人会更加消瘦，甚至骨瘦如柴，腹壁没有脂肪，腹直肌紧张，所以才会出现"心下痞硬"。"心下痞硬"说明正气已伤，这是使用人参的指征。若再配伍白术、甘草、桂枝，即成桂枝人参汤。

2. 桂枝人参汤治疗纳呆体瘦案

苗某，男，20岁，身高184cm，体重53kg，长方脸，面色萎黄，2017年4月26日初诊。

患者自述初三时因纳呆、经常腹泻去医院检查，确诊为慢性胃炎。6年多来，时好时坏，但体重一直未增。刻诊：纳呆，饮食稍有不慎则出现胃胀、腹泻，偶尔吐酸，不敢吃凉东西，怕冷明显，无汗出，即便夏天也汗出不多，无口苦、口干，咽喉正常，腹直肌紧张，舌质淡，苔水滑，脉细弱。处以人参汤：人参10g，干姜15g，炒白术15g，炙甘草15g。7剂，颗粒剂，分2次冲服，每日1剂。

5月9日二诊：患者反馈，疗效一般，遂改为桂枝人参汤原方，即上方加肉桂10g，续服7剂。

7月20日三诊：患者反馈，药挺管用，服药后腹泻已无，饮食增加，但体重未增。又因吃了点凉饭，腹泻又有反复。要求继续服药20剂以巩固疗效。

按：《伤寒论》第163条原文可以看出，桂枝人参汤主治症有二，即"利下不止"与"心下痞硬"。该患者的表现紧扣条文，经常腹泻即"利下不止"，腹直肌紧张即"心下痞硬"，方证对应，故与桂枝人参汤。

患者初诊时，笔者认定是人参汤证，故予人参汤原方。此后笔者坚定给予人参汤加肉桂，即桂枝加人参汤，7剂药后并未表现出应有的效果，是因为患者服药时间较短之故。随着服药时间的延长，药物逐渐发挥出了作用。

人参汤由人参、白术、干姜、甘草组成，为丸即理中丸，方中人参、白术均能够增强脾胃的消化功能，干姜能够温中止泻，再加肉桂以增强干姜的温中之功。

二、大建中汤

【原文】

心胸中大寒痛，呕不能饮食，腹中寒，上冲皮起，出见有头足，上下痛而不可触近，大建中汤主之。（《金匮要略·腹满寒疝宿食病脉证第十》）

【组成】

蜀椒二合（去汗），干姜四两，人参二两。

【用法】

上三味，以水四升，煮取二升，去滓，内胶饴一升，微火煎取一升半，分温再服，如一炊顷，可饮粥二升，后更服，当一日食糜，温覆之。

（一）大建中汤中各药的作用

1. 蜀椒

本品学名花椒，首载于《本经》，原名秦椒、蜀椒，以成熟的果皮入药，具有温中止痛、杀虫止痒之功。《本草求真》云：“川椒……辛热纯阳……无处不达。治能上入于肺，发汗散寒；中入于脾，暖胃燥湿消食；下入命门，补火治气上逆。”花椒在大建中汤中的主要作用是温中与止痛。

（1）温中：在西医中没有相应的治法，对于中医却意义重大，可用于脘腹冷痛，以冷为主。无论是秦椒，还是蜀椒，《本经》都记载其能“温中”。《药性论》载“秦椒……疗腹中冷痛”，《日华子本草》谓之“开胃……壮阳”，《本草图经》用蜀椒“补下”，《本草从新》以之“导火归元”。花椒通过花椒挥发油的辛辣刺激作用，达到温中散寒、止呕、止泻之目的。

药理研究发现，花椒主要含挥发油，进入胃而对胃产生强烈的温热刺激，这就是花椒的温中作用；花椒的刺激性能够使人产生或增加食欲，这是花椒的开胃作用；研究还发现，花椒能够止泻。治疗脘腹冷痛、泻下等，古已有之，如《食医心鉴》言：“治久患冷气，心腹结痛，呕吐，不下食。蜀椒（开口者）半两，面三两。上先以醋浸椒，经宿漉出，以面拌令匀，以少水煮，和汁吞之。”《小儿卫生总微论方》载椒红丸治“水泻无度”“以椒二两（去目），醋二升。煮至醋尽，焙干，为末，糊丸，绿豆大，瓷盒收之。每服十丸、十五丸，米饮下”。《太平圣惠方》治冷痢：“川椒（去目及闭口者微炒出汗）三分。捣罗为末，炼蜜和丸，如绿豆大。每服以粥饮下五丸，日三四服。”

（2）止痛：《本经》载“秦椒……除寒痹”“蜀椒，主……寒湿痹痛”，痹，即为疼痛性疾病，《名医别录》谓“秦椒，疗……腹痛”，《药性论》载“秦椒……疗腹中冷痛”。以上本草古籍均论述了花椒的止痛作用，可适用于脘腹冷痛。

花椒止痛的应用，中医古籍也有记载，如《普济方》载椒附汤治“骤腹疼，注下，或滑肠频并，多有冷沫”，“川椒（去目），干姜（生用），附子（去皮，脐，生用）三味各等分。上为粗末，每服三钱，水二盏，煎至八分，温服不拘时"。《肘后方》治寒疝腹痛，"椒二合，干姜四两。水四升，煮取二升，去滓，纳饴一斤，又煎，取半升。再服，数数服之"。

通过小鼠的扭体药理实验，大剂量的花椒水提物有镇痛作用。研究还发现，花椒的水浸液、挥发油、水溶物都具有局部麻醉作用，也可以说花椒具有较强的止痛作用。

《本经》载药365种，其中有秦椒、蜀椒两种，分别属于中、下品药。"秦椒，味辛温，主风邪气，温中，除寒痹，坚齿发，明目。久服轻身，好颜色，耐老增年，通神。""蜀椒，味辛温，主邪气咳逆，温中，逐骨节皮肤死肌，寒湿痹痛，下气。久服之头不白，轻身增年。"

既然《本经》将二者区分，说明秦椒与蜀椒应该是不同的植物。现行教材认为，花椒为芸香科植物花椒或青椒的成熟果皮。笔者认为花椒为红褐色，青椒为青绿色。目前市场上红褐色者为花椒，青绿色者为麻椒，二者都属于花椒，都具麻辣味，但花椒偏辣，而麻椒偏麻。

吃过麻椒的人都有同感，那就是一个字"麻"，"麻"得使人头皮发酥，"麻"得唇舌失去知觉，"麻"得味道使人上瘾。这种"麻"，就是麻醉，止痛，尤其是大剂量使用，其麻醉止痛作用更强大。

2. 干姜

干姜在大建中汤中的具体作用可参考本章"干姜"之"止呕"与"止泻"。

3. 人参

人参在大建中汤中的作用可参考"理中丸"之"人参"。

在此需要强调的是，患者出现"心胸中大寒痛，呕不能饮食"，体质一定下降，定会出现倦怠懒言、神疲乏力等一派气虚之象，此刻急需人参补气以增强患者的体力。

4. 饴糖

饴糖始载于《名医别录》"主补虚乏"，《备急千金要方·食治》以之"补虚冷，益气力"，《食疗本草》谓之"补虚止渴，健脾胃气"，《日华子本草》用之"益气力"。以上本草古籍均记载饴糖具有补气作用，能够显著增加体力。

为什么饴糖能够增加体力？

因为饴糖的麦芽糖含量高达 50%，而且大建中汤中饴糖的用量比较大（汉代一升 =200mL，相当于 200g），大量麦芽糖能够迅速被人体吸收，以改善低血糖带来的体力不支，也就是说饴糖是营养剂，是体力的补充剂，也是患者的精神振奋剂。

（二）大建中汤的作用

建中者，建立中焦之气、恢复中焦之能也。名建中者有二，小与大。小建中汤由桂枝汤倍芍药加饴糖而成，名小者，乃缓缓建立中焦之气也；名大者，可迅速恢复中焦之能也。可见大与小非指组成之多少，而是指作用之缓急也。大建中汤的作用是多方面的。

1. 温胃

脾胃功能的不足首先表现为脾胃气虚，气虚则功能下降，易表现为阳虚寒盛，这是大建中汤的作用基础。"心胸中大寒痛""腹中寒"，突出表现为冷痛或不敢吃冷物。方中干姜具有温胃散寒作用，蜀椒也具有类似的温胃作用。

2. 止痛

"心胸中大寒痛"，说明患者出现疼痛的性质是冷痛；"上下痛而不可触近"，说明疼痛程度较重，而且拒按，患者难以忍受，抱腹捧胸，或满床打滚，或冷汗直冒。这种剧痛，非一般止痛药如芍药、附子所能解决，必须应用具有麻醉止痛作用的药物进行治疗，西药可以用度冷丁，而中药可以选择蜀椒。

3. 止呕

胃肠道问题比如胃寒可以出现呕吐，这是患者呕吐的第一个原因；"心胸中大寒痛，呕不能饮食"，疼痛剧烈者多伴呕吐，这是呕吐的另一个原因，而出现剧烈疼痛的原因是"大寒（痛）"。基于以上两个原因，治疗当温里祛寒，兼止呕，而干姜不仅具有温里作用，而且具有止呕之功。当然，蜀椒也同时兼有这两种作用。

4. 补充体力

人参含人参皂苷，能够大补元气，可以迅速恢复体力；饴糖含大量麦芽糖，能够补充"呕不能饮食"带来的低血糖。此二药是能量补充剂、体力恢复剂。

总之，大建中汤主要具有温中益气、止痛止呕等作用。

（三）大建中汤的应用

从"心胸中大寒痛"与"上下痛而不可触近"来看，患者疼痛剧烈，属于急性腹痛；从用药来分析，患者属于虚寒性腹痛。所以，大建中汤应该适用于急性虚寒性腹痛，相当于西医的急性肠梗阻、肠粘连等，主要表现为以下四个方面。

1. 疼痛

"心胸中大寒痛""上下痛而不可触近"，说明患者疼痛剧烈，这可能是患者就诊时的主诉。"上冲皮起，出见有头足"，可见患者因腹部绞痛而出现肠形波，此乃肠急剧痉挛所致也；同时也说明患者形体消瘦，只有消瘦的患者才有可能出现明显的肠型波。

2. 冷痛

"心胸中大寒痛""腹中寒"，表现为患者不能吃冷物，不能碰冷饮，甚至不能吃任何东西，即"呕不能饮食"。满腹冷痛，喜温喜暖，最好抱个热水袋方觉舒适。

3. 呕吐

患者胃中有物，则呕吐饮食物；因呕吐日久而胃中空虚，则无物可呕，但可呕吐涎液。

4. 伴有症状

可能还会伴有头晕乏力，或有冷汗，皮肤弹性差，眼窝凹陷，腹泻等，但不口渴，无口苦，提示患者可能有脱水症状。

（四）大建中汤的使用注意

1. 蜀椒的用量

大建中汤用蜀椒二合，相当于 40mL，称重大约为 10g。10g 的蜀椒分两次喝下去，是什么样的感觉？肯定是麻，有麻醉止痛的作用。

2. 大建中汤服用方法

因患者属于急性腹痛，发病较急，不能等待时间过久，故"以水四升，煮取二升"，煎药加水量比较少，速煎速服，符合实际情况。

《伤寒杂病论》服药法，一般每次一升，而大建中汤则是"煎取一升半，分温再服"，一次服七合半，服药量比较少，因患者出现呕吐，故不宜量大，也符合实际情况。

患者服药后，呕吐当止，此时可以"饮粥二升"，给予热稀粥以刺激胃肠蠕动，可以产生食物的热动力效应，也可以通过摄入食物以补充体力。

喝药饮粥后，体力逐渐恢复，就可以开始"食糜"即吃松软的食物了，说明患者的胃肠功能正在逐渐恢复，此时也需要保暖，即"温覆之"。

3."呕家不喜甘"，大建中汤证患者呕吐，为什么还用饴糖

"心胸中大寒痛"与胃肠道疾病是患者呕吐的原因，与甘味没有关系。而饴糖之甘味能够带给患者足够的能量与热量，以解决患者的低血糖问题。只有吃饱饭，才能有力气，才能有精神。

4.大建中汤为什么不用芍药

《伤寒论》有"腹痛加芍药"之说，芍药甘草汤主治"脚挛急"，小建中汤是桂枝汤倍芍药加饴糖，主治"虚劳里急"。当归芍药散主治"妇人怀娠，腹中疞痛"，白芍含芍药苷，止痛作用确切，使用范围很广。大建中汤证也出现"心胸中大寒痛……上冲皮起，出见有头足，上下痛而不可触近"，为什么不用芍药止痛呢？

芍药一般适用于隐痛、钝痛、微痛，"大寒痛""上下痛而不可触近"说明患者疼痛剧烈，非芍药所能也，而蜀椒具有麻醉止痛作用，可用于腹痛之剧烈者。所以，大建中汤不用芍药而用蜀椒。

（五）医案举例

对于腹痛剧烈者，一般送急诊，明确诊断是肠梗阻者，一般手术。所以，现代医案如见腹痛剧烈而用大建中汤者极少。兹举一例外寒直中案。

某男，形体丰硕，夏日最惧炎热，素喜贪凉饮冷，无论是在汽车内还是办公室及家中，空调总不停转，且温度总是调至最低。某日于某高级饭店就餐，饮用大量冰镇啤酒及生冷菜肴，回家后又打开空调赤身午睡，于睡中腹痛发作而痛醒。其腹皮拘急，硬如板状，肢冷脉伏，呼号不止。虽针灸并用，但痛未能止。此症病因清楚，先因贪凉饮冷，招致寒凉伤中；复因冷气侵袭，又受外寒。寒邪内外相合，收引凝滞，上下攻冲，以致阳气凝结不通，不通则痛。此证当属外寒直中、太阴受邪无疑，宜大建中汤。方用炒川椒 6g，生干姜 10g，人参 5g，木香 3g。因未购得粥状饴糖，遂用家中所存已经软化粘连的硬饴糖 1 块，浓煎后烊化顿服。1 剂痛减，2 剂痛止。按此证应是典型的外寒直中，太阴受寒，属中焦实寒证，故用大建中汤散寒温阳、缓急止痛，而应手取效。若用小建中汤则恐散寒之力有所不及。

［张尊如，陈建国，韩红伟. 大建中汤证应是实寒证. 中国中医基础医学杂志，2006，12（10）：723］

第七章 附子类方

第一节 附子

一、概说

附子为毛茛科植物乌头的子根的加工品，首载于《本经》："味辛温。主风寒咳逆邪气，温中，金创，破癥坚积聚，血瘕，寒湿踒躄，拘挛，膝痛不能行走。"主产于四川、湖北、陕西等地，传统认为四川江油一带产者品质最佳，奉为道地药材。于6月下旬至8月上旬采挖，除去母根、须根及泥沙等，习称"泥附子"，可以加工成盐附子、黑顺片、白附片等不同商品规格。黑顺片、白附片可直接入药，亦可用沙烫法制成"炮附片"。盐附子为生附子，必须制成"淡附片"方能入药，以保证用药安全。

二、作用

中医认为，附子味辛、甘，性大热，主归心、肾、脾经，能够回阳救逆、温里散寒、祛寒止痛等，主要用于少阴病或冷汗淋漓之亡阳，阳虚诸证如肾阳虚之水肿、痰饮，中焦虚寒性胃脘冷痛，脾肾阳虚、水湿内停之水肿、腹泻等，还常用于风寒湿痹之关节冷痛等。

（一）强心

《伤寒论》第281条："少阴之为病，脉微细，但欲寐也。"此为少阴病之提纲症。一般而言，少阴病分为寒化证与热化证。少阴寒化证即少阴阳虚，机体失却温养而出现的机体功能低下的状态，其典型表现为全身阳气不足，乃至循环衰竭而进入亡阳之危证。

《神农本草经读》载："附子味辛气温，火性迅发，无所不到，故为回阳救逆第一品药。"《本草汇言》云附子为"回阳气，散阴寒，逐冷痰，通关节之猛药也"。现行教材也认为附子乃回阳救逆之要药，始自《伤寒论》用四逆汤治疗少阴寒化证。

结合西医分析，所谓的亡阳证类似于今天的循环衰竭，也就是心脏的泵血功能不足。心脏收缩功能衰竭，不能泵出有效而足够的血液，鼓动无力，表现为"脉沉微"；末梢循环衰竭，四肢失去温养，表现为"四逆"，即四肢不温或体温下降；心脏泵血功能不足致脑供血不足而缺血缺氧，患者昏沉欲睡，故见"但欲寐"。

附子回阳救逆的实质是强心作用。药理研究发现，附子所含的乌头碱具有非常强大的强心作用，尤其是所含的去甲乌药碱，对于心力衰竭状态下的心肌，附子的强心作用更为突出。但由于乌头碱的毒性较强，所以，现在一般主张先煎附子以降低毒性。随着煎煮时间的延长，乌头碱可进一步分解为乌头原碱，乌头原碱也可再进一步分解，附子的毒性则大大减弱，而强心作用却没有明显降低，所以，临床上大剂量应用附子时，一般主张宽水先煎。

然而四逆汤的煎服法为"以水三升，煮取一升二合，去滓，分温再服"，很显然，加水量并不多，也没有先煎附子，而且张仲景强调方中附子一定"生用，去皮，破八片"，生用的话，难道不怕患者中毒吗？

四逆汤主治的是亡阳急症、危症、重症，"时间就是生命"，患者的病情容不得耽搁，在煎药时间上不能拖延，加水量不能太多，宜武火急煎，煎出汤液后速服，这是其一；其二，生附子一枚，约15g，笔者推测，在不能先煎、久煎的前提下，其乌头碱的溶出量也是有限的，可能少量的乌头碱不至于中毒；其三，分析《伤寒论》条文，第225条四逆汤主治"下利清谷"，第314条之白通汤主治"少阴病，下利"，第315条白通加猪胆汁汤主治"利不止，厥逆无脉"，第317条通脉四逆汤主治"少阴病，下利清谷"，综上所述，患者的亡阳根源于剧烈的腹泻，剧烈腹泻必然丢失过多的肠液，众所周知，肠液呈弱碱性，丢失过多的肠液，不仅导致失水出现心力衰竭，而且会出现代谢性酸中毒，这是一个西医高度重视的问题。西医能够给患者输液补碱，而在东汉没有输液的年代，只有口服给药一条途径。所以，口服附子煎液（含乌头碱）进入机体后，通过胃肠道的吸收，能够中和过多的酸，从而纠正代谢性酸中毒，这与西医的治法不谋而合，既输液，又补碱。

当然，在古代对于亡阳的患者，用四逆汤往往是救急的、救命的，而且往往是有效的。假如用于健康的人，中毒的概率可能大些。笔者曾用生附子10g治疗一位痛经的学生，而且附子经过先煎，患者服药后立即感到咽堵、口麻、舌麻、腿无力、恶心等，后来减量至5g，中毒症状依然出现。所以，临床用生附子内服时，还是慎重一些较好。

附子的强心作用已不容置疑，但强心的机理是什么呢？

推测其作用机理，一是乌头碱、去甲乌药碱等对心脏的直接兴奋作用；二是乌头碱、去甲乌药碱等促进肾上腺髓质的分泌，释放更多的肾上腺素，作用于心脏，使心肌的收缩力增强。

同样，麻黄也具有拟肾上腺素样作用，能够兴奋心脏，使心肌收缩力增强，但与附子相比，附子给予人体的是"渔"，即促进了肾上腺释放肾上腺素，而麻黄则给予人体以"鱼"，即直接补充了机体的肾上腺素。而在临床上，附子常与麻黄配伍使用，如麻黄细辛附子汤、麻黄附子甘草汤等，强心作用更强、更直接。

因附子能够强心，增强脉搏的跳动，故可主治脉象虚弱者。黄煌教授在《张仲景50味药证》中写道："脉沉微，指脉形极细极微，按之如游丝，似有若无；或脉沉伏不出，重按至骨方得，或脉突然变得浮大而空软无力，此为附子的特征，著者称为附子脉。"

（二）止痛

《本经》载附子主"寒湿踒躄，拘挛，膝痛不能行走"，《名医别录》主"脚疼冷弱，腰脊风寒"。中医认为，不通则痛。疼痛性疾病，以寒凝者多见，因为寒性收引，使血管收缩，管道变窄而气血不通。附子辛热温通，祛风散寒止痛作用较强，凡寒邪凝滞之腰痛、腿痛、周身关节疼痛者均可应用。

药理研究发现，附子所含的乌头碱、中乌头碱及次乌头碱等均有镇痛作用。用治寒痹之疼痛剧烈、畏寒明显，或遇冷加剧，或冬季容易发作者，可与桂枝、白术、甘草同用，即甘草附子汤。

附子止痛的作用机理至少有两个方面。

一是附子的止痛作用比较强，具有麻醉止痛作用。附子中毒的表现首先是口舌发麻，这是其作用机理的明证。附子一般用于疼痛剧烈者，比如《金匮要略》大黄附子汤主治"胁下偏痛，发热，其脉紧弦"，附子粳米汤主治"腹中寒气，雷鸣切痛"，切痛即刀切样疼痛，形容疼痛剧烈。《伤寒论》之桂枝附子汤主治"风湿相搏，身体疼烦，不能自转侧"；四逆散主治"少阴病，四逆……或腹中痛"，四逆散含芍药，原方可以治疗腹痛，但方后注云"腹中痛者，加附子一枚"，想必其腹痛一定剧烈；附子汤主治"少阴病，身体痛，手足寒，骨节痛，脉沉者"，方中附子用至二枚，其"身体痛""骨节痛"等的疼痛程度也一定不算轻。

二是附子抗炎作用显著，其卓越的抗炎作用能达到止痛的目的。药理研究发现，附子所含各种生物碱单体对急性炎症模型均呈抑制作用，仅在强度上有差异。对慢性炎症的作用，不同实验者虽然有不同的实验结果，但笔者认为，可能是时间较短的问题，对慢性炎症实验没有进行长期观察。笔者认为附子对于慢性炎症肯定有效，尤其对于关节炎之类的病变，其病程应该不算短。如《金匮要略》之桂枝芍药知母汤主治"诸肢节疼痛……脚肿如脱"，其疼痛必须剧烈。

痛风初期发作，主要发生于脚趾，以突发性、剧烈疼痛为主要表现，患者常因受寒或过饮啤酒或过食海鲜而发。归根结底，痛风发生的根本原因在于体内的高尿酸血症。西医在治疗上当首选秋水仙碱，还可加服碳酸氢钠，直接用碱来中和体内过多的尿酸。

而中医认为，痛风有寒证与热证之分。应用附子时，首先要辨寒热。其热者，痛风发作时，局部关节红肿热痛，痛势较剧，多伴小便短赤，舌红苔黄，大柴胡汤合桂枝茯苓丸加味治之；其寒者，局部冷痛，遇冷加剧，口淡不渴，舌必淡白，治以甘草附子汤加味。

结合药理研究来分析，附子含乌头碱、次乌头碱等，能够中和体内过多的尿酸，而且附子还具有强烈的麻醉止痛作用，这是其治疗痛风的物质基础。当然，乌头是附子的母根，临床上运用附子治疗痛风时，可以用乌头来代替，因为二者的主要成分相同，即均含乌头碱等生物碱。

（三）散寒

《本经》载附子能够"温中"，《名医别录》主"心腹冷痛"，《医学启源》

以之"去脏腑沉寒一也，补助阳气不足二也，温暖脾胃三也"，《本草正》谓之"除表里陈寒……暖五脏"，一般用于脘腹冷痛，风寒湿痹之腰痛、关节冷痛等寒证，无论虚实，均可应用。

分析此类疾病，与其说附子具有散寒之功，不如说其能够止痛，或者兼而有之，故治疗冷痛为宜。《伤寒论》中的"寒"，大多具有痛的特点，因寒性收引，不通则痛。

附子止痛的机制已经比较明确，但散寒的机理呢？笔者分析至少有两点。

一是附子的散寒作用与其强心机制密切相关，因附子所含的乌头碱等生物碱具有强心作用，能够促进血液循环与微循环，可以加速局部乃至全身的血液供应，增强新陈代谢，从而表现出强大的"温热"作用。与附子不同的是，桂枝所含的桂皮醛能够刺激消化道与周围血管而加快血液循环，从而呈现温里散寒作用。所以，附子的温里散寒作用是"中枢性"（即心源性）的，故有回阳之功，而桂枝则是"周围性"（即血管性）的，故能温通经脉。

中医认为附子大辛大热，极寒久寒非此不能除，而水湿内停有寒、热之分，因水乃至阴之物，临床所见，以寒水较为常见。高血压患者并非都是滑数脉，出现沉弱脉也是有的，可伴有头晕、下肢水肿等水湿内停之象，患者此刻服用附子，不仅症状能够改善，而且血压也往往下降至正常。

二是附子的散寒作用与其拟肾上腺素样作用密不可分。肾上腺素能够兴奋心脏，收缩血管，升高血压，促进肝糖原与肌糖原分解，升高血糖，使人体处于"高兴奋""高代谢"状态，从而产生明显的"温热"效应，这是附子散寒作用的直接体现。

《素问·生气通天论》曰："阳气者，若天与日，失其所则折寿而不彰。"强调了阳气与人体寿夭之间的关系。明代医学家张景岳说："天之大宝，只此一丸红日；人之大宝，只此一息真阳。"强调了真阳对人体的重要性。而附子能够补充人体的阳气，振奋机体的"真阳"，有些业内人士把附子当作一味重要的补品来使用，也就不难理解了。

三、用量

《伤寒论》用附子，小者 1 枚，大者 3 枚，1 枚相当于 10 ~ 15g。桂枝附子汤用 3 枚附子以止痛，其用量应该是安全的。

而现今临床绝大多数为了安全起见，尤其是正规医院基本用熟附子或黑顺片，而生附子则不提供。

其实，笔者曾亲自尝服生附子，每日量达 50g，与干姜 75g，生甘草 100g 配伍，高压锅煎煮并保压 45 分钟，再用普通煎法煎 30 分钟，单煎 1 次，分 2 次服。连服 5 日，未出现中毒症状。

四、使用注意

（一）附子先煎降低毒性

药理研究已经证实，大剂量应用附子时，无论是生品，还是炮制品，必须先煎、久煎，能够降低毒性，确保用药安全。

（二）附子中毒的解救

服用附子制剂时忌饮白酒，更不宜用附子泡酒常服，极易引起中毒，临床屡有报道。

服用附子中毒者，轻则出现口麻、唇麻、口角流涎、咽堵、手脚发麻、头晕，严重者可致心律失常，甚至危及生命。所以，临床应用附子特别是大剂量应用时，必须慎之又慎。

笔者治疗附子中毒时，先催吐（有时患者会呕吐，此时不宜止吐），再以 100g 炙甘草，或配伍 50g 生姜，速煎，待稍冷，服煎液，多能缓解。但中毒严重者，速送医院抢救，以免延误病情。

第二节　类方

以附子为主组成的经方即为附子类方，如四逆汤、通脉四逆汤、白通汤、白通加猪胆汁汤、四逆加人参汤、真武汤、麻黄细辛附子汤、干姜附子汤、桂枝附子汤等。其中，我们要讨论的经方有四逆汤、真武汤、麻黄细辛附子汤等。

一、四逆汤

【原文】

条文较多，兹摘录如下：

1. 少阴病，脉沉者，急温之，宜四逆汤。（323）

2. 大汗出，热不去，内拘急，四肢疼，又下利厥逆而恶寒者，四逆汤主之。（353）

3. 大汗，若大下利而厥冷者，四逆汤主之。（354）

4. 呕而脉弱，小便复利，身有微热，见厥者难治，四逆汤主之。（377）

5. 吐利汗出，发热恶寒，四肢拘急，手足厥冷者，四逆汤主之。（388）

6. 既吐且利，小便复利而大汗出，下利清谷，内寒外热，脉微欲绝者，四逆汤主之。（389）

7. 自利不渴者，属太阴，以其脏有寒故也，当温之，宜服四逆辈。（277）

【组成】

甘草二两（炙），干姜一两半，附子一枚（生用，去皮，破八片）。

【用法】

上三味，以水三升，煮取一升二合，去滓。分温再服。强人可大附子一枚，干姜三两。

（一）四逆汤中各药的作用

1. 附子

附子在四逆汤中的作用可参考本章"附子"之"强心"与"散寒"条。

四逆汤的主治，在内伤杂病中为亡阳证，在《伤寒论》中为少阴病，二者的说法虽然不同，但表现是相同的，即相当于西医之休克。然而，西医的休克可分为暖休克与冷休克，亡阳证究竟是哪一种呢？

暖休克表现为皮肤发亮而干燥、肤暖，常发生于休克早期，亡阳证显然不属于暖休克。

而冷休克的周围血管阻力增高，心输出量降低，主要表现为低氧血症与代谢性酸中毒，如面色苍白、皮肤湿冷、呼吸浅快、血压降低、紫绀等。

所以，亡阳证相当于西医之冷休克。

周围血管阻力增高与心输出量降低，实际上是心衰的表现，当以强心为主，所以必用附子。原文中"脉沉""脉微欲绝"等都是心衰的表现。

"厥逆而恶寒者""若大下利而厥冷者""见厥者难治""手足厥冷者"，原文中的"厥"有厥冷之意，系血液循环衰竭的表现，除了需要强心这一直接作用外，还需要通过强心疏通血液循环，以保证机体的血液供应，恢复机体的温度，这是附子"散寒"的作用机制。

2. 干姜

干姜在四逆汤中的作用可参考第六章干姜之"止泻"条。

通过原文来分析，四逆汤证常见"下利厥逆而恶寒""大下利而厥冷""吐利汗出""既吐且利……下利清谷"，可见亡阳证发生的一个关键因素是腹泻。

长期或剧烈腹泻，导致血容量降低，或出现代谢性酸中毒，患者最终出现心衰，即亡阳。

四逆汤中干姜的作用就是温中止泻。此外，干姜还可以止呕而开胃进食，能够增加食欲。

3. 甘草

甘草含甘草酸、甘草次酸等，具有糖皮质激素样、盐皮质激素样作用。糖皮质激素能够抗休克。盐皮质激素的最主要作用是保钠排钾，其作用机制是促进肾小管重吸收钠而保留水，并排泄钾。盐皮质激素的这种作用还表现在唾液腺、汗腺及胃肠道，防止体液的丢失。

而在四逆汤中，甘草酸、甘草次酸等发挥糖皮质激素样作用，抗休克；增强糖代谢作用，使体温保持恒定；还能发挥盐皮质激素样作用，阻滞消化道"水分"的丢失，达到止泻作用；减轻汗腺的分泌，起到止汗作用，从而改善机体"湿冷"状态，使患者的体温不至于过低。

（二）四逆汤的作用

众所周知，四逆汤为治疗亡阳证而设，其作用是回阳救逆。清代医家钱潢在《伤寒溯源集》说："其以甘草为君者，以甘草甘和而性缓，可缓阴气之上逆，干姜温中，可以救胃阳而温脾土。即所谓四肢皆禀气于胃而不得至经，必因于脾，乃得禀焉，此所以脾主四肢也。附子辛热，直走下焦，大补命门之真阳。故能治下焦逆上之寒邪，助清阳之升发而腾达于四肢，则阳回气暖而四肢无厥逆之患矣，是以名之曰四逆汤也。"

本不想引用过多的古文来解释，但有时候古文能更准确地帮助我们理解原文。从《伤寒溯源集》至少可以看出两点：一，干姜是温中药，能"救胃阳而温脾土"；二，附子是温肾药，能够"直走下焦，大补命门之真阳"，这与现代药理研究基本一致。

结合现代研究，分析四逆汤有以下作用。

1. 强心、纠酸

附子具有拟肾上腺素样作用，不仅具有强心作用，而且还可以通过其强心作用改善血液循环，使身体各部位得到血液的供应；附子也能够增强机体代谢，产生足够的热量，以保温。这就是《神农本草经读》载附子"为回阳救逆第一品药"的真实反映。

在古代，冷休克的发生常因慢性腹泻丢失大量的碱性液体，出现代谢性酸中毒，而附子主要含乌头碱、次乌头碱、去甲乌药碱等生物碱，这些生物碱进入机体后，能够与酸发生反应，纠正代谢性酸中毒。

2. 止泻

干姜的温中止泻作用在前文中已经论述。

3. 止汗

甘草能够止汗，兹不赘述。

四逆汤的组成共有三味药，附子强心，干姜止泻，甘草止汗，其作用机理各不相同，但目标只有一个，那就是治疗冷休克。

腹泻是冷休克产生的原因，冷汗出是冷休克产生的结果。综合以上各药的作用，突出表现为四逆汤的强心作用，即回阳救逆。

（三）四逆汤的应用

四逆汤适用于亡阳证，相当于西医之冷休克，这是临床急症、危症、重症。西医的急救措施、急救优势已非常突出，西学东渐以来，中医逐渐淡出了急救阵地。但在急救措施并不发达的古代，亡阳证的治疗只能依赖中医，而且四逆汤发挥了重要作用。

1. 冷休克

休克是指各种强烈的致病因素作用于机体，使循环系统功能急剧下降，组织及器官的微循环灌注严重不足，导致组织、器官缺血缺氧，脏器功能严重障碍，尤其是重要生命器官心、肾、脑等出现功能、代谢严重障碍的危重病变。

根据休克的原因，可分为低血容量性休克、心源性休克、感染中毒性休克、过敏性休克、神经源性休克、内分泌性休克等。四逆汤一般用于低血容量性休克。

根据休克的类型，可分为冷休克、暖休克。而四逆汤适用于冷休克，患者表现为冷汗淋漓、皮肤湿冷、呼吸微弱、烦躁不安或表情淡漠、唇舌淡白、脉搏微弱甚至触之不及。

2. 慢性腹泻

长期慢性腹泻丢失大量的碱性液体，会导致代谢性酸中毒，也会引起低血容量性休克，这是休克发生的根本原因。

长期慢性腹泻常常出现代谢性酸中毒，其程度或轻或重，但并非一定出现低血容量性休克。前文已经说过，附子能够纠正代谢性酸中毒，而干姜能够温中止泻。四逆汤所治的腹泻一定是虚寒性腹泻。

虚寒性腹泻症见腹泻次数或多或少，少者两三次，多则十余次乃至几十次，便稀无臭，或有不消化食物，多伴脘腹冷感，得温则舒。其人由于长期慢性腹泻，吸收不良，形体大多羸瘦，甚至皮包骨头，唇舌淡白或青黑，眼窝深陷，皮肤弹性较差。怕冷明显，手足厥冷，一般不发热，食欲一般，口不渴，或喜热饮，小便常清冷，舌质淡白，脉微弱。这就是四逆汤证。

治疗休克，已不是我们中医的优势；而四逆汤治疗慢性虚寒性腹泻，确是我们的长处。中医必须扬长避短，方能立于不败之地。

（四）四逆汤的使用注意

1. 附子生、熟之用

原方用生附子1枚，去皮，破开，便于煎煮。

现在医院为了安全起见，多不备生附子，而配之以黑顺片或熟附子，还要求先煎久煎，以确保用药安全，这种要求是正确的，毕竟人命关天。

但笔者研究发现，生附子的应用也比较安全，这来自笔者的亲身体验。品尝黑顺片与生附子得知，用黑顺片的四逆汤，饮其煎液后，自我感觉煎液质重而浊，往下走；而用生附子的四逆汤，其煎液质地轻清，往上走。这是笔者分别品尝用两种不同规格附子的四逆汤的感受。可见，四逆汤原方用生附子，并非一定出现中毒反应。

而应用原方的煎法，有可能中毒，也有可能不中毒，这可能取决于患者所处的状态，即健康状态，还是酸中毒的病态。

如果按原煎法煎煮四逆汤，健康人服用后则可能中毒；而处于酸中毒状态下的病人则有可能不会中毒，反而服药后症状有所改善。这就是古人所说的"有病病受之，无病体受之"。

2. 原方煎法

原方煎法为"以水三升，煮取一升二合"，从原煎法来看，加水并不多，煎煮时间也并不长，难道不害怕用生附子会中毒吗？

首先，患者病情比较危重，时间不允许，需要急煎急服，所以煎煮时间较短，煎取少量煎液即可与服之。

其次，短时间内煎煮生附子，乌头碱煎出后并未分解，其含量一定比较高，可以与体内过多的酸发生反应，以纠正代谢性酸中毒，所以患者服药后并不一定出现中毒反应。

3. 甘草能够降低附子毒性

对于附子轻度中毒患者，笔者常以炙甘草100g速煎急服以解救。药理研究发现，甘草对于附子减毒的作用机制之一是通过抑制心肌细胞节律的增加，保护心肌细胞，而起到减毒作用。研究还发现，甘草能够通过提高附子中毒剂量阈值，也能起到减毒作用。

所以，附子配伍甘草的另一目的是降低毒性。

（五）四逆汤的加味方

1. 通脉四逆汤

《伤寒论》第317条："少阴病，下利清谷，里寒外热，手足厥逆，脉微欲绝，身反不恶寒，其人面色赤，或腹痛，或干呕，或咽痛，或利止脉不出者，通脉四逆汤主之。"是方由甘草二两（炙），附子大者一枚（生用，去皮，破八片），干姜三两（强人可四两）组成。从组成可知，生附子、干姜的用量均重于四逆汤，所治亡阳证当然要比四逆汤证重。

从原文"身反不恶寒，其人面色赤"来看，患者有极可能是回光返照。患者本严重恶寒，而反不"恶寒"；其面色本死灰淡白无泽，而反"面色赤"，此属于中医之戴阳证，结合西医研究，回光返照是患者临终前的表现，虽有一时好转的迹象，但这是患者体内肾上腺素即将耗尽的表现，一旦耗尽，则生命结束。

所以，必须予以重剂生附子、干姜等，方有可能挽回患者的生命。

2. 四逆加人参汤

《伤寒论》第385条："恶寒，脉微而复利，利止，亡血也，四逆加人参汤主之。"是方由甘草二两（炙），附子一枚（生，去皮，破八片），干姜一两半，人参一两组成。上四味，以水三升，煮取一升二合，去滓，分温再服。

不难看出，四逆加人参汤是由四逆汤原方加人参一两组成，四逆汤回阳救逆，而人参能够大补元气，难道患者出现了气虚？

原方指出"恶寒，脉微而复利，利止"，究其原因，是"亡血也"。亡血，即大量失血，使血容量降低，可出现低血容量性休克，张景岳认为"有形之血难以速生，无形之气所当急固"，所以除了用四逆汤强心、止利外，还必须用人参以益气固脱。

总之，四逆加人参汤治疗的是因为大出血导致的低血容量性休克。

3. 茯苓四逆汤

《伤寒论》第69条："发汗，若下之，病仍不解，烦躁者，茯苓四逆汤主之。"该方由茯苓四两，人参一两，附子一枚（生用，去皮，破八片），甘草二两（炙），干姜一两半组成。上五味，以水五升，煮取三升，去滓。温服七合，日二服。

从茯苓四逆汤的组成可以看出，该方实由四逆汤原方加茯苓四两、人参一两组成。

原文主治"发汗"，与患者皮肤湿冷相符；"若下之"与下利相吻合，故用四逆汤强心止利，以回阳救逆。"病仍不解，烦躁者"，大多是休克早期的表现，患者出现了心神不安，故用茯苓、人参以安神定志。这可能是茯苓四逆汤的主治。

（六）案例

茯苓四逆汤治疗便秘、烦躁案

曲某，女，16 岁，身高 160cm，体重 48kg，面色清瘦，形体弱小。2020 年 11 月 21 日以便秘为主诉而来诊，其母陪诊。

患者自述近几年来，可能因为吃饭量少的原因，逐渐发生便秘。近几个月以来，经常七八天大便 1 次，干结如栗，腹部无胀满疼痛。但因经常胃胀而不敢放开吃，青菜、肉类都不敢吃，饭量极小。吃饭稍多，则易发生消化不良。患者现在读高中二年级，晚上经常上晚自习，虽然教室里装有暖气，但手、脚、膝盖等处均有冻疮，尚未溃破。以手按其腹部，腹部较软，脂肪肌肉少，无压痛。唇色较淡，舌质淡白，苔薄少。问其白带情况，其母说内裤极易脏，每天必须换洗。女孩补充说极易烦躁，同学问她问题，只能回答一次，问第二次就很烦。摸脉时触其手，双手冰冷，其脉极沉无力，脉搏最多 50 次 / 分，舌质淡，苔薄少。

疏方茯苓四逆汤：人参 10g，茯苓 12g，制附片 6g，干姜 12g，炙甘草 12g。6 剂，煎服，每日 1 剂。

11 月 28 日，患者电话复诊，诉服药有效，嘱继续服用，至少服用 1 个月。

12 月 18 日，患者服药 4 周后，经电话交流得知，各方面都恢复的比较理想：便秘已经完全治愈；烦躁也好转了很多；胃口也开了，吃多了仍然胃胀；白带已经基本痊愈。就是冻疮没有治好。患者补述月经量一直很少。

仍以茯苓四逆汤加减：附片 10g，干姜 12g，炙甘草 20g，人参 5g，当归 10g，肉桂 5g。7 剂，颗粒剂，每日 1 剂。

12 月 26 日，患者自述药后食欲极佳，便秘已愈，烦躁也好了很多。查体见脚跟部冻疮不明显，已无大碍。患者追述白带多而黄，但局部不痒。其舌质红润，苔薄少，脉浮沉适中，有力。予四妙丸加味 10 剂以治其黄带，嘱愈后可不必再来诊。

按："望而知之谓之神"，初见这个小女孩，面色清瘦、唇淡，一定不是热证，一定不能用寒性药。

若见便秘，则硝、黄之类攻之，粗工所为也。略懂辨证者，可能会泻下、温里并用，大黄、附子一起用，此即大黄附子汤，也有可能会想到火麻仁、杏仁等润肠通便之品。

然而笔者考虑到其脉搏如此之弱，再加之冻疮，显然属于附子脉、附子证，必用四逆汤；再加上烦躁，笔者突然想到《伤寒论》之茯苓四逆汤证主治"发汗，若下之，病仍不解，烦躁者"，方中茯苓、人参均具有安神作用。

因患者白带量多，白带属湿，主水盛，"水盛则火衰"，故当与附子、干姜等温药。当然火衰的患者阳气不足，就容易发生冻疮。

这是笔者诊治时的思路。

二、真武汤

【原文】

1.太阳病，发汗，汗出不解，其人仍发热，心下悸，头眩，身瞤动，振振欲擗地者，真武汤主之。（82）

2.少阴病，二三日不已，至四五日，腹痛，小便不利，四肢沉重疼痛，自下利者，此为有水气，其人或咳，或小便利，或下利，或呕者，真武汤主之。（316）

【组成】

茯苓、芍药、生姜（切）各三两，白术二两，附子一枚（炮，去皮，破八片）。

【用法】

上五味，以水八升，煮取三升，去滓，温服七合，日三服。

若咳者，加五味子半升，细辛、干姜各一两；若小便利者，去茯苓；若下利者，去芍药，加干姜二两；若呕者，去附子，加生姜，足前成半斤。

（一）真武汤中各药的作用

1.茯苓

现行中药学教材把茯苓列为利水药，说明其利水作用肯定，早在《本经》中即有"利小便"的记载，其后诸多本草古籍对茯苓的利水作用都有描述，如《名医别录》谓之主"大腹，淋沥，膈中痰水，水肿淋结"，《药性论》载之主"妇人热淋"，《本草衍义》认为本品"行水之功多"，《伤寒明理论》谓之"渗水缓脾"，《医学启源》则认为本品能"止消渴，利小便……治小便不通，溺黄或赤而不利"。

不仅本草古籍对茯苓的利水作用有丰富的描述，从临床来看，茯苓的利水作用也得到了广泛的认可，而且从现代药理研究来分析，茯苓所含的茯苓酸是其利水作用的有效成分。药理研究发现，茯苓对健康的人与动物均不具有利水作用，但可以增加水肿患者的尿液排出；对水肿严重的肾炎患者及心脏病患者，其利水作用更加明显。

茯苓利水的经方非常多，如五苓散主治"若脉浮，小便不利，微热消渴者"（71），还主治"本以下之，故心下痞，与泻心汤，痞不解，其人渴而口燥烦，小便不利者"（156），其主治均有"小便不利"；猪苓汤方含茯苓，主治"若脉浮，发热，渴欲饮水，小便不利者"（223），里面有"小便不利"，猪苓汤还主治"少阴病，下利六七日，咳而呕渴"（319），主治中虽未提"小便不利"，但"下利"系水湿内停所致；《金匮要略》防己茯苓汤主治"皮水为病，四肢肿，水气在皮肤中，四肢聂聂动者"；苓桂剂如苓桂术甘汤、苓桂甘枣汤、苓桂姜枣汤等，都是治疗痰饮的名方，也具有利水之功。以上诸方的利水作用，都与茯苓有关。

经方的加减方不多，但是加减方基本上提到了茯苓的使用原则，如小青龙汤方后注云"若小便不利，少腹满者，去麻黄，加茯苓四两"，小柴胡汤方后注"若心下悸，小便不利者，去黄芩，加茯苓四两"，四逆散方后注"小便不利者，加茯苓五分"。以上经方配伍茯苓的原因在于"小便不利"，而在真武汤方后注"若小便利者，去茯苓"，反证茯苓能够利小便。

小便不利用茯苓，小便利则去茯苓，这是经方用药定例。

茯苓在真武汤中的作用是利小便，以治"小便不利"。

2. 芍药

芍药在真武汤的作用有二。

（1）止痛：《本经》载芍药"主邪气腹痛"，还能"止痛"，《名医别录》用之治"腹痛，腰痛"，《药性论》言之治"腹中㽲痛"，《滇南本草》言之"主腹痛"，《本草纲目》谓之能"止下痢腹痛后重"，古籍本草广泛记载了芍药的止腹痛作用。

药理研究发现，无论是白芍还是赤芍，其有效成分均为芍药苷，能够缓解平滑肌、骨骼肌的痉挛而起止痛作用，这是芍药止痛作用的客观证据。

《伤寒论》有"腹痛加芍药"之说，如小柴胡汤方后注"若腹中痛者，去黄芩，加芍药三两"，芍药甘草汤主治"脚挛急"，是因为芍药能够缓解下肢骨骼肌的痉挛；大柴胡汤主治"按之心下满痛"，也含芍药，是因为芍药能够缓解胆囊、胆管、胰腺等平滑肌的痉挛。《金匮要略》之小建中汤是桂枝汤倍芍药加饴糖，主治"虚劳里急"，"急"即拘急、疼痛，当归芍药散主治"妇人怀妊，腹中疞痛"，是因为芍药能够缓解子宫平滑肌痉挛。

原文 316 条有"腹痛……四肢沉重疼痛"，无论是腹痛，还是四肢疼痛，都可以用芍药；82 条之"身𥆧动，振振欲擗地"中的"身𥆧动"，指肌肉不自主的跳动，也是肌肉痉挛的表现，用芍药能够缓解肌肉痉挛。

（2）利小便：芍药"利小便"作用首见于《本经》，《名医别录》谓之"去水气，利膀胱大小肠"，后世古籍未见对其"利小便"作用的记录。可见，芍药利小便之功在临床上并不常用。

《圣济总录》之芍药汤："治水气通身肿，其脉沉迟。芍药（锉，炒）一两，桂（去粗皮）半两，黄芪（锉）三分。上三味，粗捣筛。每服五钱匕，用米醋一合，水一盏半，煎至一盏，去滓，温服。"

《伤寒论》318 条："少阴病，四逆，其人或咳……或小便不利……四逆散主之。"可见四逆散本可用于小便不利，柴胡、枳实、甘草均不具有此作用，能够治疗小便不利的，非芍药莫属。

那么，芍药治疗的究竟是何种小便不利？

笔者推测，应该是输尿管平滑肌痉挛所致的小便不畅，这种情况最宜用芍药，因为芍药能解除全身平滑肌的痉挛，所以能缓解输尿管平滑肌痉挛，使输尿管变得通畅无阻，所以能表现出利水作用，可以说芍药的利水作用是间接性的。

芍药的利水作用有案例为证：王某，女，67 岁。十多年来，经常小便频急，重则淋漓涩痛，点滴不尽。曾多次验小便，均属正常。先后服大量抗生素和利尿药，并以补肾气、除湿热等法论治，时好时坏。近来病情加重，转来求诊。刻诊：近 1 个月来，约隔半小时解小便 1 次，量极少，一昼夜排尿总量仅 300 多毫升，色黄如浓茶。小便灼热，欲解不尽，四肢不温，少腹胀满疼痛，日夜不宁。舌质淡红稍暗，苔白滑。以四逆散加味主之。柴胡 10g，白芍 10g，

枳实 10g，甘草 3g，桔梗 15g，茯苓 20g。4 剂。服后小便通利，病遂获愈。（《范中林六经辨证医案选》）

3. 生姜

生姜的作用较多，能够发散风寒，温中止呕，温肺止咳。其在真武汤中的作用有三。

（1）利水：《本草经集注》与《食疗本草》均载生姜能够"去痰下气"，《药性论》言之主"痰水气满"，《医学启源》言之"温中去湿"，虽然痰与水不同，但都是水饮内停所致。

至宋代《本草图经》始有生姜皮的记载，《本草纲目》以之"消浮肿腹胀痞满"，《医林纂要》认为生姜能"达于皮毛，行水"，《本草汇言》用之"消浮肿"，《本草再新》谓之"行水消肿"，都说明生姜皮具有利水作用。

生姜皮具有利水作用，那么带皮入药的生姜也应当具有利水作用，这是真武汤应用生姜的一个目的。

（2）止呕："生姜为呕家圣药"，阳虚水肿的患者，不仅下肢容易水肿，而且患者的消化道也易水肿，表现为食欲下降，腹胀，吸收不良，甚至呕吐，所以止呕是生姜在真武汤中的另一大作用，因为真武汤的原文主治包括"或呕者"（316）。

（3）开胃：生姜主要成分为挥发油、姜辣素等，生姜生食或其煎液进入胃中，能兴奋迷走神经，促进消化液分泌，增强胃肠道平滑肌蠕动，所以生姜具有消食作用。笔者每见食欲不振患者，首先想到的是生姜，15 ~ 30g 即有显著的消食作用。阳虚水肿患者的食欲往往下降，乃至饮食不思，甚至呕吐，所以生姜的开胃消食作用在本方中也不容忽视。

4. 白术

中医认为白术的作用是健脾利水、固表止汗、安胎等，在真武汤中其作用有二。

（1）利水：阳虚水肿的治疗，首先要利水，这是正治。本草古籍对白术的利水作用有丰富的记载，如《名医别录》用之"消痰水，逐皮间风水结肿"，《药性论》用之"治水肿胀满"，《新修本草》谓之"利小便"，《日华子本草》用之"治水气，利小便"，《汤液本草》谓之"通水道"，《药性考》谓"水肿宜之"。

用白术利水的经方也比较多，如五苓散含白术，能够利水消肿；桂枝芍药知母汤可治疗"身体魁羸，脚肿如脱"，组成中有白术；治疗"里水"的《金匮要略》越婢加术汤，亦含有白术。

动物实验已经明确白术有明显而持久的利尿作用，这是白术利尿作用的药理基础。

（2）增强消化功能：虽然肾主水，为水之下源，但中医理论认为，脾主运化水谷，脾失健运，则水湿内停，溢于肌肤而发为水肿。所以，治疗水肿，还得考虑脾的健运与否。《本经》载白术能够"消食，作煎饵久服，轻身延年不饥"，《名医别录》谓之"暖胃，消谷，嗜食"，现行中药学教材把白术当作健脾益气的要药，足见其能增强消化功能，而阳虚水肿患者会出现消化功能下降。

5. 附子

前文已经论述过附子能够强心，升高血压，通过升高肾小球入球小动脉的血压，使肾小球的滤过率增加，从而增强利尿作用。所以，附子具有间接的利尿作用。

（二）真武汤的作用

中医认为真武汤有温阳利水之功，西医则认为本方具有利水、强心等作用，分述之。

1. 利水

真武汤组成共五味药，茯苓、生姜、白术均具有直接利水作用，而芍药、附子具有间接利水作用。总之，此五味药均具有利水作用，所以真武汤的主要作用是利水。

2. 强心

真武汤的强心作用主要依靠附子，因此本方可以用于心源性水肿与肾源性水肿。

水为至阴之物，水湿泛滥，多成阴水，治疗上当以温阳利水。附子辛甘大热，如离空当照，雾霾当散；水湿停聚，小便不利，当利水，用茯苓；下水管道不通（输尿管痉挛），用芍药；白术健脾利水，以固水湿产生之本；生姜开胃止呕，以治水湿产生之标（即食欲不振、呕吐等）。

五味药各司其职，环环相扣，配伍精当。

（三）真武汤的应用

真武汤是治疗阳虚水肿的名方，也是有效方剂，用之得当，可治疗阴水之顽疾。真武汤的应用，从西医角度分述如下。

1. 慢性肾病性水肿

肾小球的慢性炎症导致的一系列的综合征，又叫肾病综合征，突出表现为水肿、大量蛋白尿、高血压等。患者怕冷明显，食欲降低，或有呕吐，口不渴或喜热饮，或有脘腹胀满，下肢常有凹陷性水肿，肢体沉重，乏力明显，小便量少而不畅，舌质淡胖。由于高血压，患者脉象常常滑数有力。

2. 肝硬化腹水

肝硬化腹水是肝硬化失代偿期最突出的表现，患者常有慢性肝炎病史，腹水严重时，可伴有下肢水肿。患者营养状况较差，食欲下降，恶心，厌食，腹胀，消瘦，系消化吸收不良所致。肝功能衰竭时，黄疸可持续加重。内分泌失调时，可见肝掌、蜘蛛痣等。患者常伴有怕冷、乏力、精神不振、舌淡苔白等一派阳虚之象。

3. 阳虚型高血压

临床发现，有的患者以高血压病就诊，体检心、肝、肾却没有明显病变，亦无高血压家族史。血压虽高，但其脉弱缓而无力。然而患者却自认为高血压，并常以头晕、头痛为主诉。患者纳眠均可，怕冷明显，倦怠乏力，大便常泻，小便清长或不利，下肢常有轻度水肿，舌淡白，这就是阳虚型高血压。

肾病性水肿有热水与寒水之分，肝硬化腹水有阳水与阴水之别，高血压病有寒证与热证之异，无论是什么病，真武汤适用于阳虚水泛证，这是中医的精华。

（四）真武汤的使用注意

1. 真武汤为什么用生姜，不用干姜

生姜有止呕、开胃、利水之功，可用于阳虚水泛之水肿，也可用于胃肠道水肿之呕吐或食欲下降；而干姜的主要作用是温中止泻，适用于虚寒性腹泻，也可用于痰饮犯肺。所以，对于阳虚水肿患者，生姜比较对证。

2. 真武汤加减

真武汤的或然证比较多，如"或咳，或小便利，或下利，或呕"等，所以其加减必然较多。

"若咳者，加五味子半升，细辛、干姜各一两。"咳嗽加五味子、干姜、细辛，这是《伤寒论》治咳的经验，笔者称之为"治咳三剑客"。

"若小便利者，去茯苓。"阳虚并非一定出现水肿，也并非一定出现小便不利，如果小便通畅，则去茯苓。

"若下利者，去芍药，加干姜二两。"如果患者腹泻，去芍药，因为芍药能通大便，而加干姜以止泻，因为干姜能够温中止泻。

"若呕者，去附子，加生姜，足前成半斤。"如果阳虚症状不够明显，"附子脉"表现不够显著，可去附子；突出表现为呕吐者，即可重用生姜以止呕。

（五）医案举例

真武汤加味治疗低血压、头昏案

赵某，女，37 岁，身高 160cm，体重 52kg，2017 年 9 月 8 日以低血压、头昏为主诉而网诊。

自述从小有低血压，收缩压为 90mmHg 左右，舒张压为 50 ～ 60mmHg。怕冷、乏力等症状好像一直有，但近几年加重，精神疲倦，头昏、头晕明显，记忆力下降明显，易怒，易烦躁，易抑郁，易焦虑，喜欢唉声叹气，怕冷、怕风，出汗少，出汗后身凉，晨起眼睛浮肿，有眼袋，黑眼圈，鼻干、口干喜热饮，口苦，口黏，口腔溃疡 1 处，有黏痰，但不咳嗽，腹部发凉，眠可，手脚冰凉，手指有发胀感，大便正常，舌质润，苔薄少，有齿印。

真武汤加味：黑顺片 15g，炒白术 15g，茯苓 15g，干姜 10g，桔梗 6g，党参 20g，白芍 10g。颗粒剂，10 剂，每日 1 剂，饭前半小时温开水分 2 次冲服。

9 月 22 日二诊：患者反馈，大概吃到第 5 天的时候精神就开始好起来了。现在下午不会感到疲惫了。嘱原方再进 10 剂以巩固疗效。

10 月 11 日三诊：患者反馈，效果真的很好，黑眼圈、鼻干、口干、口苦、口黏、口腔溃疡等都已经痊愈，现在血压 110/70mmHg，再没像原来那样昏昏沉沉的，现在精力充沛的感觉太好了。嘱再进原方 10 剂。

按：真武汤来源于《伤寒论》，由附子、茯苓、白术、白芍、生姜组成，现行教材认定真武汤是温阳利水剂，一般用于阳虚水肿。

该案患者以低血压、头昏为主诉而就诊，笔者首先想到的就是真武汤证。怕冷、乏力等属于阳气虚弱。阳虚水泛，可以出现晨起眼睛浮肿、眼袋明显、黑眼圈等。手指发胀感，也是阳虚水泛的表现。桔梗祛黏痰，党参补气。诸药合用，共奏补气温阳利水之功。

三、麻黄细辛附子汤

【原文】

少阴病，始得之，反发热，脉沉者，麻黄细辛附子汤主之。（301）

【组成】

麻黄二两（去节），细辛二两，附子一枚（炮，去皮，破八片）。

【用法】

上三味，以水一斗，先煮麻黄减二升，去上沫，内诸药，煮取三升，去滓。温服一升，日三服。

（一）麻黄细辛附子汤中各药的作用

1. 麻黄

在第二章"麻黄"条已经探讨过，麻黄的有效成分是麻黄碱、伪麻黄碱，而不是其挥发油，麻黄碱、伪麻黄碱等具有拟肾上腺素样作用，能够兴奋心脏，收缩血管，升高血压，增强机体的代谢，使产热增加，可以用于"少阴病"虚寒证的治疗，即阳虚证而出现的怕冷，当然也可以用于阳虚感冒。

2. 细辛

中医认为细辛具有发散风寒、通窍止痛、温肺化饮等功能，结合药理研究，细辛在麻黄细辛附子汤的作用如下。

（1）兴奋作用：细辛对心血管系统呈现兴奋作用，与麻黄、附子相比，其作用较弱。细辛对心脏的兴奋作用与去甲乌药碱、异丙肾上腺素的作用基本相似，能够增加心脏的冠脉流量，使心肌收缩力明显增强。

细辛通过兴奋心血管系统，使产热增加，改善患者的阳虚状态，可治疗怕冷，而怕冷是阳虚患者的常见表现，也是感冒患者常有的症状。

阳虚患者的脉搏沉伏不起，或沉迟无力，或微细，服用细辛煎剂后，代谢增强，可使脉搏变得相对有力。

（2）解热镇痛：解热镇痛可用于感冒患者出现体温上升、头痛、关节疼痛、怕冷等的治疗。《本经》载细辛主"头痛……风湿痹痛"，《药性论》用之治"恶风，风头"，《本草衍义》谓之"治头面风痛"，《珍珠囊》"主少阴苦头痛"，《医学启源》言之"治少阴经头痛如神"，《本草正》谓之"善祛阴分之寒邪，除阴经之头痛"，《本草经百种录》以之"散肺经之风"，《药性切用》则直言"表散寒邪"，以上本草古籍对细辛治疗风寒感冒或感冒头痛均有记载。

药理研究发现，细辛挥发油能使实验动物的体温下降，对动物有解热作用。动物实验发现，以细辛煎剂给实验动物灌胃具有镇痛作用，细辛的这种镇痛作用不只适用于感冒头痛，还可用于慢性鼻炎所致的头痛，以及风湿性关节炎出现的腰腿疼痛等。

3. 附子

附子在麻黄细辛附子汤中的作用可参考本章内容之"附子"条，附子通过其强心作用兴奋机体，增强代谢，使其产热增强，这是附子发挥"大热"性能的基础，临床上一般用于虚弱状态的患者，也就是中医诊断为阳虚者。

（二）麻黄细辛附子汤的作用

麻黄细辛附子汤虽然只有三味药物组成，但其作用强大，综合三味药的作用，兴奋机体是本方的基本作用。

1. 兴奋机体，增强代谢

麻黄含麻黄碱、伪麻黄碱等生物碱，具有拟肾上腺素样作用，能够兴奋心脏，提高心率，升高血压；细辛也具有兴奋心脏作用；附子含乌头碱、次乌头碱、去甲乌药碱等，不仅能够直接兴奋心脏，而且能够促进肾上腺分泌肾上腺素，并能促进肾上腺素的释放。此三药均能兴奋心脏，提高心率，升高血压，增强机体的代谢。

2. 止痛

细辛不仅具有麻醉止痛作用，而且能够解热镇痛，可适用于感冒头痛、牙痛、关节疼痛、痛经等，其止痛效果良好，适应证范围较广。附子所含的乌头碱、中乌头碱、次乌头碱等均具有显著的镇痛作用，而中乌头碱的镇痛作用更强，是乌头碱的 2 ～ 3 倍，而且附子还具有显著的抗炎作用。基于这些作用特点，附子不仅适用于关节炎所致的疼痛，而且可用于内脏诸痛如心绞痛、胆绞痛、脘腹冷痛、痛经等。麻黄虽然没有止痛作用，但能够发汗，缓解关节炎所致的水肿，从而具有止痛作用。

所以，麻黄细辛附子汤具有温里散寒止痛作用。

（三）麻黄细辛附子汤的应用

中医认为麻黄细辛附子汤适用于但麻黄细辛附子汤具有激发人体阳气、兴奋机体功能，一般适用于机体功能低下的病证和以冷痛为主的疼痛性疾病，如感冒、心动过缓、关节炎等。

1. 阳虚感冒

患者往往以感冒为主诉就诊，症见鼻塞声重，流清涕，或有咽喉疼痛，但咽喉无炎症，怕冷明显，或有发热，头痛头晕，周身酸痛，口不渴或喜热饮，纳可眠佳，二便正常，舌淡红，苔薄白，脉不浮，反而沉缓无力等，中医辨证为阳虚外感。

2. 窦性心动过缓

正常人的心率为 60 ～ 90 次 / 分，部分健康人的心率低于 60 次 / 分，但是没有任何症状，不需要治疗。

窦性心动过缓患者常因心率低于 60 次 / 分而表现为低血压，头部血液供应不足，表现为头晕严重，或伴耳鸣；面部供血不足，则面色苍白、唇口色淡；大脑供血不足，则出现失眠或嗜睡、头痛等；心肌供血不足，则心肌缺血或心悸；四肢、全身供血不足，则乏力、怕冷明显、少汗或无汗；胃肠道供血不足，则消化不良或吸收不佳，表现为食欲差、便溏等。总之，患者处于功能低下的阳虚状态。

3. 甲状腺功能减退

甲状腺功能减退简称甲减，为临床常见病。甲亢的过度治疗而致者，或体检发现甲状腺肿痛而行甲状腺切除所致者，这些都是继发性甲减；有的表现为原发性甲状腺合成不足，称为原发性甲减。化验检查 T_3、T_4 明显偏低。

不管是继发性甲减，还是原发性甲减，都是甲状腺素的合成不足导致机体的代谢低下，能量供应不足。

由于代谢能力下降，全身热量供应不足，患者表现为面色苍白，眼睑和面部虚浮，全身皮肤干燥、粗糙、多屑，体重明显增加等。

神经系统的能量供应不足，则表现为记忆力减退、嗜睡、反应迟钝等。

心血管系统的能量供应不足，表现为心动过缓，心输出量减少，血压偏低，也可并发冠心病。

消化系统的能量供应不足，则患者可表现为食欲不振、腹胀、便秘等。

内分泌系统的能量供应不足，女性表现为月经过多、闭经、不孕、性生活冷淡，男性则表现为性欲减退，甚至阳痿等。

总之，甲减就是能量产生不足，不能供给机体代谢所需要的能量，机体失去温养的状态，与中医的阳虚或阳虚水泛证类似。

4. 风湿性关节炎

风湿性关节炎，属于中医痹证的范畴，《素问·痹论》言："风寒湿三气杂至，合而为痹也。其风气胜者为行痹，寒气胜者为痛痹，湿气胜者为着痹也。"

从麻黄细辛附子汤的组成来看，本方适用于寒痹，表现为局部冷痛，或遇寒加剧，或冬天容易发作，局部皮肤温度明显较体温低，还伴有形寒肢冷，穿衣较多，纳呆便溏等。

而麻黄细辛附子汤不仅能够补充机体保持体温所需要的热量，而且能够温经止痛。

（四）麻黄细辛附子汤的使用注意

1. 麻黄细辛附子汤的煎法

煎法明确要求"先煮麻黄"，再煎他药。

药理研究发现，细辛的有效成分是甲基丁香酚，有毒成分是黄樟醚。黄樟醚久煎后易挥发，而甲基丁香酚不因煎煮时间的延长而被破坏，所以，若要保证细辛的用药安全，需要久煎。

药理研究也发现，久煎附子能够保证附子的用药安全。

总之，现代应用麻黄细辛附子汤，整方久煎，不仅能够保证用药安全，而且能够保证药物的疗效。

2. 类方鉴别：麻黄细辛附子汤与麻黄附子甘草汤

先来看一下《伤寒论》对于两方的记载。

301 条：少阴病，始得之，反发热，脉沉者，麻黄细辛附子汤主之。

302 条：少阴病，得之二三日，麻黄附子甘草汤微发汗，以二三日无里证，故微发汗也。

两条都出现"脉沉"，提示机体的产能不足，功能低下。但麻黄细辛附子汤证有"发热"，而麻黄附子甘草汤证无"发热"，这可能就是两方的鉴别要点，因为细辛具有"解热镇痛"作用，用细辛的目的是解热。而麻黄附子甘草汤加用了甘草，增强了补益作用。

此外麻黄细辛附子汤的止痛作用较强，可以用于寒性疼痛性疾病，如疼痛、关节痛等。

（五）医案举例

麻黄附子甘草汤合桂枝茯苓丸加全蝎治疗小便不禁案

宋某，女，47 岁，身高 155cm，体重 45kg，面色白润。2017 年 4 月 13 日以小便不禁而网诊。

刻诊：自述用力过大、咳嗽或喷嚏，就会有小便流出，这种情况已持续数年。现上身热下身冷，手脚偏凉，头昏，有眩晕感，咽痒，眼睛干涩，喝水少，即便想喝也是想喝温热水，口中发黏，吃得多但容易饿，反酸胀气，胃有烧灼感，入睡困难，有时醒，有时梦多，精神疲倦，易忘事，大便溏而不爽，小便黄而热烫。舌质淡胖，有裂纹，苔薄。

据证，给予小半夏汤加蜈蚣：姜半夏 15g，干姜 10g，生甘草 15g，蜈蚣 10g。6 剂，煎服，每日 1 剂，分 2 次饭后温服。

4 月 21 日二诊：述疗效不好，基本没有效果。她补充说，症状大概从生完孩子就有了。刚开始的时候，症状很轻，随着年龄的增长，症状逐渐加重，近几年来，喷嚏、咳嗽、有力过猛，就会有小便流出，尤其是感冒上火的时候症状加重，没有正式看过医生，前年的时候咨询过一位泌尿科的大夫，他说是生产过程中用力过大产生的后遗症，需要手术。因胃不好，怕吃药，所以拖到现在。她还述，身上掉白色小皮屑，易忘事，月经提前，有血块，经色暗黑。舌质淡胖，有小裂纹。

疏方麻黄附子甘草汤合桂枝茯苓丸去牡丹皮加全蝎：麻黄 9g，附子 10g，生甘草 20g，桃仁 10g，桂枝 10g，白芍 10g，茯苓 10g，全蝎 10g。7 剂，煎服，每日 1 剂，分 2 次饭后温服。

4 月 25 日反馈，药仅吃 2 剂，即感到明显好转。4 月 30 日正式反馈，药吃完后，其间小便不禁这一症状没再出现，疗效非常好。嘱患者继服 7 剂以巩固疗效。至 6 月 10 日，患者小便不禁的情况未再出现。

按：小便不禁一症，多见于经产妇女，尤以 50 岁以后的妇女居多。老年人尿道括约肌退行性病变，或青壮年妇女功能性尿道括约肌松弛，当患者咳嗽、大笑、打喷嚏、跳跃等使腹压突然升高时，有少量尿液不自主排出，临床所见以虚寒者居多。

2016 年 5 月，笔者用四逆散加全蝎、蜈蚣治 1 例因咳嗽而小便失禁的 68 岁老妇，不仅治愈了其咳嗽，而且改善了小便情况，遂对蜈蚣治疗小便失禁持有疑问。今又遇见相似病例，为了验证蜈蚣的作用，在辨证的基础上，选用小半夏汤加蜈蚣治之，验证了治疗小便失禁，用蜈蚣是没有效果的。

二诊时，患者虽上半身热，但下半身凉、手脚偏凉，改用麻黄附子甘草汤；患者身上脱落白色小皮屑，易忘事，月经提前，有血块，经色暗黑，这些都是桂枝茯苓丸证。

肾上腺素能受体激动剂是治疗压力性尿失禁最常用的药物，也是目前研究认为最有效的药物，这类药物能通过增加尿道括约肌的闭合能力来治疗压力性尿失禁。而麻黄具有拟肾上腺素样作用，这是该案例应用麻黄的依据。甘草具有肾上腺盐皮质激素样作用，维持人体内水和电解质的平衡，保持人体内的水分，具有抗利尿作用。附子不仅具有补充机体肾上腺素的作用，还能促进肾上腺合成、释放肾上腺素。三药组方麻黄附子甘草汤。

全蝎不仅能够促进膀胱平滑肌的收缩而止小便，而且能够促进子宫平滑肌收缩以治子宫脱垂、促进直肠平滑肌收缩以治脱肛等。刘氏介绍，有一章丘患口眼㖞斜 5 天，求诊于叶执中老师，叶老师给牵正散加天麻、全蝎各 9g 研末冲服。先后共服药 9 剂，不但口眼㖞斜治愈，而且患了一年半的脱肛病也治好了。联想牵正散送服全蝎粉，前者治愈了口眼㖞斜并子宫脱垂，后者治愈了口眼㖞斜并脱肛。上下之疾，疗效如此之捷，因不解其意，请教叶老师，叶老云："功在全蝎，全蝎既有祛风止痉通络之效，又有缓上紧下之力。"言简意赅，实为经验之谈。嗣后，刘氏在临床中凡遇到上紧下缓之疾，皆加入缓上紧下之全蝎，常获满意之疗效。［刘士正．缓上紧下话全蝎．山东中医杂志，1987（5）：45.］

　　笔者用麻黄附子甘草汤合桂枝茯苓丸加全蝎治疗小便失禁虽然取得了小小的成功，但仍然没有搞清究竟是麻黄附子甘草汤的结果，还是全蝎治疗的结果，或是药物整体作用的结果。

第八章　半夏类方

第一节　半夏

一、概说

半夏为天南星科植物半夏的干燥块茎，俗称旱半夏，主产于四川、湖北等地，以质地坚实、断面洁白、富于粉性者为佳。

半夏首载于《本经》："味辛平。主伤寒寒热，心下坚，下气，喉咽肿痛，头眩，胸胀，咳逆，肠鸣，止汗。"可见，《本经》时代古人已经对半夏的作用有了较为深刻的认识。

半夏的规格较多，生品不宜内服，多供外用，生半夏能够散结消肿止痛。姜半夏由生姜、白矾炮制，长于降逆止呕；用甘草、石灰水炮制，名法半夏，长于燥湿和胃；用白矾溶液炮制者，为清半夏，偏于燥湿化痰；用法半夏与赤小豆、苦杏仁、鲜苍耳草及面粉经加工发酵而成者，名半夏曲，以化痰消食见长。笔者最常用姜半夏，既能化痰，又能止呕，还能和胃。

二、作用

中医认为，半夏味辛、苦，性温，归脾、胃、肺经，具有燥湿化痰、降逆止呕、消痞散结等作用，主要用于湿痰证、寒痰证，各种呕吐、结胸、梅核气、心下痞满、失眠等证。

下面结合古籍文献记载、经方应用以及现代药理研究，探讨半夏的作用。

（一）化痰

半夏的化痰作用在《本经》中没有明确的记载，只言其主"咳逆"。痰的刺激引发咳嗽，所以半夏主"咳逆"的机理有可能是通过祛痰作用来实现的。《名医别录》谓之"消心腹胸膈痰热满结"，并主"咳逆上气"；唐代《药性论》载之"能消痰涎……去胸中痰满……气虚而有痰气，加而用之"。后世本草对于半夏的化痰功效及应用多有记载，如《珍珠囊》用之"除痰涎，胸中寒痰"，《医学启源》用之"治寒痰及形寒饮冷伤肺而咳"，《药性本草》则直言其"消痰涎"，《本草蒙筌》谓之"截痰……止痰饮"，《本经逢原》对半夏的应用记载尤详："（半夏）同苍术、茯苓治湿痰，同瓜蒌、黄芩治热痰，同南星、前胡治风痰，同芥子、姜汁治寒痰。惟燥痰宜瓜蒌、贝母，非半夏所能治也。"

《丹溪心法》言："治湿痰喘急，止心痛。半夏，不拘多少，香油炒，为末，粥丸梧子大。每服三五十丸，姜汤下。"朱丹溪如此大胆地以半夏单味药物治湿痰喘急，用法独特，如果没有十足的经验，是写不出来的。

半夏的化痰作用不仅在本草古籍有记载，而且早已被临床反复证实。临床上凡属湿痰或寒痰，症见咯痰质稀、色白而易于咯出者，服用半夏组方后，咯痰量明显减少，甚至不再咯痰，说明半夏的化痰作用疗效肯定。临床常用方如半夏厚朴汤、温胆汤、二陈汤等均具有明显的化痰作用。

然而，半夏化痰的成分、作用尚未被现代药理证实，笔者推测，这可能与现代的实验方法、实验技术、实验手段有一定关系。药物的功效应以患者服药后的反应为依据，以疗效为依托，最终应用落实到临床。实验室数据可作为重要参考，而不能当作唯一的证据。

例如，《伤寒论》第149条之半夏泻心汤主治"但满而不痛者，此为痞"，《金匮要略》半夏泻心汤主治"呕而肠鸣，心下痞"，生姜泻心汤、甘草泻心汤、旋覆代赭汤等均含半夏，其主治症都有心下痞，所以，现行教材及大多数学者都认为半夏能够消痞。

从作用机理来分析，半夏的消痞作用与化痰作用理无二致，都是抑制腺体的分泌。半夏所化之痰为寒痰、湿痰，表现为质地清稀、色白易吐，其本质为气管与支气管的分泌物增多，而半夏能够抑制气管与支气管腺体的分泌。药理研究也发现半夏有显著的抑制胃液分泌作用，实际上扩展到整个消化道，半夏有抑制各消化腺分泌的作用。比如通过抑制胃液分泌，减轻了上消化道积气，而表现为消痞作用；抑制小肠的分泌而表现为止泻，如甘草泻心汤含半夏，主治"其人下利，日数十行"；患者口服半夏制剂后，会感到口干舌燥，这是其抑制唾液分泌的明证。

根据笔者多年的临床经验，半夏泻心汤的适应证除心下痞满、不适、堵塞感（即慢性胃炎），必定要看舌，苔腻或微腻，或薄腻而黄者，是应用半夏泻心汤的重要指征。因为从中医方面来讲，舌苔腻说明有湿，也可以说是痰湿，而半夏能够燥湿化痰；从药理方面来讲，舌苔腻说明唾液分泌增多，推测其胃液的分泌必然旺盛，而半夏能够抑制消化腺的分泌。

与腻苔相反的是燥苔或光红无苔，提示胃肠道的分泌减少，这种情况要慎用半夏。

（二）止呕

半夏最早记载于《本经》，但是书尚未提及其止呕作用。《名医别录》首先载半夏治"时气呕逆"，《药性论》用之"止呕吐"，《日华子本草》谓之"治吐食反胃"，《本草图经》载本品"主胃冷呕哕，方药之最要"，《本草蒙筌》用之"除呕恶"，《本草从新》则谓之"止烦呕"。可见，历代本草均载半夏具有止呕作用。

半夏的止呕作用在《伤寒论》及《金匮要略》应用广泛。如小柴胡汤主治"心烦喜呕"以及"呕而发热者"，用大柴胡汤主治"呕不止，心下急，郁郁微烦"，以上两方均含半夏。半夏干姜散主治"干呕，吐逆，吐涎沫"，大半夏汤主治"胃反呕吐"，半夏泻心汤主治"呕而肠鸣，心下痞者"，黄芩加半夏生姜汤主治"干呕而利"。其中，半夏组方的最简方为小半夏汤，由半夏一升、生姜半斤组成，主治"诸呕吐，谷不得入"，说明小半夏汤可以治疗各种各样的呕吐，其止呕作用与半夏、生姜有关。

半夏具有良好的止呕作用，生姜被称为"呕家圣药"，二者组方小半夏汤，不仅止呕的疗效大大增强，而且生姜能够降低半夏的毒性。经方中常见到小半夏汤的身影，如小柴胡汤、大柴胡汤、旋覆代赭汤、生姜泻心汤、黄芩加半夏生姜汤、小半夏加茯苓汤等，这些经方的适应证都有呕吐，这是使用小半夏汤的依据。

据有关报道，半夏的止呕作用可能与其所含的生物碱有关，但止呕的具体成分尚不明确。半夏通过抑制消化腺的分泌而起作用，这与中医理论不谋而合。中医认为半夏能够燥湿，使消化道的水分减少，使腻或薄黄而腻的舌苔变润，更能使胃脘部的痞满感消失。

（三）安神

半夏的安神作用早在《内经》中即有应用，如半夏秫米汤，可用于胃不和而卧不安者。然而，其安神作用在本草古籍中未见记载。但药理研究发现，半夏具有镇静、镇痛之功，大剂量应用时，能够化痰安神。"怪病皆因痰作祟"，对于体胖痰多、失眠易惊而多梦（尤其是噩梦）者，从痰论治多有良效，半夏与陈皮、茯苓、竹茹等用，如温胆汤，主治"触事易惊，或梦寐不祥"，这也是治疗抑郁症体胖痰多者的良方。

药理虽然发现半夏具有镇静之功，但镇静的有效成分是什么却未见报道。笔者在临床中发现，半夏能够安神，疗效独特、可重复性高。笔者使用半夏安神，依据有两点：一是失眠而偏胖或者肥胖者，虽然患者不吐痰，但痰湿体质明显，因为中医理论认为肥人多痰湿，而半夏能够燥湿化痰；二是对于形体中等而失眠者，患者虽然不胖，但吐痰或咽喉有异物感，这也属于痰湿阻滞，重用半夏必效，常用量为 30 ~ 60g，方选温胆汤或半夏厚朴汤，见有热象者，可加黄连，名黄连温胆汤。

总之，半夏的药理作用十分突出，但其药理成分却不是很清晰。笔者认为，对于半夏的研究，下一步的重点是研究其有效成分与药理作用之间的相关性，对中医临床有更大的指导意义。

著名经方家黄煌教授在《张仲景50味药证》中对半夏体质进行了详细介绍："营养状况较好，目睛有光彩，肤色滋润或油腻，或黄黯，或有水肿貌，但缺乏正常的光泽；形体并不羸瘦，肥胖者居多。主诉较多而怪异，多疑多虑，易于精神紧张，情感丰富而变化起伏大，易于出现恶心感、咽喉异物感、黏痰等。脉象大多正常，或滑利。舌象多正常，或舌苔偏厚，或干腻，或滑苔黏腻，或舌边有两条由细小唾液泡沫堆积而成的白线，或有齿痕舌。这种体质，著者称之为半夏体质。"

三、用量

半夏的用量范围变化很大，5 ~ 60g。

一般而言，用于呼吸、消化系统疾病时，其常用量为 5 ～ 20g；而用于失眠时，其用量多在 30g 以上，有时达 60g。

四、使用注意

半夏体质的患者用半夏类方时最容易取效，其舌苔大多白腻或滑腻。临床上若见光红无苔，或舌红少苔者，慎用半夏。但可以配伍应用，如《金匮要略》之麦门冬汤大具滋阴降火之功，即在大剂量麦冬的基础上配伍半夏，能够治疗"咽喉不利"。

第二节　类方

以半夏为主组成的经方即半夏类方，如半夏泻心汤、甘草泻心汤、生姜泻心汤、生姜半夏汤、小半夏汤、小半夏加茯苓汤、半夏厚朴汤、大半夏汤、厚朴生姜半夏甘草人参汤、瓜蒌薤白半夏汤等。其中，我们要讨论的经方有半夏泻心汤、半夏厚朴汤、小半夏汤、瓜蒌薤白半夏汤等。

一、半夏泻心汤

【原文】

1. 伤寒五六日，呕而发热者，柴胡证汤具，而以他药下，柴胡证仍在者，复与柴胡汤，此虽已下之，不为逆，必蒸蒸而振，却发热汗出而解。若心下满而硬痛者，此为结胸也，大陷胸汤主之。但满而不痛者，此为痞，柴胡不中与之，宜半夏泻心汤。（149）

2. 呕而肠鸣，心下痞者，半夏泻心汤主之。（《金匮要略·呕吐哕下利病脉证治第十七》）

【组成】

半夏半升（洗），黄芩、干姜、人参、甘草（炙）各三两，黄连一两，大枣十二枚（掰）。

【用法】

上七味，以水一斗，煮取六升，去滓，再煎，取三升。温服一升，日三服。

（一）半夏泻心汤中各药的作用

1. 半夏

半夏的作用可参考本章之"半夏"条，在半夏泻心汤中，半夏既能燥湿化痰治痞，又能止呕。

半夏泻心汤主治痞证，主要表现为胃脘部堵塞或不适，或有轻微疼痛，或伴有胃酸分泌过多，最常见于慢性胃炎等。

半夏通过抑制消化腺的过多分泌，可达到以下三种作用：一是治"痞"，痞证的产生多与胃腺的分泌过多有关；二是止呕，呕吐产生的原因也是胃液的分泌过多；三是止泻，肠液的分泌过多则表现为腹泻。

所以，《金匮要略》之半夏泻心汤主治"呕而肠鸣，心下痞者"，其中呕即呕吐，肠鸣就是肠鸣腹泻或便溏，心下痞即胃脘部堵塞或不适，总结为上呕、中痞、下利，都是消化系统常见症状。

2. 黄连

黄连的作用可参考第四章黄连之"健胃抑制炎症"条。

黄连能够治"痞"，古籍本草有记载，如《医学启源》载黄连能够"除脾胃中湿热，治烦躁恶心……心下痞满"，《药品化义》谓黄连治"中焦郁热，呕吐，痞满……皆不可缺"，《本草通玄》用之"除痞满"。

心下痞，即胃脘部堵塞、不适，按之不适感加重，或有轻微疼痛。为什么？

因为局部（即胃脘部，也就是胃黏膜）有炎症，按压对局部炎症有刺激，所以疼痛。黄连含小檗碱等生物碱，能够消除局部的炎症，这是其主要作用机理；此外，小檗碱还能够抑制胃酸分泌，减轻胃酸对胃黏膜局部炎症的刺激。

半夏、黄连均能治痞，但二者的作用机制不同。中医认为，半夏燥湿，黄连既清热，也能燥湿。西医则认为，半夏抑制消化腺的分泌，而黄连能够消除胃部炎症，这是二者的重要区别。

张仲景用黄连治心下痞时，一般为一两，小剂量即可除痞满。

从药性角度来分析，黄连用于胃病时，量不可大。因为黄连苦寒之性甚重，小剂量具有健胃作用，而大剂量则败胃。

3. 黄芩

黄芩能够消除胃部炎症，而中医认为黄芩亦属于苦寒之性，具有清热燥湿之功，所含黄芩苷具有抑制炎症作用。

《本经》谓黄芩治"火疡"，体表的"火疡"是体表组织的感染，而慢性胃炎可看作"内疡"。《名医别录》谓之除"胃中热"，慢性胃炎可以表现为胃中有"热"。《药性论》用之疗"肠胃不利"，包括肠，也包括胃。《滇南本草》言"所谓实火可泻，黄芩是也，热症多用之"，说明黄芩可泻火，结合《药性论》之记载，应当包括胃火。

黄芩、黄连均为苦寒之品，黄连的苦寒之性甚强，而黄芩的苦寒之性相对较弱，所以，用于慢性胃炎时，黄连仅用一两，而黄芩可以用至三两，这是半夏泻心汤中二药的用量比例。

4. 干姜

干姜的作用可参考第六章干姜条，干姜有三方面的作用，即止泻、止咳与止呕。

干姜在半夏泻心汤中的作用，可通过其止泻与止呕作用，达到以下三方面的目的。其一，通过抑制胃肠道腺体的分泌，治疗痞满；其二，通过抑制胃黏膜分泌，治疗呕吐；其三，通过抑制小肠腺体的分泌，治疗腹泻。

从中医理论分析，干姜除了具有温胃作用，还能够制约黄连的苦寒之性，防止黄连寒凉伤胃。

5. 人参

《素问·刺法论》云："正气存内，邪不可干。"《素问·评热病论》又云："邪之所凑，其气必虚。"

人的正气充足，则邪气不可侵犯；若有邪气入侵，必有正气不足。

为什么有的人容易患胃炎，而且容易反复发作？

虚也，中气虚也。

《本经》载人参"主补五脏"，《药性论》载之"主五脏气不足"，五脏包括脾胃，人参能够扶助正气，当然也能够培补中焦之气。

《日华子本草》则载人参能"调中治气，消食开胃，食之无忌"，进一步阐明了人参对脾胃的补益作用。

《名医别录》谓人参"疗肠胃中冷……霍乱吐逆，调中"，《海药本草》谓之能"消食，益气"，《医学启源》以之"治脾肺阳气不足……补中缓中"，以上本草之论述，都与脾胃有关，说明人参能够健补脾胃。

研究发现，人参能够增强机体的消化能力，也能够增强吸收功能，推测人参还能够保护胃黏膜，日久服之则能使人长"肉"，这就是人参的同化作用。从《伤寒论》的应用来看，人参一般用于汗、吐、下之后，患者出现津脱情况而形体消瘦，急需要补气生津，以恢复身体的功能。

现代人用人参，一般适用于大病、久病之后，如肿瘤患者手术、化疗、放疗之后，胃口全无，形体逐渐消瘦，体重急剧下降，最后出现恶病质。此时急需人参以改善食欲，益气扶正，生津复形。

半夏泻心汤证虽不至于出现恶病质，但由于长期慢性胃炎，患者的消化、吸收能力逐渐下降，身体消瘦者居多，一般不会肥胖。

6. 大枣

口尝即知，大枣味甘如饴，含糖量很高，所含多糖多为水溶性，由单糖组成的中性多糖和酸性多糖组成，能够给人体补充大量能量，以供机体消耗所需，这是其"益气"作用的物质基础。

大枣的益气作用，在本草古籍中多有论述，如《本经》言之"主心腹邪气，安中养脾……平胃气……补少气"，《吴普本草》谓之"主调中益脾气"，《名医别录》以之"补中益气，强力"，《本草汇言》用之"补中益气……助脾胃"。

大枣所含成分较多，除糖类外，还有蛋白质、胡萝卜素、维生素 C、维生素 B 族、维生素 P 以及钙、磷、铁等物质。因为甘味能补中、养胃，大枣的煎液黏稠，类似于胃黏液，推测大枣对胃黏膜具有保护作用。

7. 甘草

中医认为，甘草甘缓，具有补中缓急作用，故适用于中焦病。而痞证，相当于慢性胃炎，即中焦病也。

甘草主治中焦病变，本草古籍有较多论述。如《本经》谓甘草"主五脏六腑寒热邪气"，"五脏六腑"包括脾胃；《名医别录》认为大枣能够"温中下气"，"中"即中焦，也就是脾胃；《药性论》以之"主腹中冷痛"，"腹中"包括脾胃;《日华子本草》用之"补五劳七伤,(治)一切虚损",治各种劳伤,"一切"也包括脾胃;《医学启源》转《主治秘要》云"其用有五,和中一也",又云"补胃",此处的"胃",包括脾与胃。

从以上古籍不难看出,甘草之所以主治中焦脾胃病,与其补益作用密切相关。

因为甘草具有补益作用,推测其治疗胃病的机制与其修复胃黏膜有关,其修复胃黏膜的机制之一是抗溃疡作用。虽然甘草浸膏、甘草甜素、甘草次酸衍生物等多种成分复杂,机制多样,很难说清,但其对溃疡确有愈合作用,这是不争的临床事实。甘草泻心汤常用于复发性口腔溃疡,方中用大剂量的甘草以修复口腔黏膜,西药生胃酮能够治疗胃溃疡,也是甘草制剂。

(二)半夏泻心汤的作用

中医认为半夏泻心汤具有消痞和胃、温中清热等作用,西医认为半夏泻心汤具有抑制腺体分泌、抑制炎症、保护胃黏膜等作用。

1. 抑制腺体分泌

半夏泻心汤多用于慢性胃炎而见舌苔薄腻或薄黄而腻者。腻说明胃中的分泌物较多,口腔的分泌物多而表现为腻苔。半夏、黄连、干姜等均能够抑制腺体分泌。

2. 抑制炎症

慢性胃炎的典型表现是"炎症"反应,但这种"炎症"反应并非细菌或病毒感染所致,也不同于关节炎、脊柱炎等炎症,而是发生于胃黏膜的慢性炎症,这种慢性炎症对各种寒热刺激可能都非常敏感,表现为过冷、过辣或过热的刺激都有可能加重炎症。因为有炎症,所以会用黄连(主要含小檗碱)、黄芩(主要含黄芩苷)等抑制炎症,另外甘草也具有抑制炎症作用。

3. 止呕

除"心下痞"外,慢性胃炎患者可能表现为恶心或呕吐,半夏为治疗呕吐的要药,干姜亦具有显著的止呕作用。

4. 止泻

慢性胃炎患者可能表现为便溏或腹泻,方中半夏能够抑制小肠黏膜的分泌,干姜能够抑制胃肠道腺体的分泌,黄连含小檗碱,具有止泻作用,所以,半夏泻心汤具有显著的止泻作用。

5. 保护胃黏膜

慢性胃炎之所以反复发作，在于胃黏膜的"先天不足"，即胃黏膜的自我保护较弱，若想"彻底"治愈胃炎，就得从保护胃黏膜入手。但由于人的天性使然（即饮食习惯），胃黏膜病的发病率很高，"十人九胃"就是这个道理。

半夏泻心汤能够保护胃黏膜，在于方中的人参、大枣、甘草等都具有保护作用。

西医认为，慢性胃炎除了胃黏膜损伤外，还与幽门螺杆菌感染有一定关系，所以临床用药复杂多样。治疗慢性胃炎，常用药有保护胃黏膜药、抗幽门螺杆菌药、抑制胃酸分泌药、止吐药、胃肠动力药等一大堆，而中医辨证只一首处方就能满足慢性胃炎患者的基本需要，比如人参、甘草、大枣能够保护胃黏膜，黄芩、黄连能够抗幽门螺杆菌，半夏、干姜、黄连能够抑制胃酸分泌，半夏、干姜能止吐，人参能增强胃肠动力等，以上药物所组方就是半夏泻心汤。

（三）半夏泻心汤的应用

半夏泻心汤最常用于慢性胃炎，其他的胃肠道疾病如胃肠溃疡、消化不良、胃肠功能紊乱等表现为寒热错杂者，也可以应用半夏泻心汤。

1. 慢性胃炎

半夏泻心汤主要用于寒热错杂之慢性胃炎，以心下痞满或堵塞、呕吐或恶心、腹泻或便溏、苔腻微黄或薄黄而腻为主要表现。其中痞是指心下胃脘部有堵塞感、满闷感、饱胀感、不适感，但很少有疼痛。即使有，也是微痛、隐痛，不是剧痛。按压剑突下的部位往往有轻微的疼痛或不适，这是因为有炎症。

再从饮食习惯来分析，患者可能表现为"寒热不食"。因为长期的胃炎导致患者对于饮食非常苛刻，无论是过辣、过甜、过咸、过凉都有可能引起胃部不适，即胃炎加重，此为"痞"；过辣（亦即过热），则容易上火，表现为面部易起疮疖、口腔溃疡易发、眼屎增多、口干口渴等，此即有热；过冷，则易于腹泻或便溏，此即有寒。对以上三方面进行综合考虑，即寒热错杂之痞证。

长期的临床实践发现，只要患者表现为以下两个方面，即心下痞与苔薄黄而腻，就可以应用半夏泻心汤，而且原方即效，无须加减。

2. 消化性溃疡

消化道疾病比较多，如消化性溃疡、消化不良、胃肠功能紊乱等，虽然病名不同，只要表现为"心下痞"与苔薄黄而腻者，中医辨证为寒热错杂之痞证，就可以用半夏泻心汤。

（四）三首泻心汤鉴别使用

三泻心汤包括半夏泻心汤、生姜泻心汤、甘草泻心汤等，均来自《伤寒论》。

第 157 条："伤寒汗出，解之后，胃中不和，心下痞硬，干噫食臭，胁下有水气，腹中雷鸣，下利者，生姜泻心汤主之。"生姜泻心汤由"生姜四两，炙甘草三两，人参三两，干姜一两，黄芩三两，半夏半升，黄连一两，大枣十二枚"组成，与半夏泻心汤相比，生姜泻心汤减少了干姜用量，而新增生姜四两。生姜为呕家圣药，重用生姜能够降胃气，以止"干噫"，即干恶心；生姜还能祛水，可治"腹中雷鸣"。

第 158 条："伤寒中风，医反下之，其人下利，日数十行，谷不化，腹中雷鸣，心下痞硬而满，干呕，心烦不得安。医见心下痞，谓病不尽，复下之，其痞益甚。此非结热，但以胃中虚，客气上逆，故使硬也，甘草泻心汤主之。"甘草泻心汤由"炙甘草四两，人参三两，黄芩三两，半夏半升，大枣十二枚，黄连一两，干姜三两"组成，与半夏泻心汤相比，甘草泻心汤增加了甘草一两，甘草能够修复胃肠黏膜而达止泻之功，所以其主治以"下利，日数十行"为主。

《金匮要略》亦有甘草泻心汤的应用记录："狐惑之为病，状如伤寒，默默欲眠，目不得闭，卧起不安，蚀于喉为惑，蚀于阴为狐，不欲饮食，恶闻食臭，其面目乍赤、乍黑、乍白。蚀于上部则声喝，甘草泻心汤主之。"

通过对原文进行分析：半夏泻心汤重在治痞，以心下痞满不适为主诉；而生姜泻心汤重在治呕，兼有心下痞；甘草泻心汤重在治利，兼有心下痞，同时也治狐惑病，临床以复发性口腔溃疡较为多见。

（五）医案举例

1. 半夏泻心汤治疗慢性胃炎案

宋某，女，43 岁，身高 168cm，体重 65kg，2017 年 3 月 15 日以慢性胃炎 2 年而网诊。

这两年多来，胃脘部时时难受，去医院做胃镜提示慢性胃炎，吃过许多药，但总不见好转，遂去当地一诊所看过中医，吃了 14 剂，没有效果，遂转来笔者处。

刻诊：患者自述患慢性胃炎以来，不能吃冷物，也不能吃辣的。患者整天忧心忡忡，怕自己得了什么不治之症。自述胃部难受，消化不好，肠鸣，总有便意，大便黏，口不苦，纳眠可，舌苔薄黄而腻。

疏半夏泻心汤原方：姜半夏 10g，干姜 9g，黄连 3g，黄芩 9g，人参 9g，大枣 9g，炙甘草 9g。7 剂，颗粒剂，每日 1 剂，分 2 次冲服。并告诉患者，"在我这里根本不算病"，当时患者就笑了。

3 月 26 日患者反馈，胃脘部不再难受，诸症明显好转，对疗效非常满意。

按：胃脘部时时难受，属于中医"痞"的范畴。中医治疗痞证的方子很多，除了半夏泻心汤外，还有甘草泻心汤、生姜泻心汤、附子泻心汤、大黄黄连泻心汤等泻心汤类方，桂枝人参汤、旋覆代赭汤等，这些方子均能够治疗"心下痞硬"。

该案患者的舌象薄黄而腻，不喜冷，不喜辣，说明为寒热互结之痞证。寒热互结于中焦，则胃脘不适，迫于下则大便黏而不爽。药物治疗，加上心理疏导，而能收全功。

2. 半夏泻心汤合四逆散治疗慢性胃炎伴糜烂案

单某，女，38 岁，身高 157cm，体重 62kg，2017 年 5 月 14 日以胃脘部堵塞而网诊。

患者述胃脘部堵塞，尤其是饭后胃脘部胀满 3 年多，加重 1 个月余。3 年前出现饭后胃脘部堵塞，逐渐加重，遂于 2016 年 3 月 6 日去医院检查，胃镜：慢性非萎缩性胃炎伴糜烂。甲状腺 B 超：甲状腺多发实性、囊实性结节。现患者胃脘部堵塞明显，伴嗳气，胃有烧心感，口苦、口黏，长期便秘，大便不爽，周期性失眠，易烦躁、易怒，怕冷，手脚偏凉，咽喉部异物感，经前乳房胀痛，月经色暗，痛经不甚，舌质淡，苔薄白略腻，舌下静脉无青紫。

处以半夏泻心汤合四逆散：姜半夏20g，黄芩10g，黄连3g，干姜10g，大枣10g，党参20g，炙甘草10g，炒枳实10g，柴胡10g，生白芍30g。7剂，颗粒剂，每日1剂，分2次饭后冲服。

5月21日患者反馈，药后明显好转，吃饱了饭也不再那么难受了，不再嗳气，但仍感觉有点堵。继续服药7剂。

5月30日患者反馈，睡眠还好，能较快入睡，最大的好转是饭后不再有堵塞感了，继续服药7剂，以巩固疗效。

按：胃性胃炎的患者常以"胃脘部堵塞"感而就诊，该病相当于中医的"痞证"，而中医治疗痞证的方剂比较多，有大黄黄连泻心汤、附子泻心汤、半夏泻心汤、甘草泻心汤、生姜泻心汤、旋覆代赭汤、桂枝人参汤等，这些方剂都能够治疗心下痞满或痞硬。其中大黄黄连泻心汤主治热痞，大便干结、唇红、舌红等为其使用要点；附子泻心汤主治痞证而兼有"恶寒汗出"者；甘草泻心汤的最佳适应证为口腔溃疡或结肠溃疡而兼痞证者；生姜泻心汤除心下痞外，"干噫食臭"即呕吐为其使用要点；而桂枝人参汤与旋覆代赭汤均主治虚痞，其人形体瘦弱，但绝无热象可言。

半夏泻心汤除胃脘部堵塞感外，寒热错杂是其使用要点之一。寒者，表现为患者不敢吃凉东西；热者，表现为患者不敢吃辛辣之物；再加上舌象的特征性表现，即苔薄黄而腻，用此方必效。

该案患者除有半夏泻心汤证的临床表现外，尚有易烦躁、易怒等情志不舒的表现；手脚偏凉，经前乳房胀痛等，亦是情志不遂的表现，故合用四逆散以疏肝理气。

二、半夏厚朴汤

【原文】

妇人咽中如有炙脔，半夏厚朴汤主之。（《金匮要略·妇人杂病脉证并治第二十二》）

【组成】

半夏一升，厚朴三两，茯苓四两，生姜五两，干苏叶二两。

【用法】

上五味，以水七升，煮取四升，分温四服，日三夜一服。

（一）半夏厚朴汤中各药的作用

1. 半夏

半夏在半夏厚朴汤中的作用可参考本章之"半夏"，半夏有三大作用，即化痰、止呕、安神。在本方中，半夏表现出了这三大治疗作用。

（1）化痰：原文主治"咽中如有炙脔"，"炙脔"就是煮熟的肉块，患者常以咽喉异物感（中医称之为梅核气）为主诉，系痰气凝结、交阻而成，而半夏能够化痰。

（2）止呕：虽然"咽中如有炙脔"，同时患者易于恶心、呕吐、眩晕等，半夏能够止呕，且为治疗呕吐要药。

（3）安神：咽喉异物感患者，通常为痰湿体质，要么胆小，要么睡眠不实，甚至不寐，而大剂量半夏能够安神，如《内经》之半夏秫米汤即具安神作用，这也是笔者从临床中获得的经验。

2. 厚朴

半夏厚朴汤主治梅核气，痰阻为因，气滞为果，理应在化痰的同时理气，且理气也有利于化痰。半夏能够化痰，而厚朴能够理气。

厚朴虽然首载于《本经》，但是书未提及其理气作用。《名医别录》载厚朴"消痰下气"，《药性论》言之"主疗积年冷气"，《日华子本草》以之"主冷热气……泄五脏一切气"，现行中药学教材认为厚朴具有行气作用。

药理研究发现，厚朴的水提物（主要是厚朴碱）有显著的箭毒样作用，对骨骼肌、心肌、平滑肌均具有松弛作用，推测其对咽喉部的肌肉紧张、痉挛等也具有松弛作用，舒缓了患者咽喉部的不适感、异物感、堵塞感等，这是厚朴治疗梅核气的机理。

3. 茯苓

茯苓在半夏厚朴汤中的作用，既不是祛痰，也不是理气，而是治"生痰之源"。中医认为，"脾为生痰之源，肺为贮痰之器"。所以，茯苓的作用点在脾。

著名的化痰方二陈汤，方中除半夏、陈皮化痰外，用茯苓的目的即为治脾；四君子汤用茯苓也是为了健脾。

水湿内停，外溢于肌肤则水肿，《金匮要略》之防己茯苓汤、《伤寒论》之真武汤等方中，茯苓除了利水渗湿作用外，健脾以治生湿之源，也是其重要作用；水湿内停，停于局部则成痰饮，苓桂剂重在治痰饮，除了利水，茯苓治脾的作用也很重要。

《名医别录》认为茯苓能"益气力"，实际上是通过其健脾作用来实现的。水湿阻滞，则胃纳不佳，利水即愈，故《药性论》认为茯苓能"开胃"。《本草衍义》则认为茯苓"行水之功多，益心脾"，《伤寒明理论》言茯苓"渗水缓脾"，都是茯苓利水与健脾作用的表现。

水湿停聚成痰，阻于咽喉，痰气交阻而成梅核气，除了化痰行气为主，治生痰之源即健脾也很有必要，所以要用茯苓。

4. 生姜

（1）止呕："生姜为呕家圣药"，其作用首先是止呕，而在半夏厚朴汤中的作用也是止呕。因为梅核气患者平素就是敏感者，可能对空气敏感，空气稍有污浊，便恶心不止；对气味敏感，闻到不良气味时，则反胃频频；对画面敏感者，看到不良场面，则呕恶难忍；咽喉部位敏感者，稍有刺激，则呕吐流泪，甚则反胃不食。总之，梅核气患者属于易于呕吐者，用生姜以止呕。

（2）开胃：既然梅核气患者容易恶心、呕吐，不良的气味或现象难免会引起患者的胃口不佳，所以用生姜以开胃进食。

（3）化痰：生姜除了具有以上两个作用，还具有一定的化痰作用，对于"痰阻气滞"的梅核气有一定的辅助治疗作用。

（4）制毒：半夏有毒，半夏厚朴汤所用半夏不仅量大（一升），而且生用有较强的毒性。用大剂量生姜（五两）能够降低甚至消除生半夏的毒性，这也是重用生姜的一个原因。

5. 苏叶

紫苏叶含挥发油丰富，能够解表散寒，理气开胃，宽胸化痰，而在半夏厚朴汤中可发挥两个方面的作用。

（1）理气：药理研究发现，紫苏叶能够缓解支气管平滑肌的痉挛，推测也能够缓解咽喉肌的痉挛，使"紧张"的咽喉肌肉松弛，从而表现为理气作用，与厚朴理气起协同作用。

（2）化痰：药理研究发现，紫苏叶具有一定的祛痰止咳作用，适用于痰阻气逆之梅核气，对半夏化痰起辅助治疗作用。

（二）半夏厚朴汤的作用

半夏厚朴汤的药物组成虽然仅有五味，但其治疗梅核气的作用是多方面的，具体表现为祛痰、利咽、止呕等。

1. 祛痰

方中化痰力最强者，莫过于半夏，半夏为化痰之圣药、要药，化痰处方中多有半夏的身影。而梅核气是以痰阻气滞为主要病机，痰阻为因，对因治疗也就是要找疾病的"根"。除半夏化痰外，生姜、紫苏叶也具有一定的化痰作用。

茯苓则通过其健脾作用，间接起到祛痰作用。

2. 利咽

祛痰的药物通过其祛痰作用间接达到利咽效果，比如《伤寒论》313 条主治"少阴病，咽中痛"的半夏散及汤，由半夏、桂枝、炙甘草组成，方中半夏即祛痰以利咽。

理气药物能通过其理气作用以缓解咽喉部肌肉痉挛，方中厚朴、紫苏叶即发挥这种作用。

3. 止呕

梅核气患者比较敏感，易于恶心，甚至呕吐也是常有的事。半夏厚朴汤中半夏与生姜的用量均比较大，半夏一升，生姜五两。用量大，止呕效果强，这是不争的事实。

（三）半夏厚朴汤的应用

半夏厚朴汤主治"妇人咽中如有炙脔"，要点有三：一是"妇人"，难道男性就没有此症吗？回答是否定的，男性也有，但女性较为多见。据《经方杂谈》的作者姜宗瑞先生介绍，有一女性梅核气患者，久治不愈，后来发现子宫内有息肉，摘除息肉，梅核气随之而愈。这可能是对半夏厚朴汤主治"妇人咽中如有炙脔"的最好验证。二是"炙脔"，即烤熟的肉块，咽喉部如有烤熟的肉块堵塞，吐之不出，咽之不下，俗称为梅核气。三是"如有"，就是"好像有"，但实际上没有，检查咽喉部，大多正常。

现代临床多用于咽喉神经官能症、慢性咽炎等病的治疗。

1. 咽喉神经官能症

原文主治"如有炙脔"，就是好像有，但实际没有。《备急千金要方》对此症做了形象的描述："咽中帖帖，如有炙肉脔，吐之不出，咽之不下，半夏厚朴汤方。"

其临床表现可从三个方面进行阐述。

（1）咽部感觉：梅核气的表现是咽喉部的异物感、堵塞感，吐之不出，咽之不下，但饮食、呼吸等没有任何障碍，或咽痒，或咽干，或咽痛。检查咽喉，大多没有明显的变化，如咽喉不红、不肿、不痛，扁桃体也不肿大等；也可能看到肿大的扁桃体，局部颜色暗红而非鲜红，还可以查见咽部的淋巴滤泡增生等。但总体来讲，患者的自我感觉症状非常明显，而且深以为痛，但却看不到任何有价值的体征。

（2）咳痰情况：咯痰或有清嗓的习惯是梅核气患者的特征性表现。咯痰量往往不多，但长期的习惯导致患者有清嗓的行为，有的甚至无痰可出。有痰者，质地或清稀或黏稠，色白而不黄，或微黄。

（3）全身表现：患者大多伴有呕吐，或容易呕吐，或有呕吐的倾向。如患者对不良气味敏感，或对秽语场面敏感，或看到他人晕车晕船等呕吐时，即出现恶心、呕吐，或患者容易晕车，或胆小怕事等。总之，患者多为容易呕吐的体质，即张仲景所言"呕家"。患者形体肥胖者居多，常如"小土豆"，外形如圆圆的半夏。患者常胸闷，两眼有神，食欲旺盛，大便易溏，苔滑或薄腻。

2. 慢性咽炎

除了具有"梅核气"的基本特征，慢性咽炎患者常因日久发作，而有淋巴滤泡增生，这是局部组织增生所致。

但慢性咽炎并不一定是半夏厚朴汤证，有的表现为热证如桔梗汤证，也有的表现为麻黄细辛附子汤证等，临证时需要鉴别。

（四）使用注意

1. 半夏厚朴汤的用量用法

（1）半夏用量：张仲景用半夏，多为半升，如小青龙汤、半夏泻心汤、厚朴麻黄汤等。而本方中用半夏为一升，相当于 120g，可谓量大，化痰散结作用强。

（2）服法：张仲景用方一般"煮取三升""温服一升""日三服"。而半夏厚朴汤原文要求"煮取四升，分温四服，日三夜一服"，不仅白天要服 3 次，还要夜间服 1 次。通过加服汤液，可以使药物与咽喉多次接触，以便消除咽喉部的炎症与不适。

2. 半夏厚朴汤的加味使用

（1）配伍桔梗：因桔梗具有利咽、祛痰等作用，对于梅核气伴有声音嘶哑，或发声不利，或咯痰不爽等，笔者往往配伍桔梗 3 ～ 10g，疗效肯定而迅速。

（2）八味除烦汤：这是笔者的老师黄煌教授的验方，由半夏厚朴汤加黄芩、连翘、栀子、枳壳组成，具有化痰理气、清热除烦等作用，适用于痰气交阻兼有郁热者。八味除烦汤由半夏厚朴汤加味而成，其主治一定要有半夏厚朴汤证，即梅核气，咽喉部异物感。其次，一定要有郁热证，患者可表现为失眠、心胸烦热、烘汗易出、唇红、舌红、眼屎多、口腔溃疡易作等，年轻人可表现为痤疮易发，小儿可见自汗、盗汗等。

（五）医案举例

1. 半夏厚朴汤合四逆散治疗喉头水肿案

林某，女，64 岁，身高 158cm，体重 75kg，以喉头水肿 4 个月久治不愈于 2017 年 4 月 24 日而网诊。

起于 5 个月前，患者自觉咽喉异物感，初起没太在意，然而 1 个月后逐渐加重，局部胀痛，遂去医院检查，诊断为喉头水肿，西医给予抗生素等治疗月余，未见丝毫改善，遂去济南省级医院检查，仍诊断为喉头水肿，予抗生素治疗月余，仍不效。于是，患者开始找中医诊治，吃过月余的中药，病情依然。患者担心患不治之症，整天闷闷不乐，吃饭不香，失眠，整天胡思乱想，精神疲倦，抑郁烦闷。患者的亲戚在中医院工作，有个学生推荐笔者能治，于是求诊。

刻诊：患者自觉咽喉如有异物，吐之不出，咽之不下，口苦而有火辣感，局部胀痛，舌头发麻。4 月 5 日于山东省立医院做喉镜检查：双侧披裂充血水肿，披裂间黏膜增厚，左侧声带突见肉芽，诊断为反流性咽炎、声带突肉芽肿（左）。胃镜检查：慢性胃炎。患者口渴欲喝大量温开水，唇麻、口中黏，略有咳嗽，吐黄白痰，胸部胀满，两胁按压疼痛，腰痛，脚后跟痛，大便略干，小便调。

疏半夏厚朴汤合四逆散：姜半夏30g，制厚朴10g，茯苓60g，干姜6g，紫苏子10g，炙甘草6g，枳实10g，柴胡10g，白芍10g，桔梗10g。7剂，颗粒剂，每日1剂，分2次饭后冲服。

5月3日二诊：其女代为反馈，言7剂药后，患者精神大为好转，咽喉异物感已经很轻，疼痛轻微，火辣感已除，大便畅快，晨起口苦仍有。上方改姜半夏为50g，另加威灵仙15g，继服7剂。

5月14日，其女反馈，患者诸症明显好转，已无大碍，只是舌部还有些麻。嘱其可继续吃药以绝后患，患者未再服药。

按：喉头水肿是西医病名，对应的中医处方很多，半夏厚朴汤、五苓散等都可以选用，所以，喉头水肿不能作为中医处方用药的依据，但咽喉有异物感，这是使用半夏厚朴汤的着眼点，因为半夏厚朴汤在《金匮要略》中主治"妇人咽中如有炙脔"。

那么，为什么选用四逆散呢？在与其女的交流中发现，患者的情绪负担非常重，担心自己患不治之症，整天闷闷不乐，吃饭不香，失眠。网诊后，患者听笔者说能治疗此病，顿时来了精神，未等中药到，第二天清晨便去跳街舞了，精神明显好转。所以，给予四逆散以缓解压力。

2. 除烦汤加味治疗咳血案

吴某，男，21岁，身高165cm，体重51kg，2017年9月19日以咳血1年而网诊。

患者自述于2016年中秋节贪食辛辣与白酒，当晚开始出现咳血，色鲜红，有血块。去年因为感冒而患慢性咽炎，间断服用药物进行治疗，但一直未愈。出血时曾去医院看过，医生说毛细血管很脆弱，让多喝水，别抽烟，未给予治疗。

刻诊：2天前早晨起来，嗓子痛，咳血，今天有减少迹象，但仍咳嗽有痰，痰稠，咽喉部有异物感，伴渴喜饮冷，嘴唇干燥，饮食胃口一般，容易胀气，胃部经常刺痛，大便数天1次，不干，入睡困难，睡眠浅，白天犯困，精神疲倦，易烦躁，怕热，易盗汗，舌苔薄少，色偏红。

疏除烦汤加味：姜半夏 6g，制厚朴 10g，茯苓 12g，紫苏梗 12g，干姜 3g，黄芩 10g，连翘 20g，枳壳 10g，熟大黄 3g，栀子 10g。颗粒剂，7 剂，每日 1 剂，分 2 次温开水冲服。

9 月 28 日患者反馈，仅吃了 2 日药，嗓子不再疼痛，再服 2 日，咳血已止。

按：半夏厚朴汤来源于《金匮要略》，原文主治"妇人咽中如有炙脔"，吐之不出，咽之不下，相当于慢性咽炎。该案患者即有慢性咽炎，故用半夏厚朴汤。

患者以咳血而来诊，伴有咽痛、渴喜饮冷、嘴唇干燥、烦躁、怕热、盗汗，一派火热上炎之征象，故在半夏厚朴汤的基础上加黄芩、连翘、栀子、熟大黄等清热泻火之品。此外，大黄、黄芩、黄连即组方《金匮要略》之三黄泻心汤，主治"心气不足，吐血衄血"，当然也可以治疗咳血或咽喉出血，只是处方中缺少了黄连。方中熟大黄并非用于泻下，而是用于泻火。

三、小半夏汤

【原文】

1. 呕家本渴，渴者为欲解，今反不渴，心下有支饮故也，小半夏汤主之。（《金匮要略·痰饮咳嗽病脉证并治第十二》）

2. 诸呕吐，谷不得下者，小半夏汤主之。（《金匮要略·呕吐哕下利病脉证治第十七》）

【组成】

半夏一升，生姜半斤。

【用法】

上二味，以水七升，煮取一升半，分温再服。

（一）小半夏汤中各药的作用

1. 半夏

半夏在小半夏汤中的作用可参考本章"半夏"条，在此方中主要发挥两个方面的作用，即化痰与止呕。这在多首方剂中已经论述。

2. 生姜

生姜在本方中的作用是化饮与止呕。其化饮与止呕作用在多首方剂中论述过，兹不重述。

中药理论及现代药理均认为，生姜能够降低半夏的毒性，这也是二者同用的一个重要原因。

（二）小半夏汤的作用

小半夏汤的组成简单，作用比较单纯，但因为用量较大，所以力量峻猛。

1. 化痰饮

中医认为半夏为化痰要药，具有良好的化痰作用，广泛用于各种痰证的治疗，一般的化痰方中，半夏不可或缺。无论寒痰、热痰、湿痰、风痰、老痰、顽痰，治疗的主药一般都是半夏。

而生姜也具有一定的化痰作用，能够温化寒痰。

故二药配伍成小半夏汤，具有化痰饮作用。

2. 止呕吐

前文中不止一次讨论过半夏与生姜具有强大的止呕作用，半夏为止呕要药，而生姜被誉为"呕家圣药"，用量均较大，其止呕力强。

（三）小半夏汤的应用

从原文中不难看出，小半夏汤主要用于"支饮"与"诸呕吐"，支饮也是痰饮的一种。

1. 痰饮

《金匮要略》小半夏汤原文主治"呕家本渴，渴者为欲解，今反不渴，心下有支饮故也"，小半夏汤首先主治"呕家"，就是经常呕吐的人，什么样的人经常呕吐？素有消化系统疾病的人，比如慢性胃炎、胃肠溃疡、贲门痉挛、幽门梗阻、胰腺炎、胆囊炎以及神经性呕吐等，稍有不慎，则呕吐，甚或呕吐不止，此之谓"呕家"。

经常呕吐的人，会引起体液丢失，出现一过性血容量降低，而表现为口渴。

但是原文明确提示"今反不渴"，其原因是"心下有支饮故也"，此处的支饮，笔者理解为痰饮，即胃部的黏液，"心下"即胃脘部，也就是痰饮停于胃脘部。

胃内有饮，其原因极有可能是幽门梗阻，此时患者不仅"不渴"，反而出现呕吐胃液，即表现为"痰涎"。

只要患者呕吐痰涎，说明胃中已无食物可吐。

为什么会出现"今反不渴"？说明胃的下口即幽门堵塞，水、食物不能正常排空。患者即便饮水，胃也不能排空，除胃少量吸收外，大部分需要以"呕吐"的形式排出。所以，患者可能会口渴，但不能饮水，饮水则无从排下，故呕吐。

幽门梗阻，轻者常见于幽门痉挛，较重者则见于慢性溃疡引起的幽门狭窄，更重者则见于胃癌。

"急则治其标"，先化饮为主，所以给予大剂量的小半夏汤，急需把胃的下口即幽门打开。

大剂量的小半夏汤，尤其是用生半夏的小半夏汤，能够把幽门打开。推测其机理是清除幽门的炎症，减轻局部水肿，消除局部粘连等，甚至还有抗癌作用。

2. 呕吐

《金匮要略》小半夏汤主治"诸呕吐，谷不得下者"。

"诸呕吐"，泛指多种呕吐，比如神经性呕吐、胃炎性呕吐、幽门梗阻性呕吐、胃肠功能紊乱呕吐、胰腺炎呕吐、胆囊炎呕吐等。

"谷不得下"，说明患者食欲不佳。呕吐的患者食欲不佳，是正常的病理现象。

"谷不得下"，还说明患者进饮食后，食物不能正常排空，与幽门梗阻有关。

此处的"诸"，可理解为大多数，而不可理解为全部。

比如《金匮要略》之大黄甘草汤主治"食已即吐者"，方含大黄与甘草，既无半夏，也无生姜，同样能够治疗呕吐。

从西医角度来看，各种原因导致的脑水肿呕吐，切不可用止吐药，而是先脱水以降低颅内压。

总之，小半夏汤所治痰饮与呕吐有密切，二者是因与果的关系，痰饮为因，呕吐为果。中医认为"治病必求于本"，小半夏汤既能治痰饮，又能治呕吐，可谓标本兼治，一箭双雕。

（四）小半夏汤的使用注意

1. 用量用法

（1）用量：原方半夏用量为一升，生姜为半斤，无论是半夏用量，还是生姜用量，均为经方中用量较大者。量大，其止呕力量强，治疗呕吐的效果就好。同时也说明，半夏虽然有毒，用至一升，但与生姜同用，还是较为安全的。

（2）煎服法："上二味，以水七升，煮取一升半，分温再服。"需浓煎，服用量小（大约七合），喝药后才不易呕吐。对于呕吐患者，现代一般小量频服，与古代服法不谋而合。

2. 小半夏汤加味方

（1）小半夏加茯苓汤：《金匮要略》小半夏加茯苓汤主治"卒呕吐，心下痞，膈间有水，眩悸者"。呕吐，用小半夏汤，这是经方的用药原则。"卒"表示发病突然，说明幽门出现功能性梗阻，发病突然，但服药后起效也迅速。"膈间有水"，因幽门梗阻，摄入的水不能正常排空，积于胃中，故见"心下痞，膈间有水"，水湿内停，当用茯苓利水渗湿。血容量不足，血液无以上行于脑，故"眩"；血无以养心，故"悸"。所以，小半夏加茯苓汤主要用于幽门功能性梗阻导致的水停胃中而出现的呕吐，患者表现为呕吐、胃脘部痞闷不适、胃内有振水音等。

（2）半夏厚朴汤：半夏厚朴汤由小半夏汤加茯苓、厚朴、紫苏叶组成，其功能、主治参见"半夏厚朴汤"条。

（3）小柴胡汤：小柴胡汤主治《伤寒论》96条"伤寒五六日，中风，往来寒热，胸胁苦满，嘿嘿不欲饮食，心烦喜呕"及《金匮要略》"呕而发热者"，从其临床表现不难看出都含"呕"，呕吐必用生姜、半夏，而小柴胡汤正是在生姜、半夏的基础上加柴胡、黄芩、人参、大枣、甘草，其阐述可参见"小柴胡汤"条。

（4）大柴胡汤：大柴胡汤主治《伤寒论》103条"呕不止，心下急，郁郁微烦者"以及165条"伤寒发热，汗出不解，心中痞硬，呕吐而下利者"，其中"呕不止"，说明患者出现剧烈呕吐，宜重用生姜、半夏，大柴胡汤是在半夏、生姜的基础上配伍柴胡、黄芩、枳实、芍药、大黄、大枣，其阐释可参见"大柴胡汤"条。

（五）医案举例

小半夏汤仅由半夏、生姜二药组成，除了以上方剂含小半夏汤外，葛根加半夏汤、黄芩加半夏生姜汤、旋覆代赭汤等均含二药，其使用范围非常广。然而不管是治疗呕吐，还是治疗痰饮病，用小半夏汤原方的概率较小，兹摘取一例用小半夏加人参汤治疗呕吐患者的医案。

陈某，男，53 岁，1973 年 10 月 22 日因慢性胃窦炎伴息肉样变，行胃次全切除术，术后第 6 天发生胆汁性呕吐，持续 70 多天不能进食，全靠输液维持。每次呕吐大量苦水（胆汁），曾于同年 12 月 21 日行二次手术（松解粘连），但呕吐未能缓解，予中药旋覆代赭汤、泻心汤、左金丸等加减以及益气养阴、生津和胃等剂治疗亦无效。1974 年 1 月 4 日改用小半夏汤加人参，方用生半夏 9g，生姜 9g，别直参 9g（另煎）。浓煎 40mL，分两次服。服 1 剂后，苦水明显减少，连服 5 剂，未再呕吐，并能进食。

［张剑秋．小半夏汤止呕作用的临床观察．上海中医药杂志，1979，1（4）：24.］

四、瓜蒌薤白半夏汤

【原文】

胸痹，不得卧，心痛彻背者，瓜蒌薤白半夏汤主之。（《金匮要略·胸痹心痛短气病脉证并治第九》）

【组成】

瓜蒌实一枚（捣），薤白三两，半夏半升，白酒一斗。

【用法】

上四味，同煮，取四升，温服一升，日三服。

（一）瓜蒌薤白半夏汤中各药的作用

1. 瓜蒌

胸痹，即"胸闭"，胸部闭塞，气血不通而产生以胸闷或疼痛为主要表现的一类病证。原文表述为"胸痹，不得卧，心痛彻背"。"不得卧"即不能平卧，平卧时肺部瘀血加重，引起呼吸困难，是心肺功能降低的表现。"心痛彻背"是指心绞痛发作时可放射至左肩背，这些都是冠心病、心绞痛的主要症状。

引起冠心病的原因很多，瘀血、气滞、痰阻、寒凝、气血不足等都是中医常见原因。《名医别录》载瓜蒌"主胸痹"，但其治疗胸痹的机理是什么却没有记载。

中医认为，瓜蒌具有清肺祛痰、宽胸散结、润肠通便等作用，其在瓜蒌薤白半夏汤中可表现以下三个方面的作用。

（1）降血脂：瓜蒌的降血脂作用与其化痰作用密切相关。因为血脂增高，沉积于冠状动脉管壁，形成动脉粥样硬化，动脉粥样硬化的患者不是表现为瘀，就是表现为痰。而瓜蒌具有化痰作用，通过化痰作用以软化或者消除动脉粥样硬化。

瓜蒌的化痰作用在本草古籍中多有论述。《本草衍义补遗》载瓜蒌能够"洗涤胸膈中垢腻"，心脏位于"胸膈"，而"垢腻"是什么，痰的可能性极大；《本草纲目》谓之"涤痰结"，《本草新编》以之"祛痰"，《长沙药解》用之"涤痰涎，止咳嗽"。以上本草的记载说明瓜蒌具有祛痰作用。

心脏功能不足，影响到肺的功能，从而引起肺瘀血、肺水肿，患者可出现呼吸困难、咯痰等表现，所以，祛痰也有利于改善肺的气体交换，进一步改善心脏的功能。现代药理实验表明，瓜蒌具有良好的祛痰作用。

笔者认为血府逐瘀汤是治疗瘀血型冠心病的常用方剂，其中用桔梗的目的就是祛痰，或者为了预防咯痰，所以配伍桔梗，具有截断疗法的意义，而不仅仅是"引药上行"。

（2）扩张冠状动脉：药理研究发现，瓜蒌具有扩张冠状动脉、改善心脏血液循环、抗心肌缺血、抑制血小板聚集等作用。瓜蒌通过改善心脏冠脉循环，加强了心脏的血液供应，心功能得以提高，肺部瘀血相应改善，呼吸困难、胸闷等症状随之缓解，这就是瓜蒌的"宽胸"作用。

瓜蒌通过其祛痰作用，减轻肺、气管、支气管的堵塞，促进了血氧的交换，也能够治疗呼吸困难、胸闷等，也是瓜蒌的"宽胸"作用。

除此之外，患者还要保持大便畅通，以免增加腹压，使膈肌上抬，加重心脏的负担。而瓜蒌除了具有祛痰、降血脂、扩张冠脉外，因含大量的油脂，还具有一定的润肠通便作用。

对于瓜蒌的润肠作用，《本草纲目》载其能"利大肠"，《长沙药解》载其"润大肠"。

与瓜蒌相比，瓜蒌子的润肠通便之力更强。对于平素有便秘的冠心病患者，也可用瓜蒌子代替方中的瓜蒌；对于平素大便正常的冠心病患者，用瓜蒌能够预防冠心病的发作或复发。

2. 薤白

薤白味辛性温，能够温通心阳，是治疗胸痹的要药，现代临床多用于冠心病。

薤白最早载于《本经》"主金疮疮败，轻身不饥，耐劳"，与冠心病没有直接关系。而在《金匮要略》中，瓜蒌薤白白酒汤、瓜蒌薤白半夏汤、枳实薤白桂枝汤三个方中都用了薤白，均治疗胸痹，可见，胸痹与薤白之间有一定的关联性。

除张仲景应用薤白治疗胸痹外，《备急千金要方》食治篇中载薤白"心痛宜食之"，薤白可常用于"心痛"患者的食疗，此处的"心痛"可能与冠心病有关；《本草纲目》用之治"胸痹刺痛"；《本草求真》谓"胸痹刺痛可愈"，明确了薤白可治疗胸痹；《随息居饮食谱》云薤白能够"散结定痛，宽胸"，其描述也与胸痹密切相关。

药理研究发现，薤白提取物对实验性高血脂动物具有降血脂、抑制动脉粥样斑块形成等作用；薤白所含薤白皂苷等对实验动物具有强烈抑制血小板聚集作用；薤白提取物还能够清除氧自由基、降低过氧化物产生等作用。

以上药理研究证实，薤白能够从多方位、多靶点对冠状动脉发挥作用，以抑制或减缓冠状动脉粥样硬化的形成。

笔者认为，从中医角度讲，薤白治疗冠心病的作用机制主要在"温"，即温通心阳作用，能够温通冠状动脉，使血流供应充足，以保证心脏的血供。

3. 半夏

（1）化痰：半夏的作用首先是化痰，原文虽然没有直接说患者的表现有咯痰，但患者的心功能不全，会影响肺功能而造成肺部的充血、水肿，患者表现为"不得卧"、咯痰等。而半夏具有化痰作用。

（2）降血脂：痰分为有形之痰与无形之痰。有形之痰贮于肺，吐之可见、触之有形，表现为咳嗽、哮喘等呼吸系统疾病；而无形之痰对人体危害面广，从内到外，从上到下，无处不在，如痰阻经络的瘰疬痰核、痰迷心窍的中风、痰湿凝聚的肥胖、痰瘀阻络的胸痹等，尤其是中风、胸痹等血管系统疾病，都与无形之痰密切相关，所以中医有"百病皆生于痰"之说，半夏不仅能够祛除有形之痰，而且能够祛除无形之痰。药理研究证实，半夏能够降血脂，这是对半夏适用于无形之痰的最好证明。

《奇效良方》之涤痰汤由天南星、半夏、茯苓等组成，主治中风、痰迷心窍等。涤痰汤的"痰"显然是指无形之痰。温胆汤由半夏、陈皮、茯苓等组成，主治痰热扰心之"触事易惊，或梦寐不祥"等，此方的痰也是无形之痰。而瓜蒌薤白半夏汤证中也有痰的表现，当包括有形与无形两个方面。

（二）瓜蒌薤白半夏汤的作用

瓜蒌薤白半夏汤能够温通心阳，化痰通络。根据现代药理研究，其作用是多方面的，有扩张冠状动脉、降血脂、化痰等作用。

1. 扩张冠脉

瓜蒌薤白半夏汤具有扩张冠状动脉作用，瓜蒌与薤白同时具有这种作用。

2. 降血脂

瓜蒌薤白半夏汤的药物组成仅三药，此三药都有降血脂作用。

3. 化痰

瓜蒌能够清热化痰，半夏能够燥湿化痰，此二药是方中化痰的主要力量。

（三）瓜蒌薤白半夏汤的应用

从原文来看，瓜蒌薤白半夏汤主治"胸痹"，系痰湿阻滞所致，其临床表现为"不得卧，心痛彻背"，患者处于冠心病发作状态。

"不得卧"，说明心肺功能下降。心功能不全，影响到肺功能，肺功能下降，表现为肺部充血、水肿等，渗出增加表现为痰，痰涎堵塞气道，躺卧位则堵塞严重，立位则堵塞不甚，所以，患者呈现端坐呼吸，也就是"不得卧"。这种痰是有形之痰。

患者不仅有肺水肿，而且有可能出现全身轻度水肿，患者表现为"肥胖"体质，这是无形之痰。

"心痛彻背"提示患者冠心病处于发作状态，其疼痛向左后肩背放射，说明患者冠状动脉堵塞或痉挛。

瓜蒌薤白半夏汤证的表现有心痛彻背，不得平卧，面色青灰，呼吸困难，痰声辘辘，其人肥胖（至少不瘦），厌食，小便量少，或水肿，口唇并不青紫，舌或有瘀斑。总之，患者属于痰湿阻滞，心阳虚衰。

中医认为"肥人多痰湿"。与瘦人或正常人相比，一方面，肥人需要更多的血供，所以会加重心脏的负担；另一方面，长期肥胖，血中的"油"容易堵塞血管，其血脂过高，容易堵塞冠状动脉而形成冠心病。而瓜蒌薤白半夏汤能通经化痰，最宜于冠心病之肥胖者。

（四）瓜蒌薤白半夏汤的使用注意

1. 三个薤白方的鉴别

《金匮要略》中有三个薤白方，分别是瓜蒌薤白白酒汤、瓜蒌薤白半夏汤、枳实薤白桂枝汤，现将其临床应用区别如下。

（1）瓜蒌薤白白酒汤：原方主治"胸痹之病，喘息咳唾，胸背痛，短气"，由"瓜蒌一枚，薤白半升，白酒七斗"组成。"胸痹之病"说明患者平时就患有胸痹，瓜蒌薤白白酒汤是冠心病患者平时的保健方、基础方、常用方，用于胸痹未发之时，以防止胸痹的发作，体现了中医治未病思想，属于中医"上工"的层次。

（2）瓜蒌薤白半夏汤：原方主治"胸痹，不得卧，心痛彻背"，证实胸痹已经发作，患者发作时表现为"不得卧"，说明痰喘较重，甚至痰声辘辘，故加用半夏以化痰。

（3）枳实薤白桂枝汤：原方主治"胸痹，心中痞，留气结在胸，胸满，胁下逆抢心"，由"枳实四枚，厚朴四两，薤白三两，桂枝一两，瓜蒌一枚"组成。"心中痞"与"胸满，胁下逆抢心"说明患者胸闷较重，喘粗急迫，呼吸困难，但这种胸闷的产生并非由于痰饮阻肺，而是由于"胸痹"而发，心功能不全导致肺功能下降，所以当以治疗胸痹为本。方用瓜蒌薤白白酒汤加枳实、厚朴、桂枝，枳实、厚朴理气消滞，桂枝合薤白温通心阳。

枳实薤白桂枝汤原方未用白酒，笔者认为当是竹简脱落或错简所致。瓜蒌薤白半夏汤是瓜蒌薤白白酒汤加半夏而成，枳实薤白桂枝汤是由瓜蒌薤白白酒汤加枳实、厚朴、桂枝而成，三方均含瓜蒌薤白白酒汤，这才符合《金匮要略》三个薤白方的原貌。

2. 关于方中白酒的作用

一般教材认为白酒具有温通心阳作用，那直接喝白酒岂不更好？

白酒是用来煎药的，它能够使药中不溶于水而溶于有机溶剂的成分溶解出来。在过去，酒是大自然对人类的馈赠，最易得，也是最好的溶媒（乙醚、氯仿、苯等乃人工合成品）。

笔者推测，瓜蒌含有的有机成分如油脂等，不溶于水，但溶于乙醇（即白酒），尤其是对心脏有效的成分更是如此。所以，瓜蒌用于心脏疾患时，多加酒煎煮。而用于祛痰时，多不用酒，用水即可，因为其祛痰的成分易溶于水，比如小陷胸汤在煎煮时，不用酒而用水。

3. 关于本方用法

原方用法："上四味，同煮，取四升，温服一升，日三服。"张仲景用方的剂量，一般为一日量，分数次服完。而该方"取四升，温服一升，日三服"，还剩余一升，请问那一升去哪儿了？所以，笔者怀疑错简，应当改为"取四升，温服一升，日三夜一服"，或者"取三升，温服一升，日三服"，才符合张仲景用方习惯。若按照患者胸痹发作的情况来讲，"日三夜一服"可能更加合适。

（五）医案举例

枳实薤白桂枝汤、小陷胸汤合苓桂甘枣汤治疗失眠、心动过速案

李某，女，58岁，身高158cm，体重54kg，身材匀称，头发微有花白，面色白皙，但色斑较多。2022年10月24日以"更年期"而来诊。

患者失眠、烦躁、烘汗、颈腰膝关节痛，还有高血压、心脏病、慢性胃炎等基础病，症状较多而复杂，患者归因于"更年期"。

患者为公务员，因即将退休而工作轻松。常因琐事而失眠，入睡并不困难，但几乎每隔 2 小时便醒来一次，醒来则一时半会儿睡不着，伴烦躁，全身难受，每晚能睡 5～6 小时，少梦。

患者有高血压家族史，40 多岁时就发现有高血压，这些年一直服用降压药控制，现服缬沙坦氨氯地平片、瑞舒伐他汀，每日各 1 片，血压控制稳定。遇事则心慌，心慌即测血压，血压升高则自行加服降压药 1 片，为此，患者常自行加服降压片。

患者自述心脏不好，但心电图、彩超均无阳性体征，患者心率一般为 60 次 / 分，只要超过 70 次 / 分，就感到明显心慌不适，自述"心动过速"。去年体检查出慢性萎缩性胃炎。

患者自述心理非常敏感，稍有风吹草动，则悸动不安，思绪联翩，为此而烦恼不已。

刻诊：患者虽然非常怕冷，但无寒热往来，无胸胁苦满。虽然口苦，但不甚明显。虽然有慢性胃炎，但胃脘部无压痛，然纳多则胃不适。舌质红、苔薄黄腻，脉弦滑。

就目前的症状及体征来看，患者高血压、心慌、失眠等症状非常明显，初诊时血压 143/87mmHg。

综合以上临床表现，处以枳实薤白桂枝汤、小陷胸汤合苓桂甘枣汤合方：枳实 10g，薤白 40g，桂枝 30g，瓜蒌 20g，厚朴 10g，黄连 10g，姜半夏 40g，茯苓 40g，甘草 10g，大枣 30g。7 剂，自煎，早晚饭后分服。

10 月 31 日二诊：患者自述药不太苦，能够接受。服药后睡眠有改善，血压也比较平稳，血压 125/82mmHg，味觉时好时坏，口苦已无，舌质红，苔黄腻，脉可。上方加焦山楂 10g，合欢皮 15g，柏子仁 15g。继服 7 剂。

11 月 7 日三诊：患者血压平稳，睡眠进一步好转，味觉亦有好转，吃饭多了胃也不再难受。舌苔薄黄而少，脉可。上方继服 7 剂。

11 月 20 日患者反馈：吃了 3 周的药，停了 1 周，感觉相当不错。降压药还继续吃，但不再随意加服降压药，血压平稳。心慌没有发作。睡眠大为改善，但晚上还是容易醒，但醒的时间短了许多。

按：该患者的疾病多而杂，但归结起来有两点，一是有客观的疾病存在，如高血压、失眠、慢性胃炎等，二是有主观的意识行为，如心理敏感、心慌等。

患者以失眠、高血压为主诉来诊，但其血压受情绪的影响较为明显，故思想上开导之。因为正常人的血压每天也有起伏，大可不必因血压的变动而随意加服降压药.笔者认为中药在降压的治疗中虽然起到了一定的作用，但心理疏导更为重要，一定让患者认识到情绪对血压影响的重要性。

患者对睡眠的诉求比较强烈，故重用半夏调其睡眠。患者唇红、舌红、苔黄腻，脉弦滑有力，有热故也，故用小陷胸汤以清其热。

《金匮要略·胸痹心痛短气病脉证治第九》言："胸痹心中痞，留气结在胸，胸满，胁下逆抢心，枳实薤白桂枝汤主之。"枳实薤白桂枝汤能够治疗胸痹，而患者心慌就是胸痹发作前的表现，故用之。

心慌，又可以认为是"气上冲"的临床表现，但因发作不频繁，只是偶尔发作，也可以认为是"欲作奔豚"的另一种表述，故与苓桂甘枣汤，《伤寒论》中有记载："发汗后，其人脐下悸者，欲作奔豚，茯苓桂枝甘草大枣汤主之。"苓桂甘枣汤原方重用大枣 15 枚，故该患者用大枣 30g。

患者服用上方后，睡眠逐渐好转，血压也比较稳定。

第九章 甘草类方

第一节 甘草

一、概说

甘草为豆科草本植物甘草、胀果甘草或光果甘草的干燥根及根茎，主产于内蒙古、甘肃等地，其中内蒙古产者为道地药材，以外皮细紧、色泽红棕、质地坚实、断面黄白、粉性充足、味道甜者为佳，故又称甜草。

甘草首载于《本经》："主五脏六腑寒热邪气，坚筋骨，长肌肉，倍力，金创肿，解毒，久服轻身延年。"中医认为甘草生用偏凉，长于解毒，祛痰止咳；蜜炙偏温，长于补气。

《伤寒论》共有处方112首，其中含甘草者70首，为张仲景用药频率之最。现代临床九成以上的中医处方含有本品，可见其使用范围极广，故有"国老"之称。

二、作用

中医认为，甘草味甘，性平，归心、肺、脾、胃经，具有益气补中、缓急止痛、祛痰止咳、清热解毒等作用，主要用于气血不足之心悸不安、结代脉，脾胃气虚之形瘦、纳呆、乏力，各种咳嗽如风寒咳嗽、风热咳嗽、痰饮咳嗽等，红肿热痛之热毒证及食物中毒等。

现结合古籍文献、临床应用及药理研究，探讨甘草的作用如下。

（一）糖皮质激素样作用

《本经》记载甘草"主五脏六腑寒热邪气"，人有"五脏六腑"以概全身，说明其普适性强，适应范围极广。《药性论》载甘草"补益五脏"，《日华子本草》以之"补五劳七伤，（治）一切虚损"，《医学启源》谓之"能补三焦元气，调和诸药相协"，《本经疏证》云："《伤寒论》《金匮要略》两书中，凡为方二百五十，用甘草者百二十方。非甘草之主病多，乃诸方必合甘草，始能曲当病情也。"有学者认为甘草归十二经，绝非虚言。

药理研究发现，甘草所含甘草酸、甘草次酸等具有糖皮质激素样作用。

西医使用激素的范围相当广，发热类疾病如感冒发热、风湿热，呼吸系统疾病如细菌性肺炎、支气管哮喘、过敏性哮喘，消化系统疾病如溃疡性结肠炎，泌尿系统疾病如肾病综合征、慢性肾炎，骨关节病如风湿性关节炎、类风湿关节炎、强直性脊柱炎，皮肤科疾病如银屑病、湿疹，与免疫相关的疾病如红斑狼疮、干燥综合征等，都可以使用激素，都可以使用甘草的配方，但甘草一般不作为主药。

《伤寒论》麻黄汤、大青龙汤等可以治疗外感风寒所致的发热，方中甘草发挥激素样的退热作用，而不是调和药性作用。小柴胡汤对于外感风热之咽痛、发热最有效，方中甘草用量为三两，也是发挥激素样的退热作用。治疗咽喉肿痛的桔梗汤，由"桔梗一两，甘草二两"组成，若说甘草调和药性，请问甘草调和哪些药物的药性？而且作为调和药性而言，其用量一般都比较小，但方中的甘草用量是二两，是主药桔梗用量的两倍。所以，甘草发挥的是激素样作用，当然也能够祛痰、利咽、解毒。

在古代没有抗生素，感染性疾病如消化道感染、呼吸道感染、外伤感染为常见病、多发病，抗炎是激素另一个很重要的作用。《本经》载甘草所主的"金创肿"，多为冷兵器所伤，是外伤所致的局部感染，以红、肿、热、痛为主要临床表现。对于局部感染性炎症，西医除了抗生素外，激素也常常是他们手中的生力军、王牌药。

纵观中医抗感染诸多经方如小青龙汤、葛根黄芩黄连汤等，均含甘草，把甘草当作激素来使用，远比"调和药性"容易理解。

笔者称甘草为天然激素，因为甘草属于天然药物。甘草的用量一般较小，而且使用的疗程相对较短，甘草制剂能够发挥激素样作用，但一般不会出现激素的副作用。短期内应用大剂量的甘草，应该是安全、有效的。

（二）盐皮质激素样作用

药理研究发现，激素的副作用容易引起水钠潴留而出现水肿，表现为"保水"作用，所以治疗水湿内停之水肿、小便不利的方剂一般不用甘草，如五苓散、真武汤、猪苓汤等均不含甘草。

但《金匮要略》越婢汤、越婢加术汤均含甘草，分别治疗一身面目黄肿、风水水肿，相当于急性肾炎。治疗此类疾病，西医不仅用激素，而且要大量用，此为冲击疗法，以求在短期内迅速控制病情。西医面对急性肾炎，不得已而用激素，古代中医是否也发现了类似的问题，不得已而为之？

《金匮要略》防己黄芪汤主治"风水，脉浮，身重，汗出，恶风"，虽然主治风水，但从"身重"一语可以推测，患者周身浮肿明显，当属于慢性肾炎急性发作，方中虽然含甘草，但也用了黄芪，甘草具有同化作用，而黄芪具有异化作用，甘草能保水，而黄芪能利水，防己、白术也能够利水，所以不会因为用了甘草而出现水肿。

急性肾炎转变为慢性肾炎，西医只有激素这一张王牌，确属于"不得已而为之"；而中医则有真武汤、五苓散等，里面不含激素（即甘草）。

甘草具有抗利尿作用，表现为盐皮质激素样作用。盐皮质激素的主要生理作用是维持人体内水和电解质的动态平衡。可以说，几乎人体内所有的生理反应、生命活动都在"水"中进行，并通过"水"进行新陈代谢。因此，保持体液量的相对稳定及细胞内、外液的正常交换，意义十分重大。

张仲景也认识到，保持体内水液相对平衡对恢复人体的功能至关重要，故每于汗、吐、下之后丢失了大量的体液，往往给予含甘草的处方以保持体内水分，与西医的做法不谋而合。如治"服桂枝汤，大汗出后，大烦渴不解，脉洪大者"之白虎加人参汤，"伤寒中风，医反下之……腹中雷鸣，心下痞硬而满，干呕，心烦不得安"之甘草泻心汤，"伤寒发汗，若吐若下，解后，心下痞硬，噫气不除"之旋覆代赭汤等，以上经方均含甘草。

同时，由于疾病本身而出现的多汗、腹泻等体液丢失过多的症状，张仲景也必用甘草，如"发汗过多，其人叉手自冒心，心下悸欲得按者"之桂枝甘草汤，"伤寒，无大热，口燥渴，心烦，背微恶寒"之白虎加人参汤，"少阴病，下利清谷，里寒外热，手足厥逆，脉微欲绝"之通脉四逆汤，"霍乱，头痛发热，身疼痛……寒多不用水者"之理中丸等，甘草在以上诸方中发挥"保水"的重要使命。

（三）祛痰止咳

笔者虽未曾查找到有关甘草祛痰止咳的古籍文献，但《伤寒论》及《金匮要略》中治疗咳喘的方剂含甘草的比较多，如小青龙汤主治寒饮咳喘，麻黄杏仁甘草石膏汤主治肺热咳喘。治疗咳喘而不用甘草的方子也比较多，如主治"咳而上气，喉中水鸡声"之射干麻黄汤，主治"咳而脉浮"之厚朴麻黄汤，主治"咳逆上气，时时吐唾浊，但坐不得眠"之皂荚丸等。

通过分析，张仲景似乎对甘草的祛痰止咳作用并不重视。但后世治疗咳喘的方基本含有甘草，如止嗽散、苏子降气汤、百合固金汤、桑菊饮等。而能够降气祛痰的三子养亲汤，由莱菔子、白芥子、紫苏子组成，方中不含甘草。

气管炎、支气管哮喘等使用激素的概率比较大，虽然甘草有激素样作用，但其使用频率本身就比较高，所以，以上资料还不足以证明甘草具有祛痰止咳作用。

药理研究已经证实，甘草具有祛痰止咳作用。其中甘草黄酮、甘草浸膏、甘草次酸等均具有显著的祛痰作用，甘草次酸的镇咳作用与可待因相当，甘草黄酮、甘草浸膏等均呈明显的镇咳作用。无论是祛痰作用，还是镇咳作用，均有一定的量效关系。

现代临床对甘草的祛痰止咳作用更为重视，从甘草当中提取甘草流浸膏，与樟脑、八角茴香油、阿片粉等混合，制成复方甘草片，临床使用的频率很高。需要注意的是，复方甘草片的服用方法是含化，而非吞服。

（四）解毒

甘草能够"解毒"，首见于《本经》。但它能解食物中毒，还是药物中毒，书中尚未明确。《名医别录》则直接提及本品能够"解百药毒"，可见甘草解除的是药物之毒。《药性论》也提到甘草能够"制诸药毒"。至元代《心印绀珠经》则云甘草："解百毒而有效，协诸药而无争"。以上古籍均论述甘草能够解药毒，而非食物中毒。

现在临床使用有毒药物时，大多配伍甘草来制其毒性，或在药物的炮制时使用甘草水进行加工，以降低其毒性。

附子有毒，临床在使用附子时必须进行炮制后方可入药，虽然《伤寒论》在回阳救逆时用生附子，但是为了安全起见，一般不主张生用。药理研究发现，附子、甘草同煎可以降低乌头碱、中乌头碱等毒性成分的含量，使其转变为毒性较低的乌头原碱、去甲酰乌药碱等，而强心的作用却未降低，可见，二者同煎，能够使附子的毒性降低，这是附子与甘草配伍的一个原因。还有，甘草所含甘草次酸可能与乌头碱发生反应，使乌头碱的毒性降低，这是笔者的大胆推测。此外，研究还发现，甘草所含有效成分加快了乌头类生物碱成分的体内代谢过程，减少有毒成分在体内"堆积"，也能发挥减毒作用。

吴茱萸有小毒，经甘草水浸泡后再炒制，所制吴茱萸毒性大大降低。药理研究证实，甘草所含的甘草酸、甘草次酸等能够与吴茱萸所含的吴茱萸碱、吴茱萸次碱等相结合，这是降毒的机理所在。

那么临床为什么一定要使用有毒性的药物呢？

因为只有某些有毒性的药物才能够发挥独特的临床价值。如研究发现，半夏安神作用较强，须大剂量使用，其他药物不可比拟；附子具有强心作用，而且力量强大，治疗心衰时必须用之，这是其独特性，他药不能代替。

甘草的配伍范围非常广，麻黄、大黄等祛邪者可配伍，人参、黄芪等补益者可配伍，石膏等寒者可配伍，附子等热者也可配伍。甘草有"国老"之称，绝非虚语。

但是甘草配伍也有禁忌，如《儒门事亲》"十八反"中云"藻戟遂芫俱战草"，就是说甘草不能与海藻、大戟、甘遂、芫花配伍。至于古人总结的对与错，只待后人验证。

（五）调节免疫

甘草对人体的免疫起双向调节作用，一方面能够增强免疫，另一方面能够抑制免疫。

抑制免疫的机理是通过甘草次酸的糖皮质激素样作用来实现的，它能够抗炎、抗毒、抗免疫，前文已经做过论述。

现对其增强免疫方面进行阐述。

《本经》载甘草"坚筋骨，长肌肉，倍力"，《药性论》谓之"补益五脏"，

《日华子本草》云之"补五劳七伤，（治）一切虚损"，《药性集要》载之"生肌肉，养阴血"，说明甘草对机体具有"补"的作用。因为只有补益作用，才能"长肌肉"。

甘草的补益作用能使人强壮，人体的抗病力相应提高。宋金元时期比较注重温补，如《和剂局方》之四君子汤能够提高消化能力，增强人体体质，方中除含人参外，甘草也是其重要的组成部分。李东垣之补中益气汤，能够增强人体的"中气"，即脾胃的消化能力，方中除人参、黄芪外，甘草的力量也不容忽视。

甘草用于增强免疫时，小剂量即可发挥应有的作用。用量切忌过大，过大则盐皮质激素样的作用容易显现，出现水肿、纳呆等水钠潴留，在古代有可能误认为是长"肉"。

总的来讲，甘草小剂量应用时能够增强免疫，大剂量应用时对免疫有抑制作用。

三、用量

观《伤寒杂病论》用甘草，最大量者当属橘皮竹茹汤，为五两，最小量者仅用十八铢，说明甘草五两在短期内应用是比较安全的，但切忌长期应用。

甘草一般入煎剂，常用量为 5 ～ 20g，大剂量可用于 60g。

四、使用注意

（一）剂量

不可过大，过大易导致水钠潴留。过大剂量应用，只宜短期使用，且为防止水钠潴留，宜配伍茯苓、白术等利水药，这是张仲景先生的经验。

（二）配伍禁忌

请参考"十八反"的内容。

第二节　类方

使用甘草的方剂非常多，如麻黄汤、桂枝汤、小青龙汤、大青龙汤等，但它们并非以甘草为主药。以甘草为主药的方剂才算得上是甘草类方，如桔梗汤、炙甘草汤等。本章主要讨论后两方。

一、桔梗汤

【原文】

1. 少阴病，二三日，咽痛者，可与甘草汤。不瘥，与桔梗汤。（311）

2. 咳而胸满，振寒脉数，咽干不渴，时出浊唾腥臭，久久吐脓如米粥者，为肺痈，桔梗汤主之。（《金匮要略·肺痿肺痈咳嗽上气病脉证治第七》）

【组成】

桔梗一两，甘草二两。

【用法】

上二味，以水三升，煮取一升，去滓，分温再服。（《伤寒论》用法）

上二味，以水三升，煮取一升，去滓，分温再服，则吐脓血也。（《金匮要略》用法）

（一）桔梗汤中各药的作用

1. 桔梗

（1）利咽："可与"与"主之"的含义截然不同，"主之"就是给予相应的治疗，给予的方药不含糊，就是某证用某方"主之"；而"可与"则表示可以治以某方，也可以给予另一首方。

《伤寒论》311条："少阴病，二三日，咽痛者，可与甘草汤。不瘥，与桔梗汤。"对于该条文，需要说明三点。

1）"少阴病"的主方不是甘草汤。什么是少阴病？《伤寒论》第281条："少阴之为病，脉微细，但欲寐也。""脉微细"不是甘草汤的主治症，"但欲寐"也不是甘草汤的主治症。只有出现了兼症咽喉痛，才可以予甘草汤。

2）"咽痛"才是甘草汤的主治证。甘草具有清热解毒作用，能够清利咽喉，还能够发挥糖皮质激素样作用而抗过敏，生甘草能够利咽喉，消除咽喉黏膜的炎症，这是甘草治疗"咽痛"的机理。

3）"少阴病"之咽痛，可以予甘草汤，也可以予桔梗汤。"咽痛者，可与甘草汤"，给予患者甘草汤起码得三日，再二三日，仅"咽痛"这一症状起码得五六日，加上素有"少阴病"，患者被"咽痛"反复折磨，没有精神，也没有力气，"少阴病"的症状更加突出。但桔梗汤不是"少阴病"的主方，针对的症状依然是"咽痛"。

桔梗虽然首载于《本经》："主胸胁痛如刀刺，腹满肠鸣幽幽，惊恐悸气。"《本经》记载的内容与利咽作用无关。

《名医别录》载桔梗能"疗喉咽痛，下蛊毒"，首次明确了桔梗能够治疗咽痛。《日华子本草》谓之主"喉痹"，《珍珠囊》曰"其用有四，止咽痛"，《本草蒙筌》载之"咽喉肿痛急觅"，《本草汇言》用之"主利肺气，通咽喉"。以上古籍本草均载桔梗能够利咽。

《备急千金要方》"治喉痹及毒气"，用"桔梗二两，水三升，煮取一升，顿服之"，明确了桔梗治疗"喉痹及毒气"的用法及用量。

后世利咽的方剂必含甘草，如治疗热毒壅聚之咽喉肿痛的名方银翘散即含本品，治疗慢性咽炎的名方玄麦甘桔汤也含甘草。

桔梗已经成为慢性咽炎的"保养品"，因为咽喉病是教师行业的高发病，不少教师的水杯中泡有桔梗、甘草、胖大海等。

药理研究发现，桔梗所含的桔梗皂苷具有显著的抗炎作用，能够治疗扁桃体炎症，这是其"利咽"的基础。此外，研究还发现，桔梗具有显著的祛痰作用，能够祛除咽喉发炎产生的代谢产物，从而抑制局部细菌的生长与繁殖，使咽喉分泌物与细菌一并以"痰"的形式排出体外，这也是其"利咽"作用的重要方面。

（2）排脓：《金匮要略》原文桔梗汤主治"久久吐脓如米粥"，因为甘草没有排脓之功，故方中起排脓作用的非桔梗莫属。

《金匮要略》的排脓散及排脓汤均含桔梗。排脓汤由甘草、桔梗、生姜、大枣四药组成，其中甘草、生姜、大枣均不能排脓，用排除法可以确定桔梗能够排脓。

桔梗的排脓作用，古籍多有记载，如《日华子本草》载桔梗能够"补虚排脓，补内漏"，《本草衍义》及《本草蒙筌》均载之能治"肺痈"，机理是"排脓"，《珍珠囊》用之"治肺痈"，《本草汇言》言之主"利肺气"。但是其排脓的机理是什么呢？

笔者认为桔梗的"排脓"作用与其祛痰密不可分。药理研究发现，桔梗具有良好的祛痰作用，通过刺激胃黏膜产生轻度的恶心，引起气管、支气管黏膜的反射性分泌，稀释痰液，有利于痰的排出，这是其一；其二，通过加强气管、支气管上皮绒毛有规律的摆动，促进痰的排出。通过其祛痰的作用，能够排出体内"脓"液，这是桔梗排脓的机理。

桔梗的祛痰作用，在古籍中也有论述。如《药性论》载之治"痰涎"，《日华子本草》谓之"补虚消痰"，《本草蒙筌》以之"下痰"，《本草汇言》认为桔梗乃"开郁行痰之要药也"。

《简要济众方》言："治痰嗽喘急不定。用桔梗一两半，捣罗为散，用童子小便半升，煎取四合，去滓温服。"

笔者治疗咳喘等呼吸系统疾病，有痰难以咳出者，必用桔梗以祛痰，每获良效。

2. 甘草

（1）抗过敏：甘草具有糖皮质激素样作用，能够抗过敏，降低咽喉的敏感性，治疗细菌感染所致的过敏反应。同时，也能够发挥激素样作用，用于咽喉部的细菌感染。

（2）祛痰止咳：药理研究证实，甘草具有祛痰止咳作用。可参考本章内容甘草之"祛痰止咳"条。

咽喉部的炎症可以引起咳嗽，同时，咳嗽剧烈，气流冲击，也可导致咽喉部发炎，二者互为因果。所以，甘草通过祛痰止咳以促进咽喉部炎症的消除。

（二）桔梗汤的作用

桔梗汤的作用取决于桔梗与甘草的作用，结合原文来分析，桔梗汤的作用不外乎清热利咽与排脓。

1. 清热利咽

桔梗的利咽作用强大，只要咽喉不利，或咽痛，或咽干，或声音嘶哑，或失声，都可以应用本品。桔梗还能祛痰，尤其是用于白痰难咯者。

甘草有生用、炙用两种用法，桔梗汤中用生甘草。生甘草性偏凉，能够解毒利咽祛痰。

2. 排脓

桔梗具有利咽、祛痰、排脓之功，虽然药理作用还不能证实桔梗的排脓作用，推测其排脓机理是通过祛痰来实现的。

就"久久吐脓如米粥"来说，"久久"一词说明病情顽固，不容易治愈，也可以说需要长期服药。"久病多虚"，甘草不仅可以祛痰，还可以扶正补虚。

（三）桔梗汤的应用

结合原文分析，桔梗汤既可以用于"咽痛"即咽喉肿痛，也可以用于"肺痈"，相当于肺脓疡，简述如下。

1. 扁桃体发炎

扁桃体发炎表现为咽喉部红、肿、热、痛，并发喉炎者，可伴有声音嘶哑，或发音不能。

患者多因感冒而发，经常扁桃体发炎者，机体免疫力多低下。每次扁桃体发炎，都会肿大，炎症即便消除，扁桃体也不可能再缩回原来的体积，所以，这样的患者即便未发炎，扁桃体也处于肿大状态，但不红肿，提示没有炎症。

不因感冒而发者，多因生气，或过食辛辣，刺激咽喉而扁桃体发炎，多无卡他症状；扁桃体因感冒而发者，多有鼻塞、流涕等卡他症状。

桔梗汤仅有清热利咽作用，而没有退热作用。如果因扁桃体炎而发热明显者，需要配伍柴胡、黄芩等清热药。

2. 肺脓肿

肺脓肿，即肺痈，肺痈一般分为四期，即早期、成痈期、溃脓期、恢复期。桔梗汤适用于哪一期呢？

从桔梗汤的排脓作用来讲，适用于溃脓期。

患者表现为咳吐大量脓痰，或如米粥，或脓痰相兼，腥臭难闻，随着脓痰的排出，其胸痛症状随之减轻，胸闷亦减，身热渐退，但是病程较长。"久久吐脓如米粥"一语可证。

桔梗汤中桔梗用一两，而甘草用至二两，可见甘草一定不是辅助药。

治疗过肺脓肿的中医都深有体会，这个病真的不容易治愈，不容易治愈的原因在于肺部的脓不容易排出来。有条件的医院可以用纤维支气管镜把脓液尽量吸净，再用抗生素进行治疗；没有条件的医院可以采用体位排脓法，有利于脓的排出。单纯用中药来排脓，即便配伍大量的清热解毒药，其疗效也未必显著。

（四）桔梗汤的使用注意

1. 配伍

治疗扁桃体炎时多配伍清热解毒药如金银花、连翘等，也可配伍柴胡、黄芩等。治疗肺脓肿时多配伍薏苡仁、冬瓜子等排脓药。无论何病，都很少单独使用桔梗汤。

对于无明显寒热的咽喉不利而见咽喉异物感者，常以半夏厚朴汤合桔梗汤，有良好的治疗效果。

2. 加味方

桔梗汤配伍金银花、连翘、竹叶、荆芥穗、牛蒡子、淡豆豉、薄荷、芦根等，即《温病条辨》之银翘散，主治热毒壅聚所致的咽喉肿痛，也可能用于风热感冒伴有咽喉肿痛者。

（五）医案举例

桔梗汤加金银花治疗眼部感染案

徐某，男，53岁，中等身材，形体偏胖，2017年1月13日就诊。

自述2017年1月7日因组织开会不顺利而心情不畅，当天即感左眼不适，但仍然坚持到开会结束。第二天找眼科诊治，诊为麦粒肿（睑腺炎），予疏通法治疗一次。

1月9日病情加剧，左眼睑下部红肿热痛明显，遂去某区中医院诊治，医生因局部感染建议手术引流，并输液治疗，患者于手术后静脉点滴抗生素＋激素，输液4天，仍不见好转，遂求助于笔者。

2017年1月13日下午2点，因患者左眼用纱布包扎，未得诊视，诉每天换药1次，麦粒肿头部红肿发亮，但无白头，自述发硬，口不干不苦，手足温，纳眠可，二便调，舌苔薄白，脉弦滑有力。患者要求在输液的同时，进行中药治疗。遂疏桔梗汤加金银花：金银花 60g，桔梗 20g，甘草 30g。3 剂，煎服，每日 1 剂。

服药 1 剂，麦粒肿即发软，服药 3 剂，基本痊愈。2017 年 1 月 21 日电话询问，患者已经撤去包扎的纱布，外表已经看不出痕迹。得知患者服用新磺片已达 10 余日，嘱其可停药。

按：西医有多种抗生素可供选用，对于急性感染性疾病的控制已经达到了较高的水平，使得中医在救治急性感染方面失去了阵地。所以，人们普遍认为，中医的优势在慢性病，如慢性支气管感染、慢性胃炎、慢性结肠炎等。

中医治急性病真的不行吗？这一案例就生动形象地给那些人好好地上了一课。中医治急性感染，不仅行，而且真的很行。

本案例局部红肿热痛明显，属于阳证疮疡，治以清热解毒，五味消毒饮、普济消毒饮等都是对证之方。笔者观察金银花清热解毒的效果，不就是西医所谓之抗感染吗？但是量一定要足，所以要重用。加用甘草，是因为其具有激素样作用，而不是所谓的调和药性。西医在抗感染时，不就是抗生素＋激素吗？加用桔梗是为了排脓。结果，本案脓没排出来，全部消退。如果下次有阳证疮疡的患者，直接抗生素＋激素，也就是大剂量的金银花＋甘草，以检查笔者的思路对不对。

二、炙甘草汤

【原文】

1. 伤寒，脉结代，心动悸，炙甘草汤主之。（177）

2.《千金翼》炙甘草汤（一云复脉汤），治虚劳不足，汗出而闷，脉结，悸，行动如常，不出百日，危急者十一日死。（《金匮要略·血痹虚劳病脉证并治第六》）

【组成】

甘草四两（炙），生姜三两（切），人参二两，生地黄一斤，桂枝三两（去皮），阿胶二两，麦门冬半升（去心），麻仁半升，大枣三十枚（擘）。

【用法】

上九味，以酒七升，水八升，先煮八味，取三升，去滓，内胶消尽。温服一升，日三服。

（一）炙甘草汤中各药的作用

从原文分析，炙甘草汤主治"伤寒，脉结代，心动悸"，相当于病毒性心肌炎。"伤寒"，说明患者感冒或者曾经感冒，而病毒性心肌炎的多数患者在发病前 1～3 周有病毒感染的前驱症状，与"伤寒"相符。

病毒性心肌炎患者常以心律失常为主诉就诊，此之为"脉结代"；同时伴有心慌、乏力等，这就是"心动悸"。

1. 炙甘草

甘草的作用非常多，有生用与炙用之分，目前所说的"炙"，通常是蜜炙。而有学者认为，汉代的炙甘草是水炒甘草，而非蜜炙。

不管是蜜炙，还是水炒，都会影响甘草中的有机成分及微量元素的含量，并能够改变主要成分的比例。若谈及其成分与功效之间的关系，恐怕难以说清。中医认为，甘草炙用偏于补益，生用偏于解毒、祛痰。

（1）强壮心肌作用：《本经》谓甘草"坚筋骨，长肌肉，倍力"，说明甘草有强壮作用；《药性论》谓之"补益五脏"，《日华子本草》谓之"补五劳七伤，（主）一切虚损"，都说明甘草能够补益正气，特别是对心气的补益作用比较明显，可用于治疗心慌、乏力、气短等气虚表现。药理研究发现，甘草总黄酮是甘草抗心律失常的主要成分，对多种原因引起的心律失常均有良好的治疗作用。

（2）糖皮质激素样作用：对于病毒性心肌炎的治疗，西医认为糖皮质激素的疗效并不十分肯定，也不主张常规使用，但对于其他疗法效果不佳时，仍可考虑糖皮质激素的选用，一般于发病的 10 天至 1 个月内使用。而甘草具有糖皮质激素样作用，用于病毒性心肌炎时，不仅能够发挥激素样作用，而且其他对心脏有利的成分也可能发挥作用。

（3）抗病毒作用：西医认为，多种病毒都可引起心肌炎，而甘草具有广泛的抗病毒活性，也具有显著的抗菌、抗炎作用，对于病毒性心肌炎初期最为合适。

2. 人参

中药学教材说人参能够大补元气，元气是什么？是人体生命活动的根本动力，这种动力来源于强大的血液循环"泵"，即心。所以，大补元气的实质是大补心气，增强心肌收缩力。

《本经》谓人参"主补五脏"，《药性论》言之"主五脏气不足……补五脏六腑"，《海药本草》言之主"益气"，《本草纲目》言之"主男妇一切虚证"，"五脏"当然包括"心"，"一切虚证"也包括"心气虚"，所以甘草能够补益心气。而《医学启源》引《主治秘要》云人参"补元气"，《本草从新》谓之"大补元气"，"元气"就是心气。

《伤寒论》317 条之通脉四逆汤主治"少阴病……手足厥逆，脉微欲绝……或利止脉不出者"，其方后注云"利止脉不出者，去桔梗，加人参二两"，因"脉不出"而加人参，显然人参能够促进脉的正常搏动。

病毒性心肌炎患者表现为心慌、乏力、气短等，皆是心气不足的表现，所以炙甘草汤用人参的目的就是补益心气。药理研究发现，人参所含的人参皂苷对心肌具有兴奋与强壮作用。

3. 生姜

生姜主要作用于消化系统，也就是胃。病毒性心肌炎的患者可能会出现左心衰，心动力不足，胃肠道就会产生水肿，影响到患者的食欲。所以，生姜在炙甘草汤方中的作用如下。

（1）开胃：由于受到病毒性心肌炎的影响，胃肠道可能会水肿，患者食欲下降，而生姜含姜辣素，能够开胃进食。

（2）止呕："生姜为呕家圣药"，这已经是公认的事实。病毒性心肌炎患者不仅出现食欲下降，而且也有可能呕吐。对于呕吐症状明显的患者而言，生姜有治疗作用；对于未呕吐的患者来讲，生姜具有截断疗法的作用。

4. 桂枝

桂枝的具体作用，可参见第一章桂枝类方之桂枝"扩张血管"。

在此需要强调的是，桂枝含桂皮醛，不仅能够扩张冠状动脉以改善心脏的血液供应，而且能够扩张全身的动脉以改善全身的血液供应，保证机体代谢所需要的氧与能量。

药理研究发现，桂皮醛能够扩张血管，降低血小板聚集，促进血液循环，故表现为活血作用，即《中药学》所讲的"温通经脉"，作用实质是活血化瘀。

《金匮要略》之桂枝茯苓丸能够缓消癥块，主治"其癥不去"，其实质是活血力缓而持久；枳实薤白桂枝汤主治"胸痹，心中痞，留气结在胸，胸闷，胁下逆抢心"，桂枝能够扩张冠状动脉，消除瘀血；《伤寒论》之桃核承气汤主治"太阳病不解，热结膀胱，其人如狂……但少腹急结"之下焦瘀血证，桂枝在该方中的作用是消除下焦瘀血。以上方剂说明，桂枝的作用就是活血化瘀。

5. 生地黄

（1）补充血容量：中医认为，生地黄具有清热凉血、养阴生津作用，因其能够生津，似乎与补充血容量有关。西医认为，病毒性心肌炎高度房室传导阻滞或窦房结功能损害而出现晕厥或者明显低血压。笔者推测这种低血压可能属于低血量性的，所以，生地黄的作用可能是补充血容量。

（2）强心：《本经》所载内容与地黄对心脏的作用无关，而《日华子本草》载之能"治惊悸劳劣"，元代王好古引《本草纲目》云"主心病"，这与其强心作用勉强有联系。

药理研究表明，地黄醇浸膏对离体蛙心呈明显的强心作用，对衰竭的心脏作用更为突出。病态窦房结综合征以多种心律失常为主症，伴有乏力、头晕、失眠、记忆力差等临床表现。药理研究发现，地黄所含的梓醇可能会成为病态窦房结综合征治疗的新型药物。

需要注意的是，地黄在本方中的用量特大，需要用酒提取方能最大量地提取出地黄所含的有效成分，即梓醇。

梓醇是从地黄中提取的小分子环烯醚萜苷类化合物，易溶于水，而传统中医用地黄时，常以酒炮制，或用酒煎煮，如《本草经集注》载"得麦门冬、清酒良"，《用药心法》载地黄"酒浸上行外行"。

《张氏医通》载："干姜地黄散治妊娠漏胎下血：干姜（炮）一两，干地黄（切，焙）六两。上二味为散，酒服方寸匕，日三服。"

《云岐子保命集》载："地黄散治产后恶露不尽，腹内疞痛：生干地黄、当归并略炒，各一两，生姜细切如蝇头大，新瓦炒令焦黑半两。上为细末，姜、酒各调二钱服。"

《普济方》载："地黄散疗血瘕：生干地黄一两，乌贼骨二两。上为末，空心，温酒调下七服。"

《证治准绳》载："地黄汤治中风四肢拘挛：干地黄、甘草（炙）、麻黄各一两，去节。上为㕮咀，用酒三升，水七升，煎至四升，去渣，分作八服，不拘时，日进二服。"

通过以上文献可以看出，凡用地黄的方子大部分都用酒煎，所以推测酒煎的原因在于地黄。但是酒煎提取地黄中的梓醇外，还能提取何种成分有待进一步研究。

6. 阿胶

严重的病毒性心肌炎可以出现低血容量，也可以出现营养不良性贫血。

中医认为阿胶的首要作用是补血，但其补血作用在《本经》中未提及。唐宋以前仅认为阿胶能补，而不提"补血"之功，如《名医别录》谓之主"虚劳羸瘦，阴气不足"，《本经》谓之"久服益气"，益气与补血相差甚远。唐宋以后才逐渐认识到阿胶的补血作用，如《本草纲目》载阿胶"大要只是补血与液"，《本草经疏》明确提出阿胶"补肝益血"。

药理研究发现，阿胶主要含骨胶原及其水解产生的多种氨基酸，如赖氨酸、精氨酸、组氨酸、胱氨酸等，容易被人体消化吸收，能够全面升高血细胞数量，具有良好的补血作用，是治疗贫血的良药。

阿胶能够全面提升血细胞数量，当然也包括红细胞，其数量的增加能够提高红细胞运输氧的能力，以改善患者的短气、乏力等症。

从《名医别录》载阿胶用于"虚劳羸瘦"来分析，对于那些身体瘦弱、面色萎黄而月经量少的患者来讲，阿胶是对症的，常与人参、麦冬、当归等同用，如温经汤，长期坚持服用，不仅能改善体质，还能美容。但是，必须对症，即适用于瘦弱体质，而体质肥胖者是不宜服用阿胶制剂的。

而东汉末年的人们过着衣不蔽体、食不果腹的生活，其体质一定不胖，或者羸瘦，用阿胶补血、地黄补液也是对症的。

7. 麦门冬

（1）补充血容量：中医认为，麦冬属于补阴药，具有滋补肺胃之阴津，清心安神之功。麦冬能够补充肺胃之津液而止口渴，相当于葡萄糖补充能量。药理研究发现，麦冬中含多种类型的多聚糖，易被人体消化吸收，能够补充血容量。

（2）强心：麦冬首载于《本经》，主"脉绝，羸瘦"，《珍珠囊》谓之"生脉"，《用药心法》认为麦冬"主心气不足"。"脉绝"与"生脉"，可能与其补充血容量有关，但"主心气不足"，可能就是其强心作用了。

麦冬主治"羸瘦"，有同化作用，能够使人长"肉"。温经汤中有麦冬，无论是治疗月经量少、月经过多，还是痛经，其人必瘦；竹叶石膏汤中有麦冬，主治"虚羸少气，气逆欲吐"，说明患者是瘦人；薯蓣丸含麦冬，主治"虚劳诸不足，风气百疾"，"虚劳"本身就是瘦人。

药理研究发现，麦冬具有正性肌力和提高心脏泵血功能，麦冬总皂苷小剂量可使心肌收缩力增强，并能增加冠脉流量，对实验性心肌缺血具有明显的保护作用。此外，麦冬总皂苷可预防和对抗心律失常，对"脉结代"的患者而言，这是最主要的。

生脉饮是强心剂，现多用于气阴两伤之心力衰竭，方中除了人参强心，麦冬也能强心。

8. 麻仁

麻仁，即火麻仁，现行中药学教材认为其主要作用是润肠通便，还有滋养补虚作用。

火麻仁，《本经》原名麻子："主补中益气，肥健不老。"《日华子本草》用之"补虚劳……长肌肉，益毛发"，《新修本草》谓之"主五劳"，《食疗本草》主"发落"，说明古人重视火麻仁的补虚作用。直到清代《医林纂要·药性》才对火麻仁的"润肠"作用有记载。当然张仲景早已认识到此作用，但此后历代医家均未重视，往往"顾左右而言它"，胡乱解释一通，未理解用麻仁之本义。

病毒性心肌炎患者应避免劳累，适当休息。病情重者，必须卧床休息，而且不能增加腹压，以免增加心脏负荷。

患者卧床休息，其胃肠蠕动必然减弱，就有可能继发便秘，而火麻仁具有润肠通便作用，防止便秘的产生，避免了增加心脏负担的可能。火麻仁在本方中属于预防性、截断性用药。

9. 大枣

（1）补充血容量：大枣的含糖量很高，能够给患者带来大量的能量，而且用量较大，三十枚之多，对患者血容量的补充有重要作用。

（2）安神定悸：《本经》谓大枣主"大惊"，"惊"即惊悸，《名医别录》谓之"疗心下悬"，《本草汇言》载之"壮心神";《金匮要略》之甘麦大枣汤主治脏躁之心悸，《伤寒论》之茯苓桂枝甘草大枣汤主治水湿上扰之"其人脐下悸者，欲作奔豚"，《圣济总录》以"大枣七枚，青粱粟米二合"治"中风惊恐虚悸，四肢沉重"。以上资料均说明大枣具有安神定悸之功。

（二）炙甘草汤的作用

炙甘草汤以补为主，但是补什么？其范围很广，包括气、血、阴、阳等诸多方面。在补虚的基础上，有纠正心律失常之功能。

1. 滋养补虚

炙甘草汤共由9味药物组成，其中炙甘草、人参能够补气，桂枝能够补阳，地黄、麦冬能够补阴，阿胶、大枣能够补血，7味药物属于补益药的范畴。所以说炙甘草汤的主要作用是滋养补虚。

虽然火麻仁的主要作用是润肠通便，但早期的本草古籍认为其作用以补虚为主，所以，火麻仁也应该算得上是补虚药。

从西医的角度来分析，这些药大致分为两部分：一部分，能够补充人体的血容量，如地黄、麦冬、阿胶、大枣；另一部分，能够提高血液循环的动力，如炙甘草、人参通过其强心作用增强血液循环，而桂枝则属于扩张血管药，使血液循环畅通无阻。

2. 纠正心律失常

"脉结代"，是原文重点论述的一个体征，也是炙甘草汤的主症，而中药学教材中没有说哪味药物可以治疗"脉结代"。现代药理研究证实炙甘草汤方中诸多药物确有治疗心律失常之作用，如甘草总黄酮是甘草抗心律失常的主要成分，能够治疗多种原因引起的心律失常，地黄所含的梓醇可能会成为病态窦房结综合征治疗的新型药物，麦冬总皂苷也能够预防并治疗心律失常。

实验已经证实甘草、地黄能够纠正心律失常，但其治疗机理是什么还有待研究。

（三）炙甘草汤的应用

炙甘草汤原方主治"伤寒，脉结代，心动悸"与"虚劳不足，汗出而闷，脉结，悸"，两个主治都有"脉结"，都有"悸"，说明炙甘草汤的主治肯定与心律失常有关，但这两种心律失常的机理不同，一个是由"伤寒"引起，一个是"虚劳不足"所致。

"伤寒"所致者，大多是病毒性心肌炎；而"虚劳不足"者，大部分是虚弱性疾患。

再从用药分析，炙甘草汤所用药物基本上都是补益之品，所以，不管是"伤寒"，还是"虚劳不足"，都是虚弱体质。

1. 虚弱体质

（1）羸瘦：现代社会人们的生活水平普遍较高，营养过剩，肥胖者居多，瘦人较少，但还是有不少患者因为疾病由胖变瘦，比如肿瘤、慢性肝病、慢性肾病患者等，到了疾病后期，都可能会出现体重的急剧下降，由原来的"肥人"变成"瘦人"。不管是消化道肿瘤，还是其他部位的肿瘤，经过手术、化疗、放疗之后，患者体重锐减；因消化系统疾病导致消化功能减退，患者体重可能会慢慢下降，最终呈现虚弱状态；其他系统如呼吸、循环、内分泌等疾病都是如此。

（2）乏力：由于患者的能量供应不足，加上体质的急剧变化，患者可出现明显的疲惫感、乏力感，宁愿坐着不愿站着，宁愿躺者不愿坐着。更有甚者，走路需他人搀扶，生活难以自理。

（3）心慌：患者瘦弱，能量供给不足，心脏会出现代偿性加快，当然也会出现心律失常。此时患者的脉搏呈虚数脉，或虚弱脉，或细速脉，总之属于虚弱脉象。

（4）皮肤干枯：未发病前，患者体质尚好，皮肤紧致，皮下脂肪丰富而肌肤富有弹性。患病之后，体重迅速下降，体质恶化，皮肤干枯而无光泽，肌肉萎缩而皮肤弹性差。

（5）精神萎靡：未发病前，患者有说有笑，精神状态良好。发病之后，尤其诊断为肿瘤者，精神压力大，加上手术、化疗之后，患者食欲锐减，体重急剧下降，整天郁郁寡欢，烦躁不安，抑郁焦虑，精神萎靡不振。

总之，现在的虚弱体质就是过去的"虚劳"。

2. 心律失常

（1）病毒性心肌炎之心律失常：常见于病毒性心肌炎发作之后。病毒性心肌炎发作时有太阳病"伤寒"之表现，如发热、怕冷、乏力、心慌等，随着病程的进展，"伤寒"之象慢慢退却，而心慌逐渐明显，必伴有心律失常。上海中医药大学柯雪帆教授总结心律失常治疗经验时指出，分析各种类型的心律失常，炙甘草汤治疗以病毒性心肌炎所致的心律失常有效率最高，所以，原文中的"伤寒"二字不可匆匆读过。

（2）慢性虚弱性心律失常：中医认为，血行的正常运转离不开三个条件，心气充沛、血液充盈、管道完整，三者缺一不可。

炙甘草、人参保证了心气的充沛，桂枝保证了管道的完整，地黄、麦冬、大枣、阿胶、火麻仁保证了血液充盈。所以，炙甘草汤能够治疗虚弱性心律失常。

虚弱性心律失常，就是虚弱体质＋心律失常，虚弱体质在上面已经论述。

（四）炙甘草汤的使用注意

1. 炙甘草汤酒煎的意义

原文要求"以清酒七升，水八升"煎药，好多人不明白其中的道理，认为酒具有温通心阳之作用，加入了酒，就等于准许患者饮酒。故要求患者在用水煎药后，再加入适量白酒兑服，这种理解难免有误。

笔者认为，中药大部分的有效成分易溶于水，而有少部分成分不溶于水而溶于有机溶剂，因生地黄用量很大，原方一斤，推测加酒煎药的目的是为了提取地黄中易溶于乙醇的成分，但这种成分是什么，笔者推测是地黄的有效成分梓醇。

2. 关于麻仁

关于方中麻仁一药，有认为是火麻仁，有的认为是芝麻，众说纷纭，莫衷一是。

（1）火麻仁：正如上文论述，火麻仁以润肠通便为主，以滋养补虚为次要作用。心脏病患者尽量保持大便通畅，以免排便时患者腹压增加给心脏带来负担。

（2）芝麻：芝麻的主要作用是滋养补虚，其实大剂量应用也有润肠通便作用，但其作用较弱，如果患者大便通畅的话，也可以用芝麻补虚。

笔者认为，体质虚弱明显者，宜用芝麻，而易于便秘者，则用火麻仁。

（五）医案举例

炙甘草汤治疗心律失常案

王某，男，84岁，离休干部，身高167cm，体重65kg。气色红润，身体硬朗，步履稳健，活动灵便，耳不聋，眼不花，经常骑自行车逛市场。有白内障病史，已手术治愈。

近期体检：血脂偏高，窦性心律不齐，慢性前列腺增生，肝囊肿2处，血压不高。

患者于半年前出现心律失常，常服宁心宝胶囊、稳心颗粒、生脉饮口服液等，有时见效，有时又不见效，总之，没有治愈。遂找某退休中医诊治，医生予西洋参、人参等治疗，毫无效果。2016年7月11日找笔者诊治。

刻诊：心律失常，每分钟早搏多达10余次，但脉搏较有力，舌无青紫、无瘀斑、无瘀点，口唇发暗。患者有早睡早起的习惯，每天晚上7点前准时睡觉，起夜2～3次，清晨2点以后的时间处于迷糊状态。即便在冬季，早饭也常在5～6点。超过晚7点睡觉，则整个晚上睡不安宁。患者无胸闷胸痛、无心悸、无汗出、无怕风怕冷，大便正常，体力很好。

据证给予血府逐瘀汤加味：柴胡15g，枳壳15g，赤芍15g，甘草10g，桃仁15g，红花15g，当归10g，川芎15g，生地黄15g，怀牛膝20g，桔梗5g，生石膏30g，西洋参10g，麦冬20g，五味子10g。7剂，煎服，每日1剂。

7月18日二诊：患者脉律较规整，每分钟早搏2次，效不更方，继服。此后根据情况加减，有时加大石膏的用量，有时以丹参代替西洋参，患者间断服药至11月18日，有效，但没有消除心律失常。

11月19日三诊：除心律不规整外，患者没有其他表现，症状如前。遂改变诊治思路，怀疑是不是炙甘草汤证？遂处炙甘草汤原方：炙甘草40g，党参20g，桂枝30g，麦冬20g，生地黄100g，阿胶10g（烊），火麻仁10g，生姜40g，大枣50g。7剂，加即墨黄酒半瓶，煎服，每日1剂。

11月26日四诊：脉律规整而有力，嘱停药观察。

12月4日，患者又有心律不齐，虽无早搏，但脉搏强弱不调，嘱继服原方。12月11日，脉律规律而有力，呈现滑脉。12月17日，脉律规整，治愈。

按："伤寒，脉结代，心动悸，炙甘草汤主之。"（《伤寒论》第177条）这是《伤寒论》对脉结代诊治之论述。

　　然该患者初得心律不齐时，既无感冒等伤寒之表现，又无胸闷心慌等症状，仅有心律不齐，概不符合炙甘草汤方证。根据其口唇发暗，而判定有瘀血，故与血府逐瘀汤加味治之，加用生脉散的目的是为了治疗心律失常。

　　因患者症状不甚明显，脉律有好转趋势，故患者间断服药较长时间至 11月 18 日，仍然没有治愈。遂改变治疗思路，仍按《伤寒论》思路治之，没想到疗效显著，又巩固 1 周，遂治愈。可见仲景不欺我也。

第十章　其他类方

纵然有些方子不成体系，不成类方，但很常用，比如乌梅丸、栀子豉汤、五苓散、吴茱萸汤等，把这些经方归到本章中介绍。

一、乌梅丸

【原文】

伤寒，脉微而厥，至七八日肤冷，其人躁无暂安时者，此为脏厥，非蛔厥也。蛔厥者，其人当吐蛔。今病者静而复时烦者，此为脏寒，蛔上入其膈，故烦，须臾复止，得食而呕，又烦者，蛔闻食臭出，其人常自吐蛔。蛔厥者，乌梅丸主之，又主久利。（338）

【组成】

乌梅三百枚，细辛六两，干姜十两，黄连十六两，当归四两，附子六两（炮，去皮），蜀椒四两（出汗），桂枝六两（去皮），人参六两，黄檗六两。

【用法】

上十味，异捣筛，合治之，以苦酒渍乌梅一宿，去核，蒸之五斗米下，饭熟捣成泥，和药令相得，内臼中，与蜜杵二千下，丸如梧桐子大，先食饮服十丸，日三服，稍加至二十丸。禁生冷、滑物、臭食等。

（一）乌梅丸中各药的作用

1. 乌梅

乌梅丸主治"蛔厥"，也就是胆道蛔虫症，所以认为乌梅具有安蛔止痛作用；"又主久利"，说明乌梅丸有止泻作用。中医认为乌梅具有敛肺止咳、涩肠止泻、生津、安蛔等功效。

乌梅最早记载见于《本经》："主下气，除热烦满，安心，肢体痛，偏枯不仁，死肌，去青黑痣，恶肉。"所载内容与安蛔、止泻等作用基本没有关系。

（1）安蛔止痛：古籍当中，《伤寒论》记载本方具有安蛔止痛作用，关于乌梅丸的安蛔作用是否与乌梅有关却没有明确标明。《本草纲目》记载乌梅能够治"蛔厥吐利"，《本草备要》谓之"安蛔厥"，《得配本草》治"蛔厥吐利"，《本草新编》言之"安虫痛"。现代药理研究发现，乌梅能够兴奋蛔虫，并有刺激蛔虫后退的作用，这可能是其驱虫作用的机理所在。

笔者认为，西医用阿司匹林（乙酰水杨酸）治疗胆道蛔虫症，乌梅也含大量的酸性物质如苹果酸、柠檬酸、枸橼酸等，推断这是乌梅驱蛔的主要成分。

不过，考虑到乙酰水杨酸（属于解热镇痛药）本身能够止痛，不排除乙酰水杨酸通过止痛作用达到治疗胆道蛔虫的目的。

乌梅虽在《本经》中有主"肢体痛"的作用，但是否也能治疗胆道蛔虫引起的腹痛，这就不得而知了。

（2）止泻：乌梅能够止泻，首载于《名医别录》"止下利"，《食疗本草》言之治"霍乱心腹不安及痢赤"，《本草拾遗》谓之"除冷热痢"，《日华子本草》认为本品能够"涩肠止痢"，《本草图经》谓"产妇气痢等方中多用之"，《本草纲目》载之"敛肺涩肠，治久嗽，泻痢"。以上本草古籍均记载了乌梅具有涩肠止泻、止痢等作用。

乌梅配伍他药治痢，也有本草为证，如《日华子本草》载乌梅"入建茶、干姜为丸，止休息痢大验也"，《得配本草》载"得川连治赤痢肠痛，佐麦冬治产后痢渴"。

《太平圣惠方》云："治时气下痢不能食：乌梅肉十枚（微炒），黄连二两（去须，微炒），上件药，捣罗为末，炼蜜和丸，如梧桐子大。每服不计时候，以粥饮下三十丸。"

西医治疗腹泻，手段极为有限，只能对症处理。而中医认为，中药止泻的机理较为丰富，如抗菌抗炎性止泻如黄连，抗过敏性止泻如乌梅，渗湿性止泻如茯苓、车前子等。如果考虑慢性过敏性结肠炎所致的腹泻，那乌梅就是属于抗过敏性止泻药。

2. 附子

《本经》载附子主"拘挛膝痛"，《药征》载附子主"身体、四肢及骨节疼痛"，《伤寒论》之桂枝附子汤主治"风湿相搏，身体疼烦"，表明附子主治四肢关节疼痛。

《名医别录》谓之主"心腹冷痛",《金匮要略》之大黄附子汤主治"胁下偏痛",李东垣引《本草纲目》谓附子主"胃寒蛔动",说明附子可以用于腹痛。

笔者认为,附子一般适用于剧痛,对于一般的疼痛,用白芍就可以了;而且止痛时用量宜大,桂枝附子汤用附子三枚,甘草附子汤用附子二枚,而回阳救逆的四逆汤才用附子一枚。

药理研究发现,附子所含的乌头碱、中乌头碱、次乌头碱等均具有显著的镇痛作用,这种镇痛作用实际上是麻醉止痛,对于胆道蛔虫而言,其腹痛的程度较为剧烈,非附子、细辛等麻醉之品不能止痛。

3. 细辛

细辛首载于《本经》,不仅主"头痛",而且主"风湿痹痛",《本草衍义》"治头面风痛",《珍珠囊》谓之"主少阴苦头痛",《医学启源》用之"治少阴经头痛如神",《本草正》"除阴经之头痛",似乎古籍所载细辛的止痛作用,大部分用于头痛。为什么呢?

因为细辛除止痛作用外,还具有通窍作用,鼻炎引起的头痛最为常用。

大黄附子汤由大黄、附子、细辛三药组成,主治"胁下偏痛",除附子止痛外,细辛的止痛作用也不可忽视。

胆道蛔虫症引起的腹痛常常剧烈,非附子、细辛等麻醉之品不能除。而且此方是丸剂,而非汤剂,不管细辛的有效成分是否可溶,都能被人体消化吸收,均可发挥麻醉止痛作用。

药理研究发现,细辛不仅有解热镇痛作用,而且还有麻醉止痛作用,其止痛效价与 1% 普鲁卡因接近,可见其止痛作用很强。

4. 桂枝

桂枝在本方中主要具有改善血液循环、促进消化、止痛等作用。

(1)改善末梢循环:胆道蛔虫症的腹痛剧烈,可出现疼痛性休克,患者出现末梢循环障碍,表现为意识丧失、四肢温度降低等。桂枝能够温通经脉,改善全身的血液循环。对于胆道蛔虫症出现末梢循环障碍者,桂枝可温通;而未出现末梢循环问题者,桂枝起截断作用。

(2)促进消化:桂枝含桂皮醛,能够刺激胃黏膜而产生温热的刺激作用,不仅能够促进消化，而且对胃肠道、肝胆的血液循环有改善作用。

（3）止痛：药理研究发现，桂皮醛具有一定的止痛作用。但桂枝的止痛作用不同于附子、细辛，桂枝具有解热镇痛作用，其止痛力量一般，而附子、细辛具有强大的麻醉止痛作用。

5. 干姜

干姜在本方中的作用主要是止呕与止泻。

（1）止呕：胆道蛔虫症的患者首先是"其人常自吐蛔"。患者平素易饥，由于蛔虫可以入胃，患者可能会呕吐蛔虫，即呕吐，而干姜具有止呕作用。

（2）止泻：干姜的止泻作用可参考第六章干姜条。在此需要提出的是，乌梅丸证的腹泻程度可能并不重，所以没有必要大剂量应用干姜。

6. 蜀椒

蜀椒在乌梅丸中的作用可参考第六章干姜类方之大建中汤，该方详细阐述了蜀椒的作用。在此需要强调的是，蜀椒除了有温中作用，主要发挥麻醉止痛作用。

7. 黄连

中医认为黄连的作用清热燥湿止痢，在乌梅丸中的作用也是发挥其抗菌抑制炎症作用。

（1）防治胆道感染：胆道蛔虫症，是蛔虫即将进入胆道时，被奥狄括约肌卡住，蛔虫不断活动，而奥狄括约肌越缩越紧，患者可出现剧烈腹痛。蛔虫死掉后，大部分蛔虫可随着胆汁的排泄而排出，病痛自然解除。但有少部分患者在蛔虫死掉后，腹痛不能自行缓解，并发生胆道感染。而黄连即具有局部抑制炎症作用。

（2）止痢：黄连的止痢作用可参考第四章黄连之作用"抑制炎症止痢"。因乌梅丸亦主"久利"，"久"说明疾病比较顽固，也比较难治。"久利"相当于慢性结肠炎，而黄连有抑制炎症止痢之良效。

8. 黄柏

乌梅丸、白头翁汤都能治"痢"。白头翁汤治的是热痢，是急性痢疾；乌梅丸治的是"久利"，是慢性痢疾。张仲景治"痢"用黄柏，而不用黄芩；治泻用黄芩，而不用黄柏，这就是经验。

痢疾的发病部位主要在大肠，腹泻的发病部位主要在小肠。治疗大肠的炎症用黄柏，治疗小肠的炎症用黄芩。无论是大肠的炎症，还是小肠的炎症，都可以用黄连。如葛根黄芩黄连汤治疗湿热泄泻，发病部位主要在小肠，所以用黄芩、黄连；而白头翁汤治疗热毒血痢，发病部位主要在大肠，所以用黄连、黄柏。

但也有用葛根黄芩黄连汤治疗痢疾有效的报道，因为里面有黄连，所以有效，但就中医的规范性而言，葛根黄芩黄连汤治疗痢疾是不合适的；同样，白头翁汤治疗湿热泄泻也有效，方中的黄连发挥了重要作用。

9. 人参

胆道蛔虫症的前提是体内要有大量蛔虫繁殖，蛔虫属于寄生虫，能够与人体"争夺"大量的营养物质，长期患寄生虫病者，其形体往往瘦弱，虽然肚大腹圆，但却面黄肌瘦，极易乏力。这是用人参的指征，因为人参能够补气，增强体力。

10. 当归

当归的首要作用是补血，这也其是在本方中的作用。《本经》载："主咳逆上气，温疟热洗洗在皮肤中，妇人漏下，绝子，诸恶疮疡，金创，煮饮之。"《名医别录》谓之"补五脏，生肌肉"，虽然言其能补，但未提及补血作用。至《日华子本草》始载之主"一切血，补一切劳……养新血"，明确提出本品具有养血补血作用。自此，古籍本草广泛记录当归的补血作用，如《医学启源》《本草纲目》皆谓之"和血补血"，《内外伤辨惑论》载当归补血汤，由当归、黄芪两药组成，具有补血益气等作用。

中医认为，当归是补血要药，药理研究发现，当归煎液能显著促进小鼠血红蛋白及红细胞的生成，而有抗贫血作用，可能与当归所含的维生素、烟酸、亚叶酸等有关。

研究表明蛔虫在体内大量繁殖，吸收大量的营养物质，容易造成机体的营养不良，在一定程度上可出现营养不良性贫血。而当归能够补血，可以治疗营养不良性贫血。

（二）乌梅丸的作用

乌梅丸的作用比较复杂，从方中各药的寒热之性来讲，有清热药，也有祛寒药，还有甘味补虚药，但乌梅丸所治厥阴病，以阴证、寒证、虚证为主，所以温里祛寒药较多，虽然具有寒热错杂之象，但总体上病证呈虚寒之象，故属于厥阴病方；从各药的气味来讲，有辛、苦、酸等味之别，因蛔虫具有得酸则静、得辛则伏、得苦则下的特点，故选用这些"气味"的药物来治疗蛔厥证。

1. 寒热并调，虚实并用

（1）祛寒：乌梅丸总体上呈温热之性，附子、桂枝、细辛、干姜、蜀椒均能够温里祛寒，麻醉止痛。

（2）清热：乌梅丸是治疗寒热错杂的有效名方，方中的苦寒药如黄连、黄柏能够清热燥湿止利。

（3）补虚：除了上述七味药物能够祛邪外，乌梅丸中的两味补虚药人参、当归能够益气补血。

总之，乌梅丸属于厥阴病方，主治病证以寒热错杂为主要临床表现，所以配伍上必然要寒热并用。

2. 酸宁，辛伏，苦下，甘补

中国古代的生活水平低下，卫生条件不高，患者得不到重视，寄生虫病的发病率较高，以蛔虫病的发病率尤其高，几乎人人易患。所以驱虫剂常常是医生们常用的方剂，驱虫法也是古代医家必须掌握的技巧。清代医家吴谦总结蛔虫病的特点时说："蛔得酸则静，得辛则伏，得苦则下。"

乌梅味酸，蛔见酸则静，犹如学生看见老师一样，安静下来了。附子、桂枝、干姜、细辛、蜀椒皆味辛，蛔得辛则伏，犹如罪犯见了警察一样，降服了。黄连、黄柏味苦，蛔得苦则下。这就是本方的作用特点。

（三）乌梅丸的应用

1. 胆道蛔虫症

（1）发病原因：蛔虫卵常附着于食物而随之进入胃中，对于不注意卫生以及常食生菜者，进入胃中的蛔虫卵一旦不被胃酸杀死，就会进入小肠变成幼虫，逐渐繁殖，容易患蛔虫病。

蛔虫常寄生于小肠，会与机体争夺营养物质，易导致人体营养不良。当人体局部或全身因素造成肠道内环境改变时，肠道内酸碱度改变，蛔虫"上蹿下跳"至十二指肠。蛔虫喜碱而恶酸，当蛔虫上行至十二指肠时，喜欢钻入呈弱碱性的胆道内，导致胆道括约肌强烈收缩，患者出现突发而剧烈的右上腹疼痛或脘腹疼痛。

蛔虫死亡后，胆道括约肌松弛，加上胆汁的冲刷作用，死亡的虫体随之排出胆道，病情缓解。大约有 3/5 的患者能够自行缓解，不能自行缓解者，需要用药或手术治疗。

（2）临床表现：乌梅丸原文明确指出"蛔厥者，其人当吐蛔""其人常自吐蛔"，所以患者一般有呕吐蛔虫，或大便中夹杂虫体的病史。其人大多面黄肌瘦，食欲旺盛，吃得多，但依然消瘦。胆道蛔虫症发作时，可有突发性脘腹剧痛，疼痛拒按，或有四肢冰冷，甚至出现疼痛性休克。根据病史及临床表现，胆道蛔虫症不难诊断。

2. 慢性腹泻

慢性腹泻主要见于慢性结肠炎、慢性细菌性痢疾等表现为慢性反复腹泻者，临床表现一般有反复腹痛，痛势绵绵，常隐痛，有时绞痛，每日腹痛数次至数十次不等。腹泻，黏液脓血样便，脓多而血少，甚至纯下白冻，但都泻而不爽。有时腹泻、便秘交替发作，伴见食欲不佳、形体消瘦、营养不良、贫血等。

（四）乌梅丸的使用注意

1. 为什么用丸剂，而不用汤剂

（1）剂型存储：汤剂煎煮不易，而丸剂虽制作繁琐，但存储方便，随取随用，适用于常见病、多发病。

（2）发病率：在古代，卫生条件较差，蛔虫病极有可能是常见病、多发病，丸剂可随储随用，属于明智之举。

（3）汤剂难喝：最近一年多时间，所开的乌梅丸（改为汤剂）至少有七八例，其中有四五个患者表示此汤剂非常难喝，甚至有的患者表示从来没有喝过这么难喝的药，这也可能是该方制成丸剂的原因吧。

2. 腹痛，张仲景一般用芍药，而蛔厥腹痛为什么不用芍药

即使张仲景也没有办法弄清楚，患者在蛔厥腹痛发作时，蛔虫到底是活着还是死了。

如果蛔虫已经死掉了，无论用白芍，还是细辛、蜀椒等止痛均可；如果蛔虫还活着，用白芍缓急止痛会松弛胆道平滑肌，蛔虫就有可能进一步往里钻，钻到胆囊里面去。所以只能用麻醉性止痛药如细辛、附子等以麻醉虫体，等其麻醉后，可以促进虫体的排出。

（五）医案举例

乌梅丸加大黄治疗腹泻案

高某，女，23岁，形体中等，面色黄暗，抑郁貌。2013年6月7日以腹泻2周来诊。

2周前，不明原因出现腹泻，每日3～5次，曾服附子理中丸、补脾益肠丸等不效，遂到医院输液4天，亦不效。近几日来，每因胃痛而作泻，每日大便3～5次，大便臭，泻下不爽，泻后则胃痛减，有时伴有肠鸣，腹不痛，亦无压痛，口干而不苦，纳眠均可，舌苔白略厚，有齿印，脉无明显异常。4年前因反复腹泻行钡餐检查，诊断为结肠炎和浅表性胃炎。处以乌梅丸加大黄：乌梅30g，细辛5g，肉桂10g，川椒10g，附子2g，干姜10g，黄连5g，黄柏10g，党参20g，当归5g，大黄5g（后下）。5剂，煎服，每日1剂。6月10日患者反馈，服药1包（即半剂）即愈，胃痛亦减轻。嘱将余药服完。

按：因时处夏季，笔者首先想到藿香正气散，但患者无明显表证，亦无明显的中焦湿停，故排除之。受寒所致？然附子理中丸却不效。脾虚所为？补脾益肠丸毫无效果。腹泻必有炎症，然输液4天亦无效。五苓散证？口干但不渴，亦无明显的水湿内停。

患者泻下不爽，每因湿热而作，故必用黄连、大黄等，此类药物皆抑制炎症之品，然输液4天却无效，故推测不仅仅有热，也可能有寒的存在，其舌苔白略厚即是寒之证据。治疗寒热错杂之腹泻，乌梅丸为首选。

［宋永刚．经方临证感悟．北京：中国中医药出版社，2014：170．］

二、栀子豉汤

【原文】

1.发汗吐下后，虚烦不得眠，若剧者，必反复颠倒，心中懊恼，栀子豉汤主之。（76）

2. 发汗，若下之，而烦热，胸中窒者，栀子豉汤主之。（77）

3. 伤寒五六日，大下后，身热不去，心中结痛者，未欲解也，栀子豉汤主之。（78）

4. 阳明病，脉浮而紧，咽燥，口苦，腹满而喘，发热汗出，不恶寒，反恶热，身重。若发汗则躁，心愦愦，反谵语。若加温针，必怵惕，烦躁不得眠。若下之，则胃中空虚，客气动膈，心中懊恼，舌上胎者，栀子豉汤主之。（221）

5. 阳明病，下之，其外有热，手足温，不结胸，心中懊恼，饥不能食，但头汗出者，栀子豉汤主之。（228）

6. 下利后更烦，按之心下濡者，为虚烦也，宜栀子豉汤。（375）

【组成】

栀子十四个（掰），香豉四合（绵裹）。

【用法】

上二味，以水四升，先煮栀子得二升半，内豉，煮取一升半，去滓，分为二服，温进一服。得吐者，止后服。

（一）栀子豉汤中各药的作用

1. 栀子

栀子首载于《本经》："主五内邪气，胃中热气，面赤，酒疱皶鼻，白癞，赤癞，疮疡。"其中，"胃中热气，面赤"提示栀子能够主治火热上炎，"面赤"系面部血管充血所致，也就是中医所讲的火热上攻，"酒疱皶鼻，白癞，赤癞，疮疡"说明栀子擅长治疗感染性疾病，也就是热性病。

《名医别录》也有类似的记载："疗目热赤痛，胸心大小肠大热，心中烦闷，胃中热气。"

《药性论》谓之"杀䗪虫毒，去热毒风，利五淋，主中恶，通小便，解五种黄病，明目，治时疾除热及消渴口干，目赤肿痛"，《医学启源》云"其用有四，去心经客热一也；除烦躁二也；去上焦虚热三也；治风热四也"，《药类法象》用之"治心烦懊恼而不得眠，心神颠倒欲绝"，均说明栀子具有清热作用，类似抗感染。

《备急千金要方》云："治火疮方。熬油麻为末，和栀子仁涂之，惟厚为佳。""火疮"即感染性皮肤疾病。《普济本事方》载："治肺风鼻赤酒齇方。老山栀为末，溶黄蜡等分，和为丸圆弹子大，空心，茶、酒嚼下。""肺风鼻赤酒齇"即酒渣鼻，多属肺热所致。

临床上，笔者见有心烦不安、焦虑、唇红、舌赤等，必用栀子。

中药学教材认为，栀子具有清热除烦作用，一般用于焦虑、烦躁、狂妄等无形邪热上扰证。

现代药理研究发现，栀子具有较强的镇静作用，可用于各种疾病伴有焦虑症状或焦虑症，中医谓之"烦"。此外，栀子还具有较强的抑制炎症、抗感染作用。

2. 豆豉

豆豉最早记载于《名医别录》："主伤寒头痛寒热，瘴气恶毒，烦躁满闷，虚劳喘吸，两脚疼冷。"从《名医别录》当中总结其功效，因"主伤寒"，为表证，故能解表；能治"烦躁满闷"，认定具有除烦之功。现行教材认为豆豉具有解表、除烦之作用。

《太平圣惠方》云："治风热攻心，烦闷不已，豉粥方。豉二合，青竹茹一两，米二合。上以水三大盏，煎豉、竹茹，取汁一盏半，去滓，下米煮粥，温温食之。"其主治证有"烦"与"闷"两个症状。

《圣济总录》载香豉汤："治伤寒心狂欲走，缘风热毒气，内乘于心所致，香豉汤方：豉（炒令香熟）三两，芒硝（烧令白，于湿地上用纸衬出火毒）四两。上二味，每取豉半两，先以水一盏，煎取七分，去滓，下芒硝末三钱匕，再煎三两沸。空腹，分温二服，如人行三里，更一服，日夜可四服。"其主治证有"狂"，烦躁重者谓之狂，所以，"狂"仍然属于烦的范围。

《梅师集验方》载："治伤寒汗出不解，已三四日，胸中闷：豉一升，盐一合。水四升，煎取一升半，分服当吐。"其主治证为"胸中闷"，也可以理解为胸中烦闷。

以上古籍均记载了豆豉的应用，总结起来，不外乎"烦"与"闷"，其实这两个症状的发病机理是一致的，都是无形邪热内扰所致。无形邪热内扰，故烦；无形邪热发而未透，故闷。

豆豉治疗烦的机理是什么呢？

栀子豉汤方后注云"得吐者，止后服"，说明服用栀子豉汤后应当"吐"，即以吐为快。

每个人心中都有"故事"，需要与他人交流，在没遇到合适的对象之前，闷闷不乐，心事重重，食不知味，睡不香甜。一旦遇到倾诉对象，便滔滔不绝，一发而不可收，"吐"露心声之后，心情便欢畅起来。

火郁胸中，郁而未发，阳气得不到伸张则"闷"，扰乱心神则"烦"。治疗上当伸张阳气，以"吐"为快。"得吐者，止后服"可谓一语中的，点明了栀子豉汤的作用机理。

汗、吐、下是中医祛邪的三大法宝，吐法也是张仲景常用治法。

自古至今，豆豉的制作方法有很多种，由于制作的工艺不同，发酵的时间不等，制成的豆豉有香味者，也有味臭者。可能现在的人们尚"香"而远"臭"，豆豉的制作方法也不断更新，制作的豆豉气味俱佳，口感靓丽，符合现代人的饮食生活习惯。

汉代根据用药需要，将香豉制作成"臭"豉，患者喝了香豉煎剂之后，心中如翻江捣海，愈发烦乱不安，不久便"吐"出，这一"吐"，"烦闷"的胸中便舒畅了许多，病情得以缓解。

香臭的转化也极有意思，大便为什么会臭？因为其中含 3- 甲基吲哚，它是吲哚的衍生物，而茉莉花香水的主要成分就是吲哚。吲哚及其衍生物在浓度极低的情况下会发出让人陶醉的茉莉花香，在极高浓度下却有熏死人的臭味！

香到极致就是臭，臭到低处就是香！香与臭的本质没有改变，恰恰体现了中医阴阳的转换。

刚从抹香鲸体内排出的龙涎香色泽浅黑，奇臭无比，毫无价值可言。但是它长期飘浮在海面上，经过海浪的抚摸、阳光的热拥、空气的亲吻之后，其臭味慢慢地消除，淡香慢慢出现，最后香气浓郁。颜色由浅黑色，逐渐变为灰乃至浅灰，最后成为白色。白色的龙涎香品质最好，是龙涎香中的上品，为制作香水的重要原材料。

（二）栀子豉汤的作用

中医认为，栀子豉汤能够清热除烦，而现代研究认为，栀子豉汤能够镇静、抗感染。

1. 镇静安神

《医学启源》云栀子"除烦躁",《药类法象》用其"治心烦懊恼而不得眠，心神颠倒欲绝"，说明栀子能够除"烦"，烦即烦躁，在情绪上有焦虑、烦躁不安等临床表现，就西医的观点来分析，治疗需要镇静安神。栀子通过消除局部炎症，以缓解炎症带来的不良刺激而镇静。而豆豉则通过催吐作用，缓解饮食物、消化液等刺激物带来的不适。所以，栀子豉汤具有镇静安神等作用。

2. 消除食管炎症

从《伤寒论》原文来分析，栀子豉汤主治"胸中结痛""胸中窒"等，与食管炎极为类似。药理研究发现，栀子对食管炎具有特殊的作用，通过口服栀子煎剂，对食管局部起到抑制炎症作用，这是栀子作用的第一步；通过豆豉的催吐作用，可使栀子煎剂再次作用于食管局部，与食管充分接触，这是栀子作用的第二步。

通过以上药理分析，真正起抑制炎症作用的是栀子，而豆豉则只是延长了栀子的作用时间。

（三）栀子豉汤的应用

中医认为，栀子豉汤适用于无形邪热上扰之心烦、食管烧灼感等，相当于西医的焦虑症、食管炎等。

1. 焦虑症

心烦是焦虑症最主要的特征之一，主要表现：不明原因的紧张与担心，常坐立不安，还伴有自主神经功能紊乱如心慌、头皮发麻、汗出、肌肉不自主跳动、胸部有压迫感或窒息感、食欲缺乏、口干、手抖、尿频等。

栀子豉汤主治"虚烦不得眠"，"烦"字之前冠以"虚"字，说明了病邪的性质是"虚"。但这种"虚"，并非阴虚、阳虚等正气不足所造成的虚，而是指与有形邪气相对而言的虚。无形的邪热即为虚热，而体内的痰饮、胃肠积滞等均为实，与热邪相搏结，即为实热内结。

望、闻、问、切是中医的四大诊法。心烦，有时候能"望"出来，如患者可表现为与他人交流时局促不安，或未曾说话却满脸通红，或烘汗易出，或反复揉搓衣角，或不停地挠头，或者双脚不停地来回抽动等。有时能"闻"出来，如患者呼吸急促而不安，或因紧张而说话时咬字不清、表达欠流畅等。有时能"问"出来，如自述容易烦躁、容易焦虑，甚者容易失眠等。有时也能"切"出来，如患者脉搏加快，或汗出多，或皮温高，或患者的手轻微颤抖等。

此类患者可能平时睡眠欠佳，若改变睡觉场所或与他人同宿，可能因担心自己影响别人休息或别人影响自己休息而时感不安或紧张，导致睡眠不佳；或越紧张而越不能入睡等情况，均可用栀子豉汤来清心镇静除烦。

2. 食管炎

食管炎泛指食管黏膜层、黏膜下层及其深层组织受到反复刺激或损伤，食管黏膜发生充血、水肿，甚至糜烂等引发的炎症性病变，其致病因子可分为化学性刺激与物理性刺激，最常见的是胃酸反流引起的反流性食管炎。

患者常表现为胸部烧灼感、热辣感，进食辣椒、生葱、生蒜等刺激性食物时尤为明显，常伴吞咽疼痛、吞咽困难以及胸骨后疼痛等。食管炎严重时可引起食管痉挛及食管狭窄，吞咽食物感到食物下行不畅，甚至有堵塞感等。

胃镜检查时可见食管黏膜充血、水肿、表面糜烂、浅表性小溃疡等，有时可见食管狭窄，内镜通过受阻，如有异物，可做活检，以便区分是食管炎还是食管癌。

（四）栀子豉汤的使用注意

1. 原方用量

原方中二药的用量均非张仲景的标准计量单位，栀子以"枚"计，而豆豉以"合"论。

笔者对栀子进行称重，10 枚约重 15g，方中 14 枚约重 21g。根据《金匮要略研读心悟》一书的实测，豆豉一升约重 100g，故四合约重 40g。所以本方中栀子、豆豉剂量分别约为 20g、40g，剂量比为 1 : 2，豆豉用量大于栀子。

2. 原方用法

"上二味，以水四升，先煮栀子得二升半，内豉，煮取一升半，去滓，分为二服，温进一服。得吐者，止后服。""得吐者，止后服"说明服用本方后患者应该呕吐，而前文已经讨论过，豆豉的作用是催吐。通过剂量分析，原方重用豆豉是为了味重以致呕，这个机理很关键。

3. 加减应用

（1）栀子甘草豉汤：《伤寒论》第 76 条言"若少气者，栀子甘草豉汤主之"。本方由栀子、甘草、豆豉组成。"少气"，可理解为气虚，因甘草具有补气作用。从甘草对黏膜的修复作用来讲，用其治疗食管炎黏膜损伤可谓对症治疗。

（2）栀子生姜豉汤：《伤寒论》第76条言"若呕者，栀子生姜豉汤主之"。本方由栀子、生姜、豆豉组成。心烦，故与栀子豉汤；"若呕者"，加生姜，因"生姜为呕家圣药"。

（3）枳实栀子豉汤：《伤寒论》第393条言"大病瘥后，劳复者，枳实栀子豉汤主之"。本方由枳实、栀子、豆豉组成。"劳复"，说明疾病有反复，患者可能表现为阵阵心烦，故予栀子豉汤以除烦；患者可能伴脘腹胀满，配伍枳实以除胀满。

（4）栀子厚朴汤：《伤寒论》第79条言"伤寒下后，心烦腹满，卧起不安者，栀子厚朴汤主之"。本方由栀子、厚朴、枳实组成。"心烦""卧起不安"均为心神不安，栀子能够除烦镇静安神，枳实、厚朴主治"腹满"。

（5）栀子干姜汤：《伤寒论》第80条言"伤寒，医以丸药大下之，身热不去，微烦者，栀子干姜汤主之"。本方由栀子、干姜组成。"大下之"后，必定腹泻，而干姜能够温里止泻；患者又兼"微烦"，必用栀子以除烦。二者合用，即栀子干姜汤。

（五）医案举例

大柴胡汤合栀子厚朴汤治疗失眠案

孔某，女，50岁，身高160cm，体重75kg，圆脸，身体胖壮，口快。2018年12月12日以胃脘堵塞、失眠而来面诊。

近1个月以来，每于饭后即感胃部堵塞，晚上基本不敢吃饭，若吃晚饭必然胃部堵塞，不吐酸水，无咽痛，无呕吐，按压胃脘部，有轻微疼痛。大便干结，3～5天1次，艰涩难下。伴睡眠障碍，不但入睡困难，而且易醒，晚9点左右入睡，直到11点才能睡去，凌晨2点左右会醒，一旦醒来，则难以入睡。月经不正常，容易汗出，自以为是更年期。舌质不淡，苔净，脉滑有力。

处以温胆汤加减：姜半夏40g，陈皮12g，茯苓12g，炙甘草15g，大枣50g，生姜15g，生白芍60g，党参12g。7剂，颗粒剂，每日1剂，分两次饭后冲服。

12月21日二诊：患者述药后胃脘部不再堵塞，但睡眠丝毫没有改善，而且近几日新增口苦，大便没有改善。再次触诊胃脘部及腹部，胃脘部压痛比较明显，腹部胀满有力。容易汗出，怕热。无胸胁苦满，无寒热往来，无咽干，无呕吐。舌质不淡，苔净，脉滑有力。与其交谈得知，虽然没有家人惹她生气上火，但是她说事事都看不惯，一看不惯，就容易上火，感到火"噌噌往上钻"。其人快言快语给笔者留下了深刻的印象。

遂改处大柴胡汤合栀子厚朴汤：柴胡20g，黄芩10g，生白芍10g，姜半夏30g，生姜15g，麸炒枳实12g，大枣10g，生大黄5g，栀子10g，制厚朴12g。7剂，颗粒剂，每日1剂，分两次饭后冲服。

12月25日，患者诉服完1剂即可安睡。嘱继续服药。

2019年1月1日，患者反馈，睡眠大为改善，感觉已经恢复正常，口苦除，大便畅通，还有1剂药没有吃完，问吃完是否再来看看，答复其不用再看。

按：中医认为"肥人多痰湿"，该患者胖壮，以胃脘部堵塞、失眠来诊，必重用半夏，温胆汤或黄连温胆汤当为首选。患者大便干结，故重用生白芍以通便；重用大枣，有甘麦大枣汤之意。二诊时，可能患者顾及笔者的情面，说有一定效果，虽然患者的大便依然不通，但说消化有改善，而对睡眠没有明显效果。

无效的原因分析：舌质不淡、脉滑有力，是支持有热证的。此时该用温胆汤而不能减去竹茹，或者用黄连温胆汤也许会更好。患者虽然对疗效不满意，但对笔者信任有加。

患者二诊新增口苦，笔者仔细分析后加用柴胡。大便干涩不通，必定用大黄。再《金匮要略》云："按之心下满痛者，此为实也，当下之，宜大柴胡汤。"故选大柴胡汤。触诊患者腹部，腹胀明显；"事事都看不惯。一看不惯，就容易上火，感到火'噌噌往上钻'"，心烦之象也。《伤寒论》第79条："伤寒下后，心烦腹满，卧起不安者，栀子厚朴汤主之。"故最终确定给予患者大柴胡汤合栀子厚朴汤，一味安神药也不用加。

事实证明，方证对应，药效发挥很快，服药1剂即能安睡，6剂过后即感正常。

纵观今天有个别中医用药，"头痛医痛，脚痛医脚"，失眠给予酸枣仁、远志、合欢皮等，食欲不振给予焦三仙等，头痛给予延胡索、川芎等，难道这就是辨证论治？

三、五苓散

【原文】

1.太阳病，发汗后，大汗出，胃中干，烦躁不得眠，欲得饮水者，少少与饮之，令胃气和则愈。若脉浮，小便不利，微热，消渴者，五苓散主之。（71）

2.发汗已，脉浮数，烦渴者，五苓散主之。（72）

3.中风发热，六七日不解而烦，有表里证，渴欲饮水，水入则吐者，名曰水逆，五苓散主之。（74）

4.本以下之，故心下痞，与泻心汤，痞不解，其人渴而口燥烦，小便不利者，五苓散主之。（156）

5.霍乱，头痛，发热，身疼痛，热多欲饮水者，五苓散主之。寒多不用水者，理中丸主之。（386）

【组成】

猪苓十八铢（去皮），泽泻一两六铢，白术十八铢，茯苓十八铢，桂枝半两（去皮）。

【用法】

上五味，捣为散，以白饮和服方寸匕，日三服，多饮暖水，汗出愈，如法将息。

（一）五苓散中各药的作用

1.茯苓

茯苓首载于《本经》，为上品药。原文："主胸胁逆气，忧恚惊邪，恐悸，心下结痛，寒热烦满，咳逆，口焦舌干，利小便。久服安魂养神，不饥延年。"

什么是上品药？《本经》"序录"给出了答案："上药一百二十种，为君，主养命以应天。无毒，多服久服不伤人，欲轻身益气，不老延年者，本上经。"

所以，现在认为茯苓主要有利水作用，还有健脾安神作用。而《本经》

虽然言其"利小便"，但这不是茯苓在《本经》中的主要功效，其主要功效是"主胸胁逆气，忧恚惊邪，恐悸"，即安神，酸枣仁汤、归脾汤、天王补心丹等用茯苓的主要目的就是安神。

利水也是茯苓很重要的一个作用，《名医别录》谓："止消渴，好唾，大腹淋沥，膈中痰水，水肿淋结。"水湿内停，津液不能上承于口，故口渴，越喝越渴，故名消渴，究其原因，水湿内停故也。脾虚湿停，故"好唾"。其他如"大腹淋沥，膈中痰水，水肿淋结"，此皆水湿停聚为患也。

《药性论》谓之主"妇人热淋"，《本草衍义》云之"行水之功多"，《伤寒明理论》谓之"渗水缓脾"，《医学启源》遵从《本经》之观点，认为其能"利小便……治小便不通，溺黄或赤而不利"，而《珍珠囊》则认为茯苓"小便多则能止之，涩则能利之"。

总之，以上古籍认为茯苓既能利又能补。其利水的作用并不强，补虚的力量也较弱，是一位真正的"谦谦君子"。

临床研究证实，茯苓煎剂对人体有明显的利尿作用，对心源性水肿患者的利水效果尤其好。所以，笔者推测茯苓的作用点首先是西医的"肾"，茯苓能提高肾小球的滤过率，而起到"利小便"作用，且茯苓利尿的作用比较缓和。

正因为茯苓的作用比较平和，只要水饮内停，无论轻重，都可以用，临床报道有每剂药用至200g者。水饮内停之轻者，如痰饮上泛之眩晕可用苓桂术甘汤，治疗痰饮上扰之心悸可用苓桂甘枣汤，治疗痰饮上逆之气冲可用苓桂味甘汤。水湿泛滥之重者，可表现为水肿，宜选用真武汤，或者五苓散。

2. 猪苓

猪苓首载于《本经》："主痎疟，解毒，蛊疰不详，利水道，久服轻身耐老。""利水道"是猪苓比较重要的一个作用。

《药性论》谓之"主肿胀满腹急痛"，《珍珠囊》用之"治淋肿"，《本草纲目》用之"治淋，肿，脚气，白浊，带下，妊娠子淋，胎肿，小便不利"，所治皆为水湿内停之患也。

可见，古人早就认识到猪苓具有"利水道"作用，现一般认为其有利水渗湿之功。但"利水道"与"利小便"绝非等同。

水管不出水了，至少有两种可能，一种是水源缺水，一种是水管堵塞。

猪苓的"利水道"作用就是解决"堵"的问题。

输尿管、膀胱、尿道，都有可能因感染、结石等而堵塞，猪苓通过其"利水道"作用可以将局部堵塞的"垃圾"清除。

药理研究表明：麦角甾醇是猪苓的有效成分，是抑制尿草酸钙结石形成的活性成分，也就是说猪苓能够治疗泌尿系结石。既然猪苓能治疗泌尿系结石，推测它也能治疗泌尿系的其他"堵塞物"。此外，猪苓汤是治疗慢性尿路感染的常用方，推测猪苓还具有抗感染作用。

药理研究发现，猪苓的利尿作用主要通过抑制肾小管对水及电解质的重吸收，尤其是对钠、钾、氯的重吸收。

而笔者的观点是猪苓能够"利水道"，以保持输尿管、膀胱及尿道的通畅。

3. 泽泻

泽泻之名源于其产地与作用。《医学入门》谓"生汝南池泽，性能泻水"，故名之为泽泻。

"泻"水，一般用于"大"水、"洪"水，想必泽泻的利水作用很强，能够开闸"泻"洪。

泽泻首载于《本经》："主风寒湿痹，乳难，消水，养五脏，益气力，肥健，久服耳目聪明，不饥，延年轻身，面生光，能行水上。"原文明确其能够"消水"，主治"风寒湿痹"，"风寒湿痹"系水湿内停所致；"能行水上"，说明泽泻的泻水之力较强，能快速"抽水减肥"，使人体轻如飞。

《名医别录》谓之主"淋沥，逐膀胱三焦停水"，"淋沥"也是水湿内停所为。《药性论》用之"治五淋，利膀胱热，宣通水道"，"淋"本身就是湿邪所致，而泽泻的作用机制是"利膀胱热，宣通水道"。《医学启源》以之"治小便淋沥"，《本草纲目》谓之"渗湿热……（治）脚气"，《本草要略》言之"除湿通淋……治水肿"，所主病证均与湿有关。《药品化义》则明确表达，泽泻为"利水第一良品"。

《素问病机气宜保命集》载白术散治臌胀水肿："白术、泽泻各半两。上为细末，煎服三钱，茯苓汤调下，或丸亦可，服三十丸。"水肿，系水湿泛滥所致，属于"大"水。

《金匮要略》之泽泻汤，主治"心下有支饮，其人苦冒眩"，由泽泻五两、白术二两组成。"支饮"，水湿内停较著，"苦冒眩"的同时，患者往往严重吐水，说明水湿内停较重。

从古籍本草的记载来分析，虽然看不出泽泻利水作用的强弱，但从其应用来看，其泻水功效颇具洪荒之力。

《长沙药解》也持类似的观点："泽泻咸寒渗利，走水府而开闭癃，较之二苓淡渗更为迅速。五苓、八味、茯苓、泽泻、当归、芍药诸方皆用之，取其下达之速，善决水窦，以泄土湿也。"

但泽泻的泻水机理是什么呢？

人体内水的代谢不外乎三条途径：一曰汗，二曰尿，三曰粪。泽泻没有发汗作用，也没有泻下作用，而具有利水作用，所以，可以肯定的是，泽泻"泻"水的作用是通过小便而实现的。

泽泻具有利水消肿之功，而且利水作用比较强，其作用点在西医的"肾"，推测泽泻主要通过抑制肾小管的重吸收而起利尿作用。血液通过肾小球的滤过之后形成原尿，每个人每日形成的原尿都差不多，150L左右，其中99%左右要通过肾小管的重吸收而入血，只有1%左右最终形成尿液，也就是每人每天所产生的尿液为1.5～1.8L。所以，尿的多少主要取决于肾小管的重吸收作用。

总之，泽泻通过抑制肾小管的重吸收而达到其"泻"水的目的。

药理研究表明，泽泻有明显的利尿作用，但其利尿的作用机理却不甚清楚。研究还发现，与生药泽泻相比，土炒泽泻、麸炒泽泻的化学成分有明显变化，利水作用也显著增强，所以，临床用泽泻利尿时宜选用炮制品。

4. 桂枝

桂枝的作用可以参考第一章桂枝之作用"扩张血管"。桂枝能够"温经通脉"（《本草备要》），故它在本方中的作用是扩张肾脏血管。它能扩张肾的入球小动脉，增加了肾的滤过率，也就是给肾脏加"压"，以起到"助阳化气"而利水的作用。

简言之，桂枝作用的本质是扩张血管，目的是利水，作用点在于"肾"前的血管，即入球小动脉。

5. 白术

《本经》首载"术"，不分赤、白，后陶弘景著《本草经集注》始分白术与赤术，赤术即苍术。《本经》认为其"主风寒湿痹"，推测"术"能够祛湿。

现行教材认为，无论是白术，还是苍术，都能够祛湿，不同的是白术能够利湿，而苍术能够燥湿。

《名医别录》谓白术"消痰水，逐皮间风水结肿"，《药性论》以之"治水肿胀满"，《新修本草》用之"利小便"，《日华子本草》谓本品能"治水气，利小便"，《医学启源》言之"去脾胃中湿"，《汤液本草》用之"通水道"，《药性考》谓本品"水肿宜之"。

《金匮要略》麻黄加术汤主治"湿家身烦痛"，越婢加术汤主治"里水"，枳术汤主治"心下坚，大如盘，边如旋盘，水饮所作"，《伤寒论》之真武汤主治"腹痛，小便不利，四肢沉重疼痛，自下利者，此为有水气"。以上诸方均含白术，都主治"湿"或"水"。

无论是从作用上分析，还是从主治上来看，白术能够利水消肿，而且药理研究已经发现白术有明显而持久的利尿作用。

但其作用机理是什么？推测如下。

众所周知，白术的首要作用是补气健脾，《本经》载之"消食，作煎饵久服，轻身延年不饥"，《名医别录》谓之"暖胃，消谷，嗜食"，《药性论》认为它能"破消宿食，开胃……主面光悦，驻颜"，《日华子本草》谓之"长肌"，《医学启源》言："和中益气，其用有九：温中一也，去脾胃中湿二也……强脾胃，进饮食四也。"《药类法象》用之"理胃"，《汤液本草》言之"补胃和中"，《药性考》以之"补气血"等，以上古籍本草均能证明白术的补气健脾作用。

是故《本草汇言》称白术"乃扶植脾胃，散湿除痹，消食除痞之要药也"。《本草通玄》也说："白术，补脾胃之药，更无出其右者。"可见，古代医家对白术健脾益胃的作用何等重视。

西医认为，血中白蛋白对于维持人体的渗透压具有重要作用，白蛋白过低，则血液中的"水"被迫流入组织，导致组织中的水分含量过多，表现为水肿。白术通过其健脾作用，消除消化道水肿，增强人体的消化吸收能力，合成更多的白蛋白，从而提高血中白蛋白的含量，以治疗或预防水肿。

所以，白术的作用点应该在消化系统，它能够提高血中白蛋白的含量。

综上所述，五苓散仅由五味药物组成，其作用靶点各不相同。其中茯苓主要作用于肾小球，泽泻主要作用于肾小管，猪苓主要作用于肾以下部位如输尿管、尿道等，桂枝主要作用于肾前部位即入球小动脉，而白术主要作用于消化系统，消除消化道水肿，俗称"健脾"。虽然五味药利水的作用并不强，但它们各司其职，密切配合，共同完成利水消肿之功。

（二）五苓散的作用

中医认为，五苓散的作用是利水消肿。此外，通过其利水渗湿作用，还能够达到止泻的目的。

1. 利水消肿

通过对单味药物的分析不难看出，方中茯苓、猪苓、泽泻三药均能利水消肿，只不过作用点不同，茯苓主要作用于肾小球，猪苓主要作用于输尿管、膀胱及尿道，泽泻主要作用于肾小管。

桂枝能提高入球小动脉的压力，将体内多余的水"压"出来，所谓"助阳化气"是也；白术能够促进营养物质的消化吸收，提高体内白蛋白的含量，治疗或预防水肿。

所以，五味药均能利水，但作用机理各异。

2. 渗湿止泻

中医认为，小肠具有泌清别浊的功能，能调节水分的代谢。人体大部分水从小便排出，形成尿；为了保持大便的通畅，有一小部分水也必须从大肠排出，是谓粪。正常情况下，从小便排出的水与大便排出的水处于动态平衡。

如果从大便排出的水过多，便产生泄泻；从大便排出的水过少，则易导致便秘。

五苓散之所以能"利小便以实大便"，其作用机理就在于此。

西医治疗感染性腹泻，需要抗感染；治疗不明原因的慢性腹泻，基本上用吸附药如蒙脱石散。

不管五苓散的作用是利水消肿，还是渗湿止泻，其作用机理可归纳为一点，那就是利水。

（三）五苓散的应用

五苓散的应用非常广，凡人体内外上下出现水肿如肾脏性水肿、心源性水肿、肝硬化腹水、睾丸水肿、阴肿、腱鞘囊肿、甲状腺囊肿、肝囊肿等，都可以辨证使用，兹举其要者加以阐明。

1. 水肿

水肿的原因既可能是心源性的（如心衰）、肾脏性的（如肾炎）、肝源性的（如肝硬化），还可能是不明原因的，为特发性水肿，都可以辨证使用五苓散。

患者的水肿大多发生于下肢，按胫部可发现水肿的轻重程度不一。其重者往往粗如象腿，一看便知水肿严重；其轻者，外观无异，只有重按才能发现有轻度凹陷。

舌体是人体比较疏松的组织，水肿的患者，其舌体往往胖大，呈水滑舌，齿印明显。虽然胃肠的分泌物较多，但患者依然口渴，而且越喝越渴。患者往往便溏，每日大便数次。女性患者常有白带多而清稀。这样的患者应用五苓散的机会较多。

2. 水泻

水泻多于夏秋季节发病，腹部受凉或饮食不洁所致，也就是急性胃肠炎。

水泻，形容大便的形态，或质稀如水，或仅清水，每日数次至几十次不等，一般不伴腹痛。由于腹泻较剧烈，患者脱水严重，往往伴有头晕、乏力、心慌、汗出、口渴等。

这种不伴腹痛的急性胃肠炎，用五苓散是有效的，理中丸也可以，藿香正气散也行，关键在于祛湿。

《伤寒论》第386条："霍乱，头痛，发热，身疼痛，热多欲饮水者，五苓散主之。寒多不用水者，理中丸主之。"文中的"霍乱"，当指急性胃肠炎，而非西医之霍乱。

（四）五苓散的使用注意

1. 五苓散的剂量

（1）用量单位：《伤寒论》原方中剂量单位有二，一是两，一是铢。汉代一两等于二十四铢。如此，则茯苓、猪苓、白术各十八铢，泽泻三十铢，桂枝十二铢。这是各药的剂量比例。用法中的"方寸匕"，是容量单位，一方寸匕的五苓散约为9g。1天用3剂，服用量约30g。

（2）方后注：原文指出"上五味，捣为散，以白饮和服方寸匕，日三服，多饮暖水，汗出愈"。白饮，指大米汤，为流质饮食，富含淀粉，能供给机体大量的能量。服药后要"多饮暖水"，以补充人体血容量，同时也能助药效。

吃也吃了，喝也喝了，伴随着能量与液体的补充，身体变得暖暖的，体力逐渐恢复，出了一身汗，头也不晕了，心也不慌了，口渴也没有了，关键是腹泻停止了，急性胃肠炎就这样痊愈。

2. 五苓散为什么用散剂，还不用汤剂

（1）散剂的利尿作用优于汤剂：药理研究发现，五苓散散剂的利尿作用优于汤剂，但由于散剂难以下咽，所以患者往往更倾向于选用汤剂。临床发现，五苓散汤剂的作用效果也比较满意。

（2）散剂取用方便：散剂加工简单，操作方便，易于存贮，可用于急性病。再者，散剂入胃后，药末可直接进入肠道而发挥其渗湿止泻的作用，其作用机理很复杂，极有可能是五苓散减少了小肠的渗出而发挥其止泻作用。

3. 五苓散为什么用白饮送服，而不用稀粥

在"桂枝汤"条已经讨论过，小米粥即稀粥，富含膳食纤维，是大米的2～3倍。膳食纤维不能被人体吸收，但能刺激胃肠道蠕动，能够通便，而服用五苓散后不仅不需要通便，还需要止泻，所以不用稀粥。

（五）医案举例

1. 五苓散治疗药后腹泻案

王某，女，60岁，形体中等，瘦小身材，面色黄白而润泽。干燥综合征病史10余年。2016年10月31日求诊。

2015年5月，患者因干燥综合征复发求治，笔者以小柴胡汤合当归芍药散加味治之，疗效尚属满意，类风湿因子控制在80U以下，血沉也控制良好，在正常范围之内。笔者于2016年8月因工作变动与患者失去联系，患者10月因干燥综合征求治于他医，医生予大柴胡汤合当归芍药散加减，患者出现腹泻，医生又于方中加用黄连10g治之，腹泻仍不止。患者求诊时，已腹泻1个月余。从网上看到炖牛肉汤等大补，于是喝汤，也出现腹泻。现正在喝的中药方含黄连10g，方中无大黄等泻下药。现每天腹泻3～4次，有时质稀如水，无腹痛，无肠鸣，双手背肿胀、疼痛，双下肢不肿，项背有强直感，但活动比较灵活，纳可，眠可，口干不明显，扁桃体肿大但不红，小便无异常，舌苔薄白，脉弱。

处以五苓散原方：茯苓90g，猪苓90g，白术90g，泽泻150g，桂枝60g。

共为细末，每服 10g，温开水送下，日 3 服。

11 月 4 日回访，服药 2 日腹泻即止，服药 5 日手背肿胀减轻。嘱药继服。

按：药源性疾病指药物在使用过程中，通过各种途径进入人体后诱发的生理生化过程紊乱、结构变化等异常反应或疾病，往往是药物不良反应的后果。

百姓普遍认为中药的毒副作用小，甚至没有毒副作用，对此，我颇有微词。试问巴豆的毒副作用小吗？砒霜没有毒性吗？人参应用不当不会产生副反应吗？临床有报道，人参有过敏者，有应用不当而致失眠者，有流鼻血者，都是人参副作用的表现。

该病例显然是误服清热药而致的腹泻。

本来患者没有腹泻，而医生将干燥综合征误诊为热证，故用大柴胡汤合当归芍药散，导致患者出现脾胃虚寒性腹泻。而医生认为是湿热腹泻，故又加用黄连，犯了"虚虚实实"之戒。患者就诊时表现为腹泻，甚至质稀如水，无肠鸣，显然是水湿内停，再加上双手背肿胀，更进一步确定了水湿内停的存在，故予五苓散原方，如桴鼓之效。

2. 五苓散加味治疗小儿手部湿疹案

某男，3 岁，身高 100cm，体重 19kg，看上去比较胖，因小儿手部湿疹于 2017 年 5 月 3 日就诊。

家长言患儿手背部起水样疱疹已经 5 天，医院诊断为湿疹，给予药膏涂抹患处 4 天，疗效不佳，相比前几天，湿疹开始蔓延，但目前只限于双手背，比较痒。查看患儿手部，双手背布满水疱样湿疹，如粟米样大，局部皮肤颜色正常。患儿精神佳，纳食一般，饮水少，盗汗比较严重，大便正常，小便短少。

处以五苓散加味：茯苓 9g，猪苓 9g，泽泻 15g，桂枝 6g，白术 9g，蝉蜕 9g，白鲜皮 9g，地肤子 9g。7 剂，颗粒剂，每 2 日 1 剂，嘱忌辣、忌海鲜、忌羊肉，嘱停抹药膏，并向家长说明因药膏可能含有激素，停用后湿疹可能加重，请家长做好心理准备。

7 月 16 日患儿家长因他病来诊，言患儿服中药 8 天已经痊愈了，剩余的药没有再喝。

按：患儿除手部湿疹，别无他症。如果按照辨证论治的原则，很难处理。但抓住一点，双手背布满水泡样湿疹，即可断为水湿内停，治疗此证，首选五苓散原方。因局部瘙痒，故加蝉蜕、白鲜皮、地肤子以止痒。

3. 五苓散加味治疗皮肤过敏案

徐某，女，20岁，身高156cm，体重60kg，面色白润，形体较胖。2021年6月14日以皮肤瘙痒而网诊。

主诉：躯干、上臂、下肢等多处瘙痒、疼痛3天多。

刚开始时，上臂处有两三处红肿，以为是蚊子叮咬所致。但这几天以来，逐渐增多，身上、下肢等处亦开始有病变，病变处呈小疙瘩状，有小水疱，瘙痒而疼痛，根据以往经验确定是皮肤过敏，因为以往每年夏天都有发作。患处局部高出皮肤而红肿，口渴想大量喝水，晨起口苦，饮食胃口较差。平时易于汗出，稍活动则大汗淋漓。睡眠浅，白天容易犯困。大便一天数次，不成形而黏。平时白带脓性，有异味。舌质润，苔薄白。

处以五苓散加味：猪苓10g，茯苓10g，泽泻15g，生白术10g，桂枝6g，黄芩12g，连翘15g，地肤子10g，白鲜皮10g。6剂，颗粒剂，早晚饭后分冲。

6月22日，患者回复皮肤过敏已经痊愈，而且白带异味也消失了。

按：皮肤过敏，笔者一般用桂枝麻黄各半汤，再加地肤子、白鲜皮等祛风止痒药，疗效超好。

但这次为什么用五苓散加味呢？

五苓散是水湿代谢失常的调节剂，而水疱是水液代谢失常的典型表现。该患者虽然是皮肤过敏，但水疱是其特征之一，故与五苓散。

患者皮肤过敏，除水疱外，还表现为红肿，热也。因五苓散只能利水，而不能清热，故与黄芩、连翘以清其热。地肤子、白鲜皮是为止痒治标而加。

这是笔者当时的治疗思路。

具有发汗祛湿清热作用的方剂还有麻黄连轺赤小豆汤，但其利水作用不强，故没有选用。

四、吴茱萸汤

【原文】

1. 食谷欲呕，属阳明也，吴茱萸汤主之。得汤反剧者，属上焦也。（243）

2. 少阴病，吐利，手足逆冷，烦躁欲死者，吴茱萸汤主之。（309）

3. 干呕，吐涎沫，头痛者，吴茱萸汤主之。（378）

4.呕而胸满者，茱萸汤主之。（《金匮要略·呕吐哕下利病脉证治第十七》）

5.干呕，吐涎沫，头痛者，茱萸汤主之。（《金匮要略·呕吐哕下利病脉证治第十七》）

【组成】

吴茱萸一升（洗），人参三两，生姜六两（切），大枣十二枚（擘）。

【用法】

上四味，以水七升，煮取二升，去滓，温服七合，日三服。

（一）吴茱萸汤中各药的作用

1.吴茱萸

吴茱萸为《本经》中品："味辛温。主温中下气，止痛，咳逆，寒热，除湿血痹，逐风邪，开腠理。"原文明确提出其功效是"温中"与"止痛"。

（1）止呕：《本经》载吴茱萸能够"温中下气"，"下气"包括降胃气，所以吴茱萸应当能够止呕。

《名医别录》谓之治"诸冷实不消，中恶"。"中恶"表现为恶心、呕吐，推测吴茱萸具有止呕作用。

《药性论》言之"治霍乱转筋，胃中冷气，吐泻腹痛"，《日华子本草》言其"治霍乱泻痢"，二书均载吴茱萸能够治"霍乱"。在古代，霍乱表现为上吐下泻，所以吴茱萸应当具有止吐作用。

动物实验表明，吴茱萸具有显著的止呕作用。结合其药性分析，吴茱萸适用于胃寒所致的呕吐。但经过配伍，也可适用于胃热呕吐，例如六份黄连配伍一份吴茱萸所组成的左金丸，能够清胃止呕。

（2）止痛：《本经》明言吴茱萸"止痛"，但用于何处疼痛、何种原因所致的疼痛，并未指明。

《名医别录》谓之主"腹内绞痛……心腹痛"，《药性论》用之"主心腹疾……痖心痛……腹痛"，《日华子本草》言之"治腹痛"，《珍珠囊补遗药性赋》言之治"心气刺痛成阵而不止"，说明吴茱萸可以用于腹痛、心绞痛等。

《伤寒论》之当归四逆加吴茱萸生姜汤主治"其人内有久寒者"。"久寒"有久痛之意，属于顽固性体痛。《伤寒论》第378条谓吴茱萸汤治"头痛"。

《金匮要略》所载九痛丸，由附子、生狼牙、巴豆、人参、干姜、吴茱萸组成，主治"九种心痛"，"兼治卒中恶，腹胀痛，口不能言，又治连年积冷，流注心胸痛，并冷冲上气，落马坠车血疾等"。九痛丸的组成主要是热性药，其主治疼痛当属寒证。

从时方的应用来看，治疗头痛时往往选用扩张血管药如川芎、丹参、延胡索等；从患者的表现看，头痛剧烈者，常伴有恶心、呕吐或吐涎沫，这就是《伤寒论》所提到的"干呕，吐涎沫，头痛者"，从中医辨证分析，寒证居多，热证少。这种头痛大多属于病情顽固、缠绵难愈、屡治屡发，是临床较为常见的原发性偏头痛。患者初犯病时吃两粒止痛片即可缓解，但随着病程的进展，患者止痛片越吃越多，有的甚至吃 6 ~ 8 片仍不能止痛。所以，这种头痛非一般药物所能缓解或治疗，必须重用吴茱萸以镇痛，所以《伤寒论》之吴茱萸汤重用吴茱萸达一升之多，相当于 50g。

那么，吴茱萸的作用机理是什么呢？

药理研究发现，吴茱萸所含的吴茱萸碱等生物碱有强烈的止痛作用，而且能够扩张颅脑的血管，使局部血供充足，从而缓解局部肌肉痉挛所引起的偏头痛。

高血压病以热证居多，一般辨证为肝阳上亢证。但临床上屡见报道吴茱萸汤治疗高血压病有效，说明吴茱萸汤能够降压。那么，吴茱萸汤适用于何种类型的高血压？从药性来讲，吴茱萸汤所治的高血压病绝对不是热证，当属于寒证，患者表现为形寒肢冷、面色青白，或有脘腹冷痛，或慢性腹泻等，其舌苔必定淡白或白滑。这种高血压病属寒证，为缺血性高血压，因吴茱萸能够扩张血管，所以此时服用吴茱萸汤应该有效。

而充血性高血压病表现为体格壮实、面红目赤、急躁易怒、口干口臭、大便干结、舌红苔黄、脉弦滑有力等，一派阳热亢盛之象，应当以泄热为主，宜选用三黄泻心汤、黄连解毒汤等进行治疗，切勿使用吴茱萸汤。

结合药理研究，吴茱萸汤能治疗寒性高血压病。

寒性收引，会引起脑血管痉挛，从而导致脑部血液供应不足，而反射性引起血压升高。吴茱萸性温，其所含生物碱能扩张头部血管，保证头部的血液供应，故能够降低血压。所以，在应用吴茱萸汤治疗高血压病时，一定要注意辨证。

2. 人参

人参已经在多个方剂当中讨论过。

无论是头痛不止，还是吐个一塌糊涂，患者都会表现为倦怠乏力，少气懒言，甚至烦躁不安，急需补充体力，而人参能够"大补元气"，迅速提高机体的动力。

总之，人参无论身处何方，都表现为补气作用，这是永远不变的规律。

3. 生姜

之前诸多方剂中探讨过生姜的作用。生姜在一般的方剂中用量为三两，但在该方中的用量较大，用至六两，能发挥强大的镇吐止呕作用。喝了生姜煎液后，会感到胃中温暖舒适，谓之暖胃；此外，生姜还能消食开胃。这三种作用均在吴茱萸汤中有所体现。

4. 大枣

在诸多方中已经讨论过大枣的功用，大枣在本方中发挥其最基本的功能，即补充糖分，提供能量。试想一下，无论是顽固性头痛，还是呕吐，病程既久，患者都会因为呕吐而缺乏能量。所以，及时补充能量很重要，也很有必要。

还有，方中吴茱萸的用量较大，其煎液一定非常苦，所以大枣还能缓和吴茱萸的苦味。

〔二〕吴茱萸汤的作用

吴茱萸汤用药仅四味，组成药味较少，而用量比较大，故其作用由这四味药来决定。

1. 止痛

吴茱萸味辛苦而性热，仅此一药就能发挥强烈的止痛作用，因其用量大故也，用至一升，约等于50g。观今书，常用量仅为3～6g，如此小的剂量，对于顽固性的疼痛而言，恐怕无济于事。

2. 止呕

吴茱萸不仅能止痛，而且能治疗因疼痛剧烈引起的呕吐，况且吴茱萸本身也能够止吐，再加上生姜为"呕家圣药"，所以吴茱萸汤的止吐作用可期。

3. 其他

人参能提高体力，大枣能补充能量，这属于对症处理。

（三）吴茱萸汤的应用

吴茱萸汤的应用很广，可用于头痛、呕吐、腹泻等多种疾病。就西医角度来看，吴茱萸汤可用于偏头痛、胃炎呕吐、高血压病、神经官能症等。兹就临床常用情况简要述之。

1. 顽固性头痛

患者头痛初次发作，常常找不到明显的原因。其头痛时作时休，做过颅脑 CT、核磁共振、颈椎 X 线、脑电图等均无异常发现，久之，医院诊断为血管神经性头痛。此等头痛不发作时，与健康人无异。

发作数十年以上者，常表现为顽固性头痛，吃 6 ~ 10 粒止痛片也无济于事，患者因疼痛剧烈出现起恶心、呕吐。吃过多止痛片对胃有刺激，患者不得已而停药，所以找中医看看。

《伤寒论》已经非常明确，"干呕，吐涎沫，头痛者"方能使用吴茱萸汤，这种头痛，中医辨证为寒证头痛。

2. 呕吐

西医认为引起呕吐的原因很多，消化系统疾病占大多数，如胃炎、胃癌、胆囊炎、胰腺炎等，颅内压增高如颅内肿瘤、脑出血等，其他疾病如急性肾功能衰竭等。

吴茱萸汤一般适用于消化系统疾病出现的呕吐，中医辨证属寒证者，患者恶心、呕吐频频，呕尽胃内容物则吐清稀黏液，常伴头痛头晕、面色萎白、形寒肢冷、大便溏泄、舌苔白等。

（四）吴茱萸汤的使用注意

1. 药物用量

吴茱萸汤组成比较少，药仅 4 味，但其剂量较为繁杂，有用升者，有用两者，还有用枚者。前面已经讨论过，一枚大枣相当于 4g，十二枚大枣约为45g。一升吴茱萸约等于 50g。人参三两相当于 45g，生姜六两相当于 90g。

临床使用该方时，吴茱萸的用量约为人参用量的 1/2。

2. 浓缩防吐

经方一般"煮取三升"，而每服一升。但吴茱萸汤却是"煮取二升""温服七合"，服用量约为普通经方的2/3。因为呕吐的患者服药困难，易出现呕吐，所以宜浓煎服之。

（五）医案举例

吴茱萸汤合小柴胡汤加减治疗乏力、头痛案

石某，女，51岁，身高161cm，体重52kg，面色白润，肌肤润泽。2017年5月10日以乏力、头痛为主诉而网诊。

2016年12月12日患者以重度失眠就诊，笔者以柴胡加龙骨牡蛎汤将其失眠治愈，遂对笔者信任有加。之后稍有身体不适，便咨询笔者。

2017年5月10日：患者述近两个周以来总感觉浑身无力，虚脱，伴头痛、心慌、盗汗。只要一头痛，这种虚脱无力感就尤为明显，像大病一场。纳眠均可，但容易饿，自觉胃部经常发热。舌质红，无齿印，苔薄少。处以干姜黄芩黄连人参汤7剂，情况有所好转，仍头痛、盗汗，遂转方桂枝加龙骨牡蛎汤加吴茱萸10g，黄芪40g，7剂，药后乏力明显好转，盗汗已无，但头痛仍有发作，嘱再进7剂。

6月16日二诊：患者反馈，乏力已不明显，但头痛仍时有发作，疏吴茱萸汤加半夏：吴茱萸15g，大枣30g，干姜15g，党参30g，姜半夏30g。5剂，颗粒剂，冲服，头痛发作时服用。

9月19日三诊：上方服后头痛即止，但不服药头痛即发，自述有效，但不持久。为防止出现意外情况，嘱患者去医院做颅脑CT以排除脑血管问题。经查后无明显异常，遂疏方吴茱萸汤合小柴胡汤加减：吴茱萸30g，大枣30g，干姜15g，党参30g，柴胡10g，黄芩10g，姜半夏10g，白芍50g，炙甘草10g。7剂，颗粒剂，嘱头痛发作时服，不发作时不用服。

10月6日四诊：患者已将药服完1周多，现在头痛，吃过4片止痛片，仍不止，伴恶心欲吐，口苦，情绪不佳，烦躁不宁，纳少，眠可，二便尚调，舌红，苔薄少。嘱改为连续服用上方10剂，每日1剂。

10月22日患者反馈，服药期间，头痛未再发作，也没有再吃止痛片。

12月4日，头痛复发，予上方3剂即愈，再服7剂以巩固疗效。

按：笔者治疗顽固性头痛，首选吴茱萸汤加味，头痛越剧烈，疗效越好。《伤寒论》第 378 条言："干呕，吐涎沫，头痛者，吴茱萸汤主之。"

临床所见，凡疼痛剧烈者如胃痛、痛经、头痛等，必有恶心或呕吐，这符合《伤寒论》之条文所述，故对于头痛剧烈者，吴茱萸汤实为止痛治标之要方。

该患者实为顽固性头痛，初服有效的原因在于吴茱萸汤的止痛作用，方中吴茱萸能够扩张头部血管，改善局部血液循环。

但吴茱萸汤只能起到止痛治标作用，而未从病因上进行治疗，故三诊在排除脑血管疾病的同时，处以吴茱萸汤合小柴胡汤加减，有效，但疗效仍不持久，分析原因，在于服药方法问题。遂患者四诊时，嘱其连续服药 10 剂，从而药到病除。

但不能由此否定三诊时的疗效，比如你吃三个馒头才能吃饱，吃了两个馒头仍未饱，吃第三个馒头才饱了，不能说前两个馒头没有作用。